本书获2016年贵州省出版传媒事业发展专项资金资助

常用中草药识别图鉴

（手绘版）

谢 宇　周重建　主编

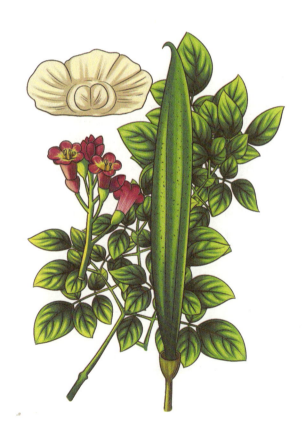

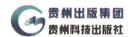

贵州出版集团
贵州科技出版社

图书在版编目（CIP）数据

常用中草药识别图鉴：手绘版 / 谢宇, 周重建主编 .

-- 贵阳 : 贵州科技出版社, 2017.1（2025.1重印）

ISBN 978-7-5532-0543-4

Ⅰ . ①常… Ⅱ . ①谢… ②周… Ⅲ . ①中草药 - 图谱

Ⅳ . ①R282-64

中国版本图书馆CIP数据核字(2016)第292442号

出版发行	贵州出版集团　贵州科技出版社
地　　址	贵阳市中天会展城会展东路A座（邮政编码：550081）
网　　址	http://www.gzstph.com　http://www.gzkj.com.cn
出 版 人	熊兴平
经　　销	全国各地新华书店
印　　刷	北京兰星球彩色印刷有限公司
版　　次	2017年1月第1版
印　　次	2025年1月第2次
字　　数	288千字
印　　张	15
开　　本	170mm×240mm　1/16
书　　号	ISBN 978-7-5532-0543-4
定　　价	90.00元

天猫旗舰店：http://gzkjcbs.tmall.com

编委会名单

主　　编　谢　宇　周重建

副 主 编　裴　华　赵丽娟　叶　红

编　　委　（以姓氏笔画为序）

于亚楠	王　俊	王忆萍	王伟伟	王丽梅
王郁松	仇笑文	卢维晨	吕凤涛	吕秀芳
朱　进	朱　宏	向　蓉	全霁虹	刘　芳
刘　静	刘　凯	刘士勋	刘　杨	刘志才
孙　玉	苏晓廷	李　妍	李　惠	李孟思
李建军	李　翔	李桂方	李锋利	李　聪
李小儒	李俊勇	李斯瑶	杨冬华	连亚坤
吴　晋	余海文	邹　江	邹常杰	冷艳燕
宋　伟	张　琳	张新利	张明月	张金博
张力娜	张冬伟	张广伟	周　芳	赵卓君
赵梅红	战伟超	姜燕妮	徐　娜	徐　萌
高　稳	高楠楠	商　宁	董　萍	蒋思琪
路　臻	廖秀军	魏丽军	魏献波	

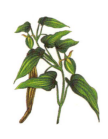

前言 PREFACE

　　中草药具有疗效确切、副作用小等特点，不仅对常见病、多发病有较好的疗效，而且还可以治疗一些疑难杂症，因此受到了人民群众的深切喜爱。除此之外，由于中草药易于收集、使用方便、经济实惠，因此，越来越多的人倾向于选择用中草药来治疗疾病、美容美体和日常保健。

　　我国中医文化历史悠久，源远流长，在世界范围内都有广泛而深远的影响。它不仅为中华民族的繁荣昌盛作出了巨大的贡献，也为人类的医药事业献出了自己的力量，它是大自然赋予我国人民的珍贵财产和文化瑰宝。自古以来，我国都是一个中草药资源大国，各族人民都能够充分利用各种草木、花果等治疗疾病，"神农尝百草"的故事广为流传，就充分说明了我国民间使用中草药治疗疾病的历史的确十分悠久。

　　我国中草药种类繁多、分布广泛、资源丰富、使用历史悠久，作为天然药物，准确识别是合理使用中草药的前提，也是至为关键的环节。然而，大部分人往往只能识别十几种至几十种中草药，这就大大制约了中草药广泛地进入人们的生活。所以，为了更好地普及和应用中草药，进一步继承和发扬中国医药文化，使中草药更好地为人类健康服务，我们本着安全有效、简便经济、草药易寻和实用的原则，选择了常用且疗效确切的中草药品种，同时参考大量相关文献资料，编撰出这本《常用中草药识别图鉴（手绘版）》。

　　本书以《中华人民共和国药典》（2015年版）和普通高等教育国家级规划教材《中药学》（第七版）为参考，精选了230种临床常用且疗效确切的中草药，并按功效分为20大类、32小类，采用图文对照的形式精心编排。从别名、来源、形态特征、生境分布、采收加工、性味归经、功能主治、用量用法、使用注意等多个方面详细介绍，便于人们在日常生活中识别和应用；同时，本书还精选了近1000例单方验方，以使人们在阅读本书之后，能够在日常生活中加以应用，对症下药，有的放矢，从而最大化的发挥本书的传承传播效应。此外，本书所选的图片均为手绘图片，图片清晰，容易识别。我们衷心希望本书在传播普及中草药知识、提高医疗保健、保障人民健康、保护和开发中草药资源方面都能发挥积极作用。需要特别提醒的是：广大读者朋友在阅读和应用本书时，如果需要应用书中所列的验方，必须要在专业医师的指导下正确使用，以免造成不必要的伤害！

　　希望本书的面世能够起到抛砖引玉的作用，希望有更多的有识之士加入我们的行业，为我国的中医药文化进一步传承、传播出谋划策，为人类的健康事业贡献自己的力量。由于编写水平有限，书中难免有不足之处，诚请各位读者批评指正。读者交流邮箱：xywenhua@aliyun.com。

编　者
2016年10月

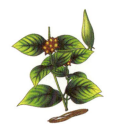

目录 CONTENTS

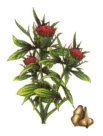

 ## 解表药

 ## 清热药

泻下药

祛风湿药

化湿药

利水渗湿药

温里药

理气药

消食药

驱虫药

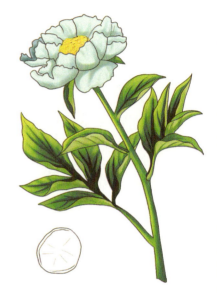

补虚药

收涩药

解毒杀虫止痒药

拔毒化腐生肌药

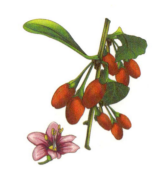

麻黄

别名 龙沙、卑相、狗骨、卑盐。

来源 本品为麻黄科植物草麻黄 *Ephedra sinica* Stapf 等的干燥草质茎。

【形态特征】多年生草本状小灌木，高20～40厘米。木质茎匍匐卧于土中；草质茎直立，黄绿色，节间细长，长2～6厘米，直径1～2毫米。鳞叶膜质，鞘状，长3～4毫米，下部1/3～2/3合生，围绕茎节，上部2裂，裂片锐三角形，中央有2脉。花呈鳞球花序，雌雄异株，少有同株者；雄花序阔卵形，通常3～5个成复穗状，顶生及侧枝顶生，稀为单生；苞片3～5对，革质，边缘膜质，每苞片内各有1雄花；雄花具无色膜质倒卵形筒状假花被；雄蕊6～8枚，伸出假花被外，花药长方形或倒卵形，聚成一团，花丝合生1束；雌花序多单生枝端，卵圆形；苞片4～5对，绿色，革质，边缘膜质，最上1对合生部分占1/2以上，苞片内各有1雌花；雌花有厚壳状假花被，包围胚珠之外，珠被先端延长成细长筒状直立的珠被管，长1～1.5毫米。雌花序成熟时苞片增大，肉质，红色，成浆果状。种子2枚，卵形。花期5月；种子成熟期7月。

【生境分布】生长于干燥的山冈、高地、山田或干枯的河床中。主产于吉林、辽宁、内蒙古、河北、山西、河南等地。

【采收加工】秋季采割绿色的草质茎，晒干，除去木质茎、残根及杂质，切段。

【性味归经】辛、微苦，温。归肺、膀胱经。

【功能主治】发汗散寒，宣肺平喘，利水消肿。主治风寒感冒、胸闷喘咳、风水浮肿、支气管哮喘。

【用量用法】3～10克，煎服。发汗解表常用生麻黄，止咳平喘多用炙麻黄。

【使用注意】高血压及心功能不全患者慎用。多汗及虚喘者忌用。

单方验方

①**慢性支气管炎**：麻黄6克，细辛、干姜各1.5克，姜半夏10克，水煎服。②**外感风寒、胃寒呕吐**：麻黄、生姜各9克，葛根12克，白芍、桂枝、甘草各6克，水煎服。③**小儿哮喘**：炙麻黄6克，海螵蛸9克，细辛1.5克，共研为细末，每日1剂，早、中、晚分3次服用。④**肺热喘咳**：麻黄、杏仁各6克，甘草3克，白茅根30克，生石膏（先煎）15克，水煎服。

桂枝

别名 柳桂、嫩桂枝、桂枝尖。
来源 本品为樟科植物肉桂 *Cinnamomum cassia* Presl 的干燥嫩枝。

发散风寒药

【形态特征】常绿乔木，高12～17米。树皮灰褐色，有芳香，幼枝略呈四棱形。叶互生，革质；长椭圆形至近披针形，长8～17厘米，宽3.5～6厘米，先端尖，基部钝，全缘，上面绿色，有光泽，下面灰绿色，被细柔毛；具离基3出脉，于下面明显隆起，细脉横向平行；叶柄粗壮，长1～2厘米。圆锥花序腋生或近顶生，长10～19厘米，被短柔毛；花小，直径约3厘米；花梗长约5毫米；花被管长约2毫米；裂片6片，黄绿色，椭圆形，长约3毫米，内外密生短柔毛；发育雄蕊9枚，3轮，花药矩圆形，4室，瓣裂，外面2轮花丝上无腺体，花药内向，第3轮雄蕊外向，花丝基部有腺体2枚，最内尚有1轮退化雄蕊，花药心脏形；雌蕊稍短于雄蕊，子房椭圆形，1室，胚珠1枚，花柱细，与子房几等长，柱头略呈盘状。浆果椭圆形或倒卵形，先端稍平尖，暗紫色，长12～13毫米，外有宿存花被。种子长卵形，紫色。花期5～7月；果期次年2～3月。

【生境分布】以栽培为主。主产于广东、广西、云南等地。

【采收加工】春、夏两季采收，除去叶，晒干，或切片晒干。以幼嫩、色棕红、气香者为佳。

【性味归经】辛，甘，温。归心、肺、膀胱经。

【功能主治】发汗解表，温通经脉，助阳化气，平冲降气。主治风寒感冒、脘腹冷痛、血寒经闭、关节痹痛、痰饮、水肿、心悸、奔豚。

【用量用法】3～10克，煎服。

【使用注意】本品辛温助热，易伤阴动血，温热病、阴虚火旺和血热妄行者忌服。孕妇及月经过多者慎用。

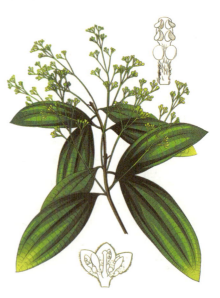

单方验方

①感冒风寒、表虚有汗：（桂枝汤）桂枝、白芍、生姜各10克，大枣2枚，炙甘草5克，水煎服。②肺心病：桂枝、杏仁各15克，白芍30克，生姜、大枣、厚朴各12克，炙甘草10克，水煎服。③房室传导阻滞：桂枝、炙甘草各15克，白芍20克，大枣5枚，生姜3片，三七6克（磨服），黄芪30克，水煎服。④寒证哮喘：桂枝、厚朴各6克，姜半夏、杏仁各10克，水煎服。⑤风湿性关节炎：桂枝、宽筋藤、王不留行、苏木各30克，透骨草、艾叶各15克，水煎汤，趁热熏洗患处，每日1～2次，每次30分钟。

紫苏叶
发散风寒药

 别名 苏叶。
来源 本品为唇形科植物紫苏 *Perilla frutescens* (L.) Britt. 的干燥叶（或带嫩枝）。

【形态特征】一年生草本，高30~200厘米，具有特殊芳香。茎直立，多分枝。叶对生；叶柄长3~5厘米，紫红色或绿色，被长节毛；叶片阔卵形、卵状圆形或卵状三角形。轮伞花序，由2花组成，偏向一侧成假总状花序，顶生和腋生，花序密被长柔毛；苞片卵形、卵状三角形或披针形，全缘，具缘毛，外面有腺点，边缘膜质。小坚果近球形，灰棕色或褐色，直径1~1.3毫米，有网纹，果萼长约10毫米。花期6~8月；果期7~9月。

【生境分布】多为栽培。分布于湖北、江苏、河南、山东、江西、浙江、四川等地。

【采收加工】夏季枝叶茂盛时采收，除去杂质，晒干。

【性味归经】辛，温。归肺、脾经。

【功能主治】解表散寒，行气和胃。主治风寒感冒、咳嗽呕恶、妊娠呕吐、鱼蟹中毒。

【用量用法】5~10克，煎服，不宜久煎。

【使用注意】紫苏的茎叶不能和鲤鱼一起吃，否则会生毒疮。

 单方验方

①**风寒牙痛**：紫苏叶、防风、白芷各10克，生姜3片，水煎服。②**重感冒**：紫苏叶30克(干品)，生姜5片，水煎服，每日2剂，连服1~2日。③**急性呕吐**：紫苏叶9克，黄连6克，或加生姜3片，水煎服，每日1剂，每日服2次。④**胎位异常**：紫苏叶、黄芩各6克，水煎服，每日1剂，每日服2次。⑤**妊娠恶阻**：紫苏叶、藿香、生姜各9克，水煎服，每日1剂，每日服2次。⑥**急性荨麻疹**：紫苏叶、荆芥、防风、薄荷（后入）各15克，水煎服，每日1剂，每日服2次。⑦**急性喉炎（风寒型）**：紫苏叶30克，香薷15克，蝉蜕10克，水煎服，每日1剂，每日服2次。

防风

发散风寒药

别名 铜芸、风肉、回云、屏风、山芹菜、白毛草。

来源 本品为伞形科植物防风*Saposhnikovia divaricata* (Turcz.) Schischk.的干燥根。

【形态特征】多年生草本，高达80厘米。茎基密生褐色纤维状的叶柄残基；茎单生，二歧分枝。基生叶有长柄，2至3回羽状分裂，裂片楔形，有3～4缺刻，具扩展叶鞘。复伞形花序，总苞缺或少有1片；花小，白色。双悬果椭圆状卵形，分果有5棱，棱槽间有油管1个，结合面有油管2个，幼果有海绵质瘤状突起。花期8～9月；果期9～10月。

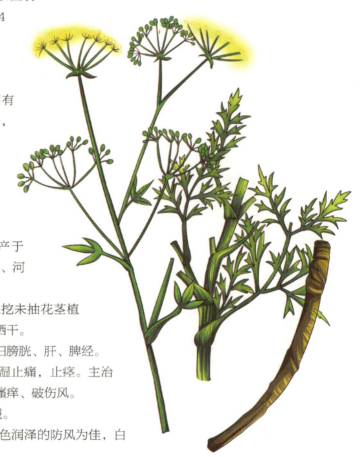

【生境分布】生长于丘陵地带山坡草丛中或田边、路旁、高山中、下部。主产于东北、内蒙古、河北、山东、河南、陕西、山西、湖南等地。

【采收加工】春、秋两季采挖未抽花茎植株的根，除去须根及泥沙，晒干。

【性味归经】辛、甘，温。归膀胱、肝、脾经。

【功能主治】祛风解表，胜湿止痛，止痉。主治感冒头痛、风湿痹痛、风疹瘙痒、破伤风。

【用量用法】5～10克，煎服。

【使用注意】凡入药，以黄色润泽的防风为佳，白色的多沙条，不能用。

单方验方

①湿盛头痛：防风、羌活、独活、藁本、川芎、蔓荆子各9克，甘草3克，共研末，取适量塞鼻中。②风湿性关节炎：防风、茜草、苍术、老鹳草各25克，白酒1000毫升浸泡7日，每服10～15毫升，每日3次。③面神经炎：防风15克，蜈蚣2条，将蜈蚣研成细末，以防风煎汤送服。④天南星中毒：防风60克，生姜30克，甘草15克，水煎服。⑤痔疮出血：防风、鸡冠花各10克，水煎，分2次服。

生姜

别名 母姜、姜根、鲜姜。
来源 本品为姜科植物姜 *Zingiber officinale* Rosc. 的新鲜根茎。

发散风寒药

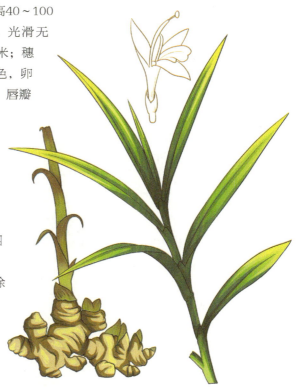

【形态特征】多年生宿根草本，高40～100厘米。叶2列生，线状披针形，光滑无毛。花茎自根茎生出，高约20厘米；穗状花序卵形至椭圆形；苞片淡绿色，卵圆形；花冠黄绿色，裂片披针形；唇瓣中央裂片长圆状倒卵形，较花冠裂片短，有淡紫色条纹及淡黄色斑点；雄蕊微紫色。蒴果。种子多数，黑色。花期8月。

【生境分布】生长于阳光充足、排水良好的沙质地。全国大部分地区均有栽培。主产于四川、贵州等地。

【采收加工】秋、冬两季采挖，除去须根及泥沙，切片，生用。

【性味归经】辛，微温。归肺、脾、胃经。

【功能主治】解表散寒，温中止呕，化痰止咳。主治风寒感冒、胃寒呕吐、寒痰咳嗽。

【用量用法】3～10克，煎服，或捣汁服；外用适量，可捣敷、擦、熨患处。

【使用注意】阴虚内热者忌服。

单方验方

①**产后腹痛**：炮姜、红花、川芎、炙甘草各10克，桃仁、蒲黄（包煎）各15克，五灵脂20克（包煎），水煎服。②**急性细菌性痢疾**：生姜45克，红糖30克，共捣为糊状，每日3次分服，7日为1个疗程。③**风寒感冒**：生姜15克，水煎，加红糖适量趁热服；或加紫苏叶10克，葱白2根，水煎服。④**肩周炎**：生姜30克，乳香、没药各10克，将生姜捣烂，与乳香、没药同为糊状，摊成薄饼，外贴在肩部压痛明显部位，用胶布固定，每日1次，连用5日。⑤**咳喘**：鲜生姜适量，取一块如鸡蛋黄大，去皮切碎，放鸡蛋1个搅拌均匀，再放入油中煎至黄色，趁热吃，每日晨起服1次，7日为1个疗程。

白芷

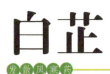

发散风寒药

别名 芳香、苻蓠、泽芬、香白芷、禹白芷（河南长葛、禹州）、祁白芷（河北安国）。

来源 本品为伞形科植物杭白芷 *Angelica dahurica*（Fisch.ex Hoffm.）Benth.et Hook. F. var. *formosana*（Boiss.）Shan et Yuan等的干燥根。

【形态特征】多年生草本，高1～2米。根圆锥形，具4棱。茎直径4～7厘米，茎和叶鞘均为黄绿色。叶互生；茎下部叶大，叶柄长，基部鞘状抱茎，2至3回羽状分裂，深裂或全裂，最终裂片阔卵形至卵形或长椭圆形，先端尖，边缘密生尖锐重锯齿，基部下延成柄，无毛或脉上有毛；茎中部叶小；上部的叶几仅存卵形囊状的叶鞘，小总苞片长约5毫米，通常比小伞梗短；复伞形花序密生短柔毛；花萼缺如；花瓣黄绿色；雄蕊5枚，花丝比花瓣长1.5～2倍；花柱基部绿黄色或黄色。双悬果被疏毛。花期5～6月；果期7～9月。

【生境分布】生长于山地林缘。主产于河南、河北等地。

【采收加工】夏、秋间叶黄时挖取根部，除去须根及泥沙，晒干或低温干燥。

【性味归经】辛，温。归胃、大肠、肺经。

【功能主治】解表散寒，祛风止痛，宣通鼻窍，燥湿止带，消肿排脓。主治感冒头痛、眉棱骨痛、鼻塞、鼻窦炎、牙痛、白带异常、疮疡肿痛。

【用量用法】3～10克，煎服；外用适量。

【使用注意】阴虚血热者慎服。

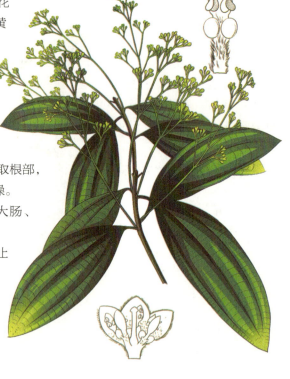

草方验方

①**鼻窦炎：**白芷、辛夷各15克，苍耳子10克，水煎服。②**感冒及副鼻窦炎引起的头痛：**白芷、菊花各15克，水煎服。③**眉眶痛，属风热与痰：**白芷、黄芩（酒浸炒）各适量，上研为末，茶清调6克。④**肝硬化腹水：**鲜白芷全草60～70克，随采随用，水煎服，每日1剂，15日为1个疗程。⑤**膝关节积水：**生白芷适量，研为细末，用黄酒调敷患处，每日换药1次。

辛夷

发散风寒药

别名 房木、木笔花、毛辛夷、姜朴花、紫玉兰。

来源 本品为木兰科植物望春花 *Magnolia denudata* Desr. 或玉兰、武当玉兰等的干燥花蕾。

【形态特征】望春花：落叶乔木，干直立，小枝除枝梢外均无毛；芽卵形，密被淡黄色柔毛。单叶互生，具短柄；叶片长圆状披针形或卵状披针形，长10～18厘米，宽3.5～6.5厘米，先端渐尖，基部圆形或楔形，全缘，两面均无毛，幼时下面脉上有毛。花先叶开放，单生枝顶，直径6～8厘米，花萼线形，3枚；花瓣匙形，白色，6片，每3片排成1轮；雄蕊多数；心皮多数，分离。

玉兰：叶片倒卵形或倒卵状矩圆形，长10～18厘米，宽6～10厘米，先端宽而突尖，基部宽楔形，叶背面及脉上有细柔毛。春季开大型白色花，直径10～15厘米，萼片与花瓣共9片，大小近相等，且无显著区别，矩圆状倒卵形。

武当玉兰：与望春花相似，但叶倒卵形或倒卵状椭圆形，长7～15厘米，宽5～9厘米，先端钝或突尖，叶背面中脉两侧和脉腋密被白色长毛。花大，直径12～22厘米，萼片与花瓣共12片，两者无明显区别，外面粉红色，内面白色。

【生境分布】生长于较温暖地区。野生较少，主产于河南、安徽、湖北、四川、陕西等地。

【采收加工】冬末春初花未开放时采收，除去枝梗，阴干。

【性味归经】辛，温。归肺、胃经。

【功能主治】散风寒，通鼻窍。主治风寒头痛、鼻塞流涕、鼻窦炎。

【用量用法】3～10克，煎服，包煎。

【使用注意】阴虚火旺者忌服。不宜多服，有时会引起目赤头昏。

单方验方

①**慢性鼻炎**：辛夷、苍耳子各9克，水煎成汁，加入葱汁少许，滴鼻，每日3～5次。②**鼻窦炎**（肺经蓄热型）：辛夷、菊花、白芷、苍耳子、牛蒡子各10克，鱼腥草30克，水煎服，每日1剂，每日服2次。③**面神经炎**：辛夷、川芎、细辛、郁金、僵蚕、薄荷各等份，上药共研极细末，贮瓶备用；用时，每取少许吹入健侧鼻孔内，每日吹鼻3次，至治愈为止。

苍耳子

发散风寒药

别名 苍耳实、野茄子、苍耳仁、刺儿棵、胡苍子、疔疮草、黏黏葵。

来源 本品为菊科植物苍耳 *Xanthium sibiricum* Patr. 的干燥成熟带总苞的果实。

【形态特征】一年生草本，高30～90厘米。单叶互生；有长柄，长3～11厘米；叶片三角状卵形或心形，长4～9厘米，宽5～10厘米，全缘，或有3～5条不明显浅裂，先尖或钝，基出3条脉，上面绿色，下面苍白色，被粗糙或短白伏毛。头状花序近于无柄，聚生，单性同株；雄花序球形，总苞片，总苞片小，1列，密生柔生，花托柱状，托片倒披针形，小花管状，先端5齿裂，雄蕊5枚，花药长圆状线形；雌花序卵形，总苞片2～3对，外列苞片小，内列苞片大，结成囊状卵形、2室的硬体，外面有倒刺毛，顶有2喙圆锥状的尖端，小花2朵，无花冠，子房在总苞内，每室有1朵花，花柱线形，突出在总苞外。瘦果2枚，倒卵形，瘦果内含1枚种子。花期7～8月；果期9～10月。

【生境分布】生长于荒地、山坡等干燥向阳处。分布于全国各地。

【采收加工】9～10月割取地上部分，打取果实，晒干，去刺，生用或炒用。

【性味归经】辛、苦，温；有毒。归肺经。

【功能主治】散风寒，祛风湿，通鼻窍。主治风寒头痛、鼻塞流涕、风疹瘙痒、湿痹拘挛。

【用量用法】3～10克，煎服；或入丸、散剂。

【使用注意】血虚头痛不宜服用。过量服用易致中毒。

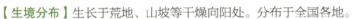

单方验方

①**慢性鼻炎、鼻窦炎**：苍耳子20克，辛夷、白芷各15克，薄荷1.25克，葱白3根，茶叶1撮，水煎服；另有一方，复方苍耳子膏，每服10毫升，每日2次，温开水冲服。②**疟疾**：鲜苍耳子150克，洗净捣烂，加水煎15分钟去渣，打鸡蛋2～3个于药液中，煮成糖心蛋（蛋黄未全熟），于发作前吃蛋，1次未愈可继续服用。③**流行性腮腺炎**：苍耳子、马蓝、金银花、板蓝根各25克，防风、薄荷各10克，每日1剂，分2次煎服。④**功能性子宫出血**：苍耳子50克（鲜品100克），水煎服，每日1剂，轻者服3～5日，重者7～10日。

羌活

别名 羌青、羌滑、黑药、护羌使者、胡王使者、退风使者。

来源 本品为伞形科植物羌活 *Notopterygium incisum* Ting ex H. T. Chang 等的干燥根茎和根。

【**形态特征**】羌活为多年生草本，高60～150厘米；茎直立，淡紫色，有纵沟纹。基生叶及茎下部叶具柄，基部两侧成膜质鞘状，叶为2至3回羽状复叶，小叶3～4对，卵状披针形，小叶2回羽状分裂至深裂，最下一对小叶具柄；茎上部的叶近无柄，叶片薄，无毛。复伞形花序，伞幅10～15条；小伞形花序有花20～30朵，花小，白色。双悬果椭圆形，主棱均扩展成翅，每棱槽有油管3个，合生面有6个。

宽叶羌活与上种区别点：小叶长圆状卵形至卵状披针形，边缘具锯齿，叶脉及叶缘具微毛。复伞形花序，伞幅14～23条；小伞形花序上生多数花，花淡黄色。双悬果近球形，每棱槽有油管3～4个，合生面有4个。

【**生境分布**】生长于海拔2600～3500米的高山、高原之林、灌木丛、林缘、草甸。分布于四川、甘肃、青海、云南等地。

【**采收加工**】春、秋两季采挖，除去须根及泥沙，晒干。

【**性味归经**】辛、苦，温。归膀胱、肾经。

【**功能主治**】解表散寒，祛风除湿，止痛。主治风寒感冒，风湿痹痛，肩背酸痛。

【**用量用法**】3～10克，煎服；入丸、散剂，每次1～3克。

【**使用注意**】本品气味浓烈，温燥性强，易耗阴血，故表虚汗出、阴虚外感、血虚痹痛者慎用。过量应用，易致呕吐，脾胃虚弱者不宜服用。

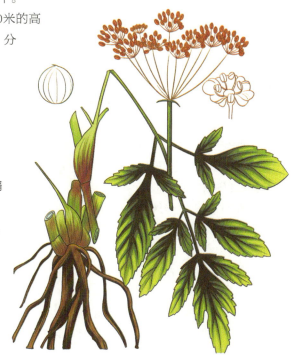

单方验方

①**风寒感冒：**羌活10克，绿茶3克，用300毫升开水冲泡后饮用。②**感冒发热、扁桃体炎：**羌活5克，板蓝根、蒲公英各6克，水煎，每日1剂，分2次服。

细辛

发散风寒药

别名 小辛、细草、少辛、独叶草、金盆草、山人参。

来源 本品为马兜铃科植物北细辛 *Asarum heterotropoides* Fr. Schmidt var. *mandshuricum*（Maxim.）Kitag.、汉城细辛或华细辛的干燥根和根茎。前二种习称"辽细辛"。

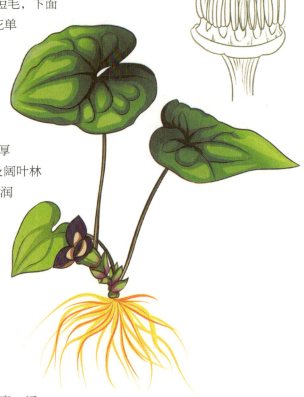

【**形态特征**】北细辛为多年生草本，高10～30厘米。根茎横生，直径约3毫米，顶端分枝，节间长2～3毫米，节上生有多数细长的根，根粗约1毫米，捻之有辛香。叶通常2片，心形或肾状心形，长4～9厘米，宽5～13厘米，脉上有短毛，下面被较密的毛；叶柄长约15厘米。花单生于叶腋；花被筒壶状，紫色，顶端3裂，裂片向外反卷；雄蕊12枚，花丝与花药近等长；子房半下位，花柱6枚。蒴果肉质，半球形。花期5月；果期6月。

【**生境分布**】生长于林下腐殖层深厚稍阴湿处，常见于针阔叶混交林及阔叶林下、密集的灌木丛中、山沟底稍湿润处、林缘或山坡疏林下的湿地。前两种分布于辽宁、吉林、黑龙江等省，习称辽细辛；后一种分布于陕西等省。

【**采收加工**】夏季果熟期或初秋采挖，除净地上部分和泥沙，阴干。

【**性味归经**】辛，温。归心、肺、肾经。

【**功能主治**】解表散寒，祛风止痛，通窍，温肺化饮。主治风寒感冒、头痛、牙痛、鼻塞流涕、鼻衄、鼻渊、风湿痹痛、痰饮喘咳。

【**用量用法**】1～3克，煎服，散剂每次服0.5～1克；外用适量。

【**使用注意**】不宜与藜芦同用。

单方验方

①**小儿目疮**：细辛末适量，醋调贴脐上。②**阳虚感冒**：细辛、麻黄各3克，附子10克，水煎温服。③**口舌生疮**：细辛、黄连各等量，为末，先以布揩净患处，掺药在上，涎出即愈。

桑叶

别名 家桑、黄桑、荆桑、冬桑叶、铁扇子。

来源 本品为桑科植物桑 *Morus alba* L. 的干燥叶。

【形态特征】落叶灌木或小乔木，高3～15米。树皮灰白色，有条状浅裂；根皮黄棕色或红黄色，纤维性强。单叶互生；叶柄长1～2.5厘米；叶片卵形或宽卵形，长5～20厘米，宽4～10厘米，先端锐尖或渐尖，基部圆形或近心形，边缘有粗锯齿或圆齿，有时有不规则的分裂，上面无毛，有光泽，下面脉上有短毛，腋间有毛，基出脉3条，与细脉交织成网状，背面较明显；托叶披针形，早落。花单性，雌雄异株；雌、雄花序均排列成穗状葇荑花序，腋生；雌花序长1～2厘米，被毛，总花梗长5～10毫米；雄花序长1～2.5厘米，下垂，略被细毛，雄花具花被片4片，雄蕊4枚，中央有不育的雌蕊；雌花具花被片4片，基部合生，柱头2裂。瘦果，多数密集成一卵圆形或椭圆形的聚合果，长1～2.5厘米，初时绿色，成熟后变肉质、黑紫色或红色。种子小。花期4～5月；果期5～6月。

【生境分布】生长于丘陵、山坡、村旁、田野等处，全国各地均有栽培。以南部各省育蚕区产量较大。

【采收加工】初霜后采收，除去杂质，晒干。

【性味归经】甘、苦，寒。归肺、肝经。

【功能主治】疏散风热，清肺润燥，平肝明目。主治风热感冒、肺热燥咳、头晕头痛、目赤昏花。

【用量用法】5～10克，煎服；也可入丸、散服；外用可煎水洗眼。发散、清泻肺和肝多用生品，润肺治燥咳则宜用炙桑叶。

【使用注意】经期妇女及孕妇不宜使用。

单方验方

①**风热感冒**：桑叶、连翘、菊花、杏仁各15克，甘草、桔梗各10克，薄荷1.25克，水煎服。②**盗汗**：桑叶适量，研成极细末，每次9克，用米汤送下，每日1剂，连服3～5剂。③**上呼吸道感染**：桑叶、蒲公英、鸭跖草各50克，水煎服。④**化脓性中耳炎**：鲜桑叶适量，取数片，洗净后捣烂取汁，每次滴耳1～2滴，每日3次。⑤**虚热干嗽**：桑叶15克，麦冬25克，麦斛50克，水煎服。

菊花

发散风热药

别名 菊华、真菊、金菊、节花、药菊、金蕊、甘菊。

来源 本品为菊科植物菊 *Chrysanthemum morifolium* Ramat. 的干燥头状花序。

【形态特征】多年生草本植物，高60~150厘米。茎直立，上部多分枝。叶互生，卵形或卵状披针形，长约5厘米，宽3~4厘米，边缘具有粗大锯齿或深裂成羽状，基部楔形，下面有白色毛茸，具叶柄。头状花序顶生或腋生，直径2.4~5厘米，雌性，白色、黄色或淡红色等；管状花两性，黄色，基部常有膜质鳞片。瘦果无冠毛。

【生境分布】生长于平原、山地。主产于浙江、安徽、河南等地。

【采收加工】9~11月花盛开时分批采收，阴干或焙干，或熏、蒸后晒干。药材按产地和加工方法不同，分为"亳菊""滁菊""贡菊""杭菊"。

【性味归经】甘、苦，微寒。归肺、肝经。

【功能主治】散风清热，平肝明目。主治风热感冒、头痛眩晕、目赤肿痛、眼目昏花。

【用量用法】10~15克，煎服。疏散风热多用杭黄菊，平肝明目多用白菊花。

【使用注意】气虚胃寒、食减泄泻者慎服。

单方验方

①眼目昏暗：菊花120克，枸杞子90克，肉苁蓉60克，巴戟天30克，研为细末，炼蜜为丸，每次6克，温开水送下。②风热头痛：菊花、石膏、川芎各9克，为末，每服4.5克，茶调下。③膝风：菊花、陈艾各适量，作护膝，久用。④病后生翳：白菊花、蝉蜕各等份，为散，每用6~9克，入蜜少许，水煎服。⑤扩冠降压：白菊花300克，水煎2次，将药液合并浓缩至500毫升，每次服25毫升，每日2次，2个月为1个疗程。

薄荷

别名 蕃荷菜、仁丹草、南薄荷、土薄荷、猫儿薄荷。

来源 本品为唇形科植物薄荷 *Mentha haplocalyx* Briq. 的干燥地上部分。

【形态特征】多年生草本，高10～80厘米。茎方形，被逆生的长柔毛及腺点。单叶对生，叶片短圆状披针形，长3～7厘米，宽0.8～3厘米，两面有疏柔毛及黄色腺点；叶柄长2～15毫米。轮伞花序腋生；花萼钟形，外被白色柔毛及腺点，花冠淡黄色。小坚果卵圆形，黄褐色。花期8～10月；果期9～11月。

【生境分布】生长于河旁、山野湿地处。主产于江苏、浙江、湖南等地。

【采收加工】夏、秋两季茎叶茂盛或花开至三轮时，选晴天，分次采割，晒干或阴干。

【性味归经】辛，凉。归肺、肝经。

【功能主治】疏散风热，清利头目，利咽透疹，疏肝行气。主治风热感冒、风温初起、头痛、目赤、喉痹、口疮、风疹、麻疹、胸胁胀闷。

【用量用法】3～6克，煎服。宜后下轻煎。发汗可专用叶，理气可专用梗。

【使用注意】本品芳香辛散，发汗耗气，故体虚多汗者不宜使用。

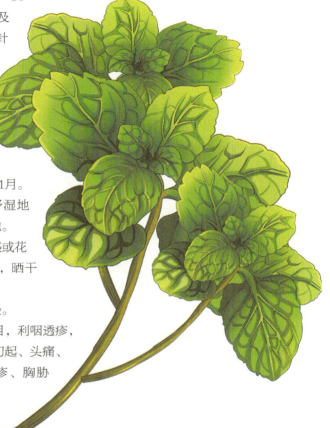

单方验方

①**皮肤瘙痒**：薄荷、荆芥各6克，蝉蜕5克，白蒺藜10克，水煎服。②**慢性鼻炎**：薄荷、辛夷各15克，炒苍耳子7.5克，白芷30克，共为细末，每次服6克，饭前用葱汤或凉开水送服。
③**慢性荨麻疹**：薄荷15克，龙眼6粒，一起煎服，每日2次，依出疹轻重情况连服2～4周。
④**血痢**：薄荷叶适量，煎汤单服。⑤**衄血不止**：薄荷汁适量，滴之；或以干者水煮，绵裹塞鼻。

柴胡

发散风热药

别名 山菜、地薰、茈胡、菇草、柴草。

来源 本品为伞形科植物北柴胡 *Bupleurum chinense* DC. 等的干燥根。

【形态特征】多年生草本，高40～85厘米。茎单一或数茎丛生，上部多回分枝，微作"之"字形曲折。叶互生；基生叶倒披针形或狭椭圆形，长4～7厘米，宽6～8毫米，先端渐尖，基部收缩成柄；茎生叶长圆状披针形，长4～12厘米，宽6～18毫米，有时达3厘米，先端渐尖或急尖，有短芒尖头，基部收缩成叶鞘，抱茎，脉7～9条，上面鲜绿色，下面淡绿色，常有白霜。复伞形花序多分枝，顶生或侧生，梗细，常水平伸出，形成疏松的圆锥状；花瓣鲜黄色，上部内折，中肋隆起，小舌片半圆形，先端2浅裂；花柱基深黄色，宽于子房。双悬果广椭圆形，棕色，两侧略扁，长2.5～3毫米，棱狭翼状，淡棕色。花期7～9月；果期9～11月。

【生境分布】生长于较干燥的山坡、林中空隙地、草丛、路边、沟边。主产于河北、河南、辽宁、湖北、陕西等地。

【采收加工】春、秋两季采挖，除去茎叶及泥沙，干燥。

【性味归经】辛、苦，微寒。归肝、胆、肺经。

【功能主治】疏散退热，疏肝解郁，升举阳气。主治感冒发热、寒热往来、胸胁胀痛、月经不调、子宫脱垂、脱肛。

【用量用法】3～10克，煎服。退热宜用生品，疏肝解郁用醋制品。

【使用注意】肝阳上亢、肝风内动、阴虚火旺、气机上逆者慎用。

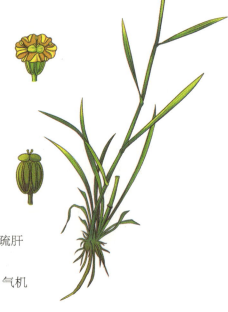

单方验方

①**胸腹郁热下痢**：柴胡、黄芩各15克，酒水各半共200毫升，煎取100毫升，空腹冷。②**子宫脱垂、脱肛**：柴胡、升麻各3克，黄芪15克，当归、党参各10克，水煎服。③**月经不调，经来胸腹胀痛**：柴胡、白芍、当归、炒白术各10克，水煎服。④**肝郁，胁肋、脐腹胀痛**：柴胡、白芍各10克，甘草、枳实（或枳壳）各3克，水煎服。⑤**疟疾或感冒，寒热阵发**：柴胡、姜半夏、黄芩各10克，水煎服。

升麻

发散风热药

别名 周麻、绿升麻、周升麻、鬼脸升麻、鸡骨升麻。
来源 本品为毛茛科植物大三叶升麻 *Cimicifuga heracleifolia* Kom. 等的干燥根茎。

【形态特征】多年生草本，根茎上生有多数内陷圆洞状老茎残基。叶互生，2回3出复叶，小叶卵形至广卵形，上部3浅裂，边缘有锯齿。圆锥花序具分枝3～20条，花序轴和花梗密被灰色或锈色的腺毛及柔毛。花两性，退化雄蕊长卵形，先端不裂；能育雄蕊多数，花丝长短不一，心皮3～5个，光滑无毛。蓇葖果无毛。

【生境分布】生长于山坡、沙地处。主产于黑龙江、吉林、辽宁等地。

【采收加工】秋季采挖，除去泥沙，晒至须根干时，燎去或除去须根，晒干。

【性味归经】辛、微甘、微寒。归肺、脾、胃、大肠经。

【功能主治】发表透疹，清热解毒，升举阳气。主治风热头痛、齿痛、口疮、咽喉肿痛、麻疹不透、阳毒发斑、脱肛、子宫脱垂。

【用量用法】3～10克，煎服。发表透疹、解毒宜生用，升举阳气宜炙用。

【使用注意】麻疹疹出已透、阴虚火旺、肝阳上亢、上盛下虚者忌用。

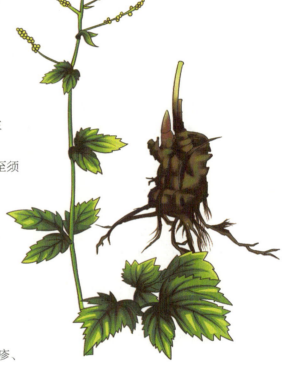

单方验方

①**麻疹、斑疹不透：**（升麻葛根汤）升麻、赤芍、甘草各5克，葛根10克，水煎服。②**喉痹作痛：**升麻片适量，含咽；或以15克煎服取吐。③**口热生疮：**升麻30株，黄连18株，上2味末之，绵裹含，咽汁。④**风火牙痛：**升麻10～12克，加水煎汤，含漱。⑤**牙龈肿痛：**升麻9克，黄连6克，每日1剂，水煎，分2次服；二煎加水去渣取汤含漱。⑥**痒子：**升麻6克，每日1剂，水煎，分2次服，药渣再加水煎汤，洗患处。

葛根

别名 干葛、粉葛、甘葛、葛麻茹、黄葛根、葛子根。
来源 本品为豆科植物野葛 *Pueraria lobata*（Willd.）Ohwi 的干燥根。

发散风热药

【形态特征】多年生落叶藤本，长达10米。全株被黄褐色粗毛。茎基部粗壮，上部多分枝。3出复叶；顶生小叶柄较长；叶片菱状圆形，长5.5～19厘米，宽4.5～18厘米，先端渐尖，基部圆形，有时浅裂，侧生小叶较小，斜卵形，两边不等，背面苍白色，有粉霜，两面均被白色伏生短柔毛；托叶盾状着生，卵状长椭圆形，小托叶针状。总状花序腋生或顶生，花冠蓝紫色或紫色；苞片狭线形，早落，小苞片卵形或披针形。荚果线形，长6～9厘米，宽7～10毫米，密被黄褐色长硬毛。种子卵圆形，赤褐色，有光泽。花期4～8月；果期8～10月。

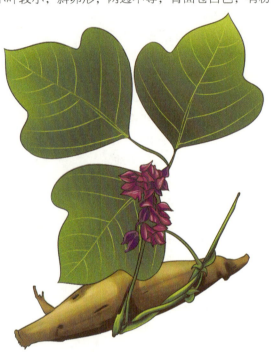

【生境分布】生长于山坡、平原处。主产于湖南、浙江、河南、广西、广东、四川、重庆等地。

【采收加工】秋、冬两季采挖，趁鲜切成厚片或小块，干燥。

【性味归经】甘、辛，凉。归脾、胃、肺经。

【功能主治】解肌退热，生津止渴，透发麻疹，升阳止泻。主治外感发热头痛、项背强痛、口渴、消渴、麻疹不透、热痢、泄泻、眩晕头痛、中风偏瘫。

【用量用法】10～15克，煎服。退热透疹、生津止渴宜用生品，升阳止泻宜用煨制品。

【使用注意】葛根不可多服，恐伤胃气。

①降血压：葛根10～15克，水煎，分2次口服，每日1剂，连用2～8周为1个疗程。②跌打损伤：葛根100克，加水浓煎，先热敷患处30分钟，后浸洗患处。③热泻：葛根10克，黄连、黄芩各6克，甘草3克，水煎服。④饮酒中毒：葛根汁100～200毫升，饮服。⑤中暑高热：葛根、白芍、泽泻、鲜藿香、佩兰各12克，黄芩、广木香各9克，黄连6克，水煎服。

牛蒡子

发散风热药

别名 恶实、牛子、大力子、鼠黏子。

来源 本品为菊科植物牛蒡 *Arctium lappa* L. 的干燥成熟果实。

【**形态特征**】二年生草本，高1～2米，上部多分枝，带紫褐色，有纵条棱。根粗壮，肉质，圆锥形。基生叶大型，丛生，有长柄；茎生叶互生，有柄，叶片广卵形或心形，长30～50厘米，宽20～40厘米，边缘微波状或有细齿，基部心形，下面密被白色短柔毛；茎上部的叶逐渐变小。头状花序，簇生于茎顶或排列成伞房状，花序梗长3～7厘米，表面有浅沟，密生细毛；总苞球形，苞片多数，覆瓦状排列，披针形或线状披针形，先端延长成尖状，末端钩曲；花小，淡红色或红紫色，全为管状花，两性，聚药雄蕊5枚；子房下位，顶端圆盘状，着生短刚毛状冠毛，花柱细长，柱头2裂。瘦果椭圆形，具纵棱，灰褐色，冠毛短刺状，淡黄棕色。

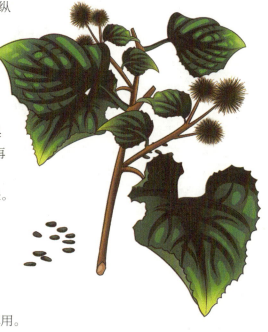

【**生境分布**】生长于沟谷林边、荒山草地中；也有栽培。主产于吉林、辽宁、黑龙江、浙江等地。

【**采收加工**】秋季果实成熟时采收果穗，晒干，打下果实，除去杂质，再晒干。

【**性味归经**】辛、苦，寒。归肺、胃经。

【**功能主治**】疏散风热，宣肺透疹，解毒利咽。主治风热感冒、咳嗽痰多、麻疹、风疹、咽喉肿痛、腮腺炎、丹毒、痈肿疮毒。

【**用量用法**】6～12克，煎服。

【**使用注意**】本品性寒滑肠，便溏者慎用。

草方验方

①**小儿流涎脾热证**：牛蒡子、山栀、甘草、川硝、郁金各15克，枳壳7.5克，研细，加冰片粉1.5克，每次服1.5克，薄荷汤送下，量随患儿年龄大小加减。②**偏头痛**：牛蒡子30克（炒黄），红糖9克，牛蒡子先研末，与红糖水煎服，每日1剂，每日服2次，趁热服，汗出即愈，2日即可见效。③**麻疹并发喉炎**：牛蒡子、山豆根各6克，胖大海2枚，水煎服，每日1剂，每日服3次。④**扁平疣**：炒牛蒡子200克，将上药研为极细末，贮瓶备用；每次服3～5克，每日服3次，用温开水送服，一般药尽病愈。

木贼

别名 擦草、锉草、无心草、节骨草、木贼草、节节草。

来源 本品为木贼科植物木贼 *Equisetum hiemale* L. 的干燥地上部分。

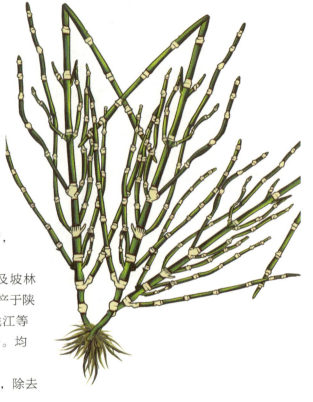

【形态特征】一年生或多年生草本蕨类植物，植株高达100厘米。根茎短，棕黑色，匍匐丛生；枝端产生孢子叶球，矩形，顶端尖，形如毛笔头。地上茎单一，不分枝，中空，有纵列的脊，脊上有疣状突起2行，极粗糙。叶呈鞘状，紧包节上，顶部及基部各有一黑圈，鞘上的齿极易脱落。孢子囊生长于茎顶，椭圆形，无柄，具小尖头。

【生境分布】生于河岸湿地及坡林下、溪边等阴湿的环境中。主产于陕西、吉林、辽宁、湖北、黑龙江等地。陕西产量大，辽宁品质好。均为野生。

【采收加工】夏、秋两季采割，除去杂质，晒干或阴干。

【性味归经】甘、苦，平。归肺、肝经。

【功能主治】疏散风热，明目退翳。主治风热目赤、迎风流泪、目生云翳。

【用量用法】3～9克，煎服；外用适量，研末撒布。

【使用注意】气血虚者慎服。

单方验方

①**寻常疣**：木贼草、香附各30克，水煎，趁热浸泡擦洗患处半小时以上，每日2次，再加热，每剂可连用2～4次，用药至疣完全消失为止。②**冷泪**：木贼、木耳各30克，木耳烧存性，木贼研为末，每服6克，以米泔水煎服。③**经期延长**：木贼11克，炒半焦，水煎温服，每日1剂。④**生殖器疱疹**：木贼、板蓝根各30克，上药加水500毫升，煎至300毫升，将药液倒入盆内，待温后外洗患处，每日1剂，每日洗2次，每次30分钟。

蔓荆子

发散风热药

别名 荆子、荆条子、蔓青子、白布荆、万荆子。

来源 本品为马鞭草科植物单叶蔓荆 *Vitex trifolia* L.var. *simplicifolia* Cham.等的干燥成熟果实。

【形态特征】落叶灌木或小乔木，高约3米，有香气。幼枝四方形，密生细柔毛者枝渐变圆，毛渐脱落。单叶，叶柄长5～18毫米；叶片卵形或倒卵形，长2.5～5厘米，宽1.5～3厘米，先端短尖，基部楔形至圆形，全缘，上面绿色，疏生短柔毛和腺点，下面白色，密生短柔毛和腺点，侧脉约8对。圆锥花序顶生，长2～12厘米；花萼钟形，先端具5短刺，外面密生白色短柔毛，萼筒长约4毫米；花冠淡紫色，5裂，中间1裂片最大，下半有毛；雄蕊4枚，伸出花冠管外，花药个字形分叉；子房球形，密生腺点，花柱无毛，柱头2裂。浆果球形，直径5～7毫米，大部为增大的宿存花萼所包围。花期7月；果期9月。

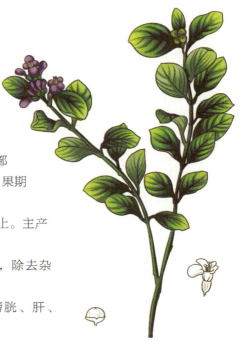

【生境分布】生长于海边、河湖沙滩上。主产于山东、江西、浙江、福建等地。

【采收加工】秋季果实成熟时采收，除去杂质，晒干。

【性味归经】辛、苦，微寒。归膀胱、肝、胃经。

【功能主治】疏散风热，清利头目。主治风热感冒头痛、齿龈肿痛、目赤多泪、目暗不明、头晕目眩。

【用量用法】5～10克，煎服；外用适量。

【使用注意】青光眼患者禁服。

单方验方

①**风热性头痛**：蔓荆子30克，白酒500毫升，将蔓荆子研为细末，浸泡于白酒中，7日后即可，每次服10～20毫升（温服为佳），每日服3次。②**偏头痛**：蔓荆子、荆芥穗、川芎、白芷各10克，细辛3克，水煎服。③**感冒头痛、风火牙痛**：蔓荆子、防风、黄芩、白芷各10克，川芎6克，水煎服。④**脱发**：蔓荆子、青葙子、莲子、附子各30克，碎头发灰适量，共研为细末，用酒浸渍，密封后装入瓶中，半月后将药取出，用乌鸡脂调和，涂发落处。

知母

别名 地参、水须、淮知母、穿地龙、连母。
来源 本品为百合科植物知母 *Anemarrhena asphodeloides* Bge. 的干燥根茎。

清热泻火药

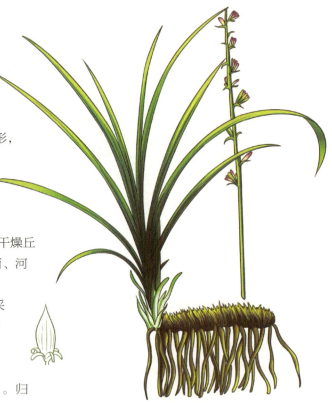

【形态特征】多年生草本。根茎横生，密被膜质纤维状的老叶残基。叶丛生，线形，质硬。花茎直立，从叶丛中生出，其下散生鳞片状小苞片，2～3朵簇生于苞腋，呈长形穗状花序；花被长筒形，黄白色或紫堇色，有紫色条纹。蒴果椭圆形，熟时3裂。种子黑色。

【生境分布】生长于山地、干燥丘陵或草原地带。主产于山西、河北、内蒙古等地。

【采收加工】春、秋两季采挖，除去须根及泥沙，晒干，习称"毛知母"；或鲜时除去外皮，晒干。

【性味归经】苦、甘，寒。归肺、胃、肾经。

【功能主治】清热泻火，滋阴润燥。主治外感热病、高热烦渴、肺热燥咳、骨蒸潮热、内热消渴、肠燥便秘。

【用量用法】6～12克，煎服。清热泻火宜生用，滋阴降火宜盐水炒用。

【使用注意】本品性寒质润，有滑肠之弊，故脾虚便溏者不宜用。

单方验方

①**糖尿病口渴**：知母、天花粉、麦冬各20克，黄连1.25克，水煎服。②**低烧**：知母6～9克，每日1剂，水煎服。③**阴虚发热**：知母、胡黄连、青蒿、地骨皮、秦艽各15克，水煎服。④**尿闭湿热证**：知母、黄柏各10克，肉桂1.5克，知母、黄柏水煎汤，肉桂研末，用上述汤液冲服。⑤**牙龈肿痛**：知母、黄柏、升麻各9克，每日1剂，水煎，分2～3次服。

天花粉

别名 蒌根、白药、蒌粉、栝楼根、栝蒌粉、天瓜粉。
来源 本品为葫芦科植物栝楼 *Trichosanthes kirilowii* Maxim. 等的干燥根。

清热泻火药

【形态特征】攀缘藤本，长可达10米。叶互生；叶柄长3～10厘米，具纵条纹，被条柔毛；卷须3～7分歧，被柔毛；叶片纸质，轮廓近圆形或近心形。总状花序，粗壮，具纵棱及槽，被微柔毛，顶端有5～8花；花萼筒状，长2～4厘米，先端扩大，被短柔毛，裂片披针形，全缘；花冠白色，裂片倒卵形，先端中央具1绿色尖头，两侧具丝状流苏，被柔毛；花药靠合，长约2毫米，径约4毫米，花丝分离，粗壮，被长柔毛；雌花单生，花梗长约7.5厘米，被柔毛；花萼筒圆形，长约2.5厘米，径约1.2厘米，裂片和花冠同雄花；子房椭圆形，绿色，花柱柱头3裂。果实椭圆形，压扁，长11～16毫米，宽7～12毫米，淡黄褐色，近边缘处具棱线。花期5～8月；果期8～10月。

【生境分布】生长于向阳山坡、石缝、山脚、田野草丛中。主产于河南、山东、江苏、安徽等地。

【采收加工】秋、冬两季采挖，洗净，除去外皮，切段或纵剖成瓣，干燥。

【性味归经】甘、微苦，微寒。归肺、胃经。

【功能主治】清热泻火，生津止渴，消肿排脓。主治热病烦渴、肺热燥咳、内热消渴、疮疡肿毒。

【用量用法】10～15克，煎服；或入丸、散；外用适量，研末，水或醋调敷。

【使用注意】孕妇慎用；不宜与川乌、制川乌、草乌、制草乌、附子同用。

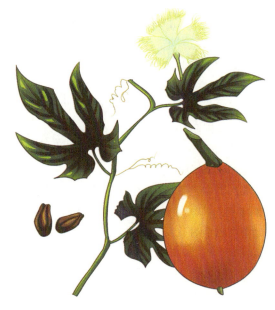

单方验方

①乳头溃疡：天花粉6克，研细末，以鸡蛋清调敷。②中、晚期小细胞肺癌：天花粉、川贝母各15克，天冬、党参各20克，白花蛇舌草、猪苓各30克，生牡蛎60克，杏仁10克，水煎取药汁，每日1剂，分2次服用。③糖尿病多饮、多食：天花粉、葛粉各30克，猪胰1具，先将猪胰切片煎水，调葛粉、天花粉吞服，每日1剂，3次分服。④产后缺乳：天花粉21克，冬虫夏草6克，甘草3克，水煎服，每日1剂，每日服2次。

夏枯草

别名 铁色草、春夏草、棒槌草、羊肠菜、夏枯头、白花草。

来源 本品为唇形科植物夏枯草 *Prunella vulgaris* L. 的干燥果穗。

清热泻火药

【形态特征】多年生草本。茎方形，基部匍匐，高约30厘米，全株密生细毛。叶对生；近基部的叶有柄，上部叶无柄；叶片椭圆状披针形，全缘，或略有锯齿。轮伞花序顶生，呈穗状；苞片肾形，基部截形或略呈心脏形，顶端突成长尾状渐尖，背面有粗毛；花萼唇形，前方有粗毛，后方光滑，上唇长椭圆形，3裂，两侧扩展成半披针形，下唇2裂，裂片三角形，先端渐尖；花冠紫色或白色，唇形，下部管状，上唇作风帽状，2裂，下唇平展，3裂；雄蕊4枚，二强，花丝顶端分叉，其中一端着生花药；子房4裂，花柱丝状。小坚果褐色，长椭圆形，具3棱。花期5～6月；果期6～7月。

【生境分布】生长于荒地或路旁草丛中。分布于全国各地。

【采收加工】夏季果穗呈棕红色时采收，除去杂质，晒干。

【性味归经】辛、苦，寒。归肝、胆经。

【功能主治】清肝泻火，明目，散结消肿。主治目赤肿痛、头痛眩晕、瘰疬、乳腺炎肿痛、淋巴结结核、乳腺增生、高血压。

【用量用法】9～15克，煎服；或熬膏服。

【使用注意】体质虚寒者少食，脾胃虚弱者慎用。

单方验方

①**黄疸型肝炎**：夏枯草、金钱草各30克，丹参18克，水煎分3次服，连服7～15日；未愈，再服7日。②**创伤出血**：夏枯草150克，酢浆草100克，雪见草30克，研细粉，以药粉撒伤口，用消毒敷料加压（1～2分钟），包扎。③**喉癌**：夏枯草、山豆根、龙葵各30克，嫩薄荷3克，水煎取药汁，每日1剂，分2次服用。④**肺结核**：夏枯草1000克，加水2500毫升，煎煮去渣取汁，再浓缩至500毫升左右，加红糖适量制成膏，每日3次，每次15毫升，口服。⑤**颈部淋巴结结核**：夏枯草50克，取上药水煎服，或用沸水浸泡当茶频饮，可加适量白糖，每日1剂。

决明子

清热泻火药

别名 决明、羊明、草决明、还瞳子、羊角豆、假绿豆。

来源 本品为豆科植物决明 *Cassia obtusifolia* L. 等的干燥成熟种子。

【形态特征】一年生半灌木状草本，高1～2米，上部多分枝，全体被短柔毛。双数羽状复叶互生，有小叶2～4对，在下面两小叶之间的叶轴上有长形暗红色腺体；小叶片倒卵形或倒卵状短圆形，长1.5～6.5厘米，宽1～3厘米，先端圆形，有小突尖，基部楔形，两侧不对称，全缘，幼时两面疏生柔毛。花成对腋生，小花梗长1～2.3厘米；萼片5片，分离；花瓣5片，黄色，倒卵形，长约12毫米，具短爪，最上瓣先端凹，基部渐窄；发育雄蕊7枚，3枚退化；子房细长弯曲，柱头头状。荚果4枚，棱柱状，略扁，稍弯曲，长15～24厘米，果柄长2～4厘米。种子多数，菱状方形，淡褐色或绿棕色，有光泽，两侧面各有一条线形的、宽0.3～0.5毫米的浅色斜凹纹。

【生境分布】生长于村边、路旁和旷野等处。主产于安徽、江苏、浙江、广东、广西、四川等地。

【采收加工】秋季采收成熟果实，晒干，打下种子，除去杂质。

【性味归经】甘、苦、咸，微寒。归肝、大肠经。

【功能主治】清热明目，润肠通便。主治目赤涩痛、羞明多泪、头痛眩晕、目暗不明、大便秘结。

【用量用法】9～15克，煎服。

【使用注意】孕妇忌服。脾胃虚寒、体质虚弱、气血不足、气虚便溏者慎用。

单方验方

①**肥胖症**：决明子、泽泻各12克，番泻叶1.5克，水煎取药汁，每日1剂，分2次服用。②**雀目**：决明子100克，地肤子50克，上药捣细罗为散，每于食后，以清粥饮调。③**高脂血症**：决明子适量，每日取20克，用开水500毫升冲泡，代茶饮。④**急性乳腺炎**：决明子25～100克，根据病情轻重和体质强弱取上药，每日1剂，水煎服。⑤**麦粒肿**：决明子30克，取上药加水1000毫升，煎至400毫升，分2次服，每日1剂，小儿酌减。

密蒙花

清热泻火药

别名 蒙花、蒙花珠、糯米花、老蒙花、水锦花、鸡骨头花。
来源 本品为马钱科植物密蒙花 *Buddleja officinalis* Maxim. 的干燥花蕾及其花序。

【形态特征】灌木，高约3米，可达6米。小枝微具4棱，枝及叶柄、叶背、花序等均密被白色至棕黄色星状毛及茸毛。单叶对生，具柄；叶片矩圆状披针形至披针形，长5～12厘米，宽1～4.5厘米，先端渐尖，基部楔形，全缘或有小齿。聚伞花序组成圆锥花序，顶生及腋生，长5～12厘米；花小、花萼及花冠密被毛茸；花萼钟形，4裂；花冠淡紫色至白色，微带黄色，筒状，长1～1.2厘米，直径2～3毫米，先端4裂，裂片卵圆形；雄蕊4枚，近无花丝，着生于花冠筒中部；子房上位，2室，被毛。蒴果卵形，2瓣裂。种子多数，细小，具翅。花期2～3月；果期7～8月。

【生境分布】生长于山坡、河边、丘陵、村边的灌木丛或草丛中。主产于湖北、四川、陕西、河南、云南等地。

【采收加工】春季花未开放时采收，除去杂质，干燥。

【性味归经】甘，微寒。归肝经。

【功能主治】清热泻火，养肝明目，退翳。主治目赤肿痛、多泪羞明、眼生翳膜、肝虚目暗、视物昏花。

【用量用法】3～9克，煎服。

【使用注意】肝经风热目疾者不宜用。

单方验方

①眼目羞明、肝胆虚损、瞳仁不清：密蒙花、羌活、菊花、蔓荆子、青葙子、木贼、石决明、蒺藜、枸杞子各等份，研细末，饭后清茶送下15克。②眼翳障：密蒙花、黄柏根（洗，锉）各50克，上2味捣为末，炼蜜和丸，如梧桐子大，每次10～15丸，睡前服。

青果

别名 橄榄、甘榄、余甘子、干青果、青橄榄。

来源 本品为橄榄科植物橄榄 *Canarrium album* Raeusch. 的干燥成熟果实。

清热泻火药

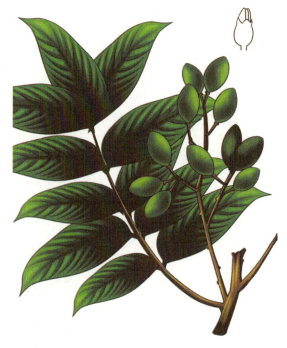

【形态特征】常绿乔木，高10～20米，有胶黏性芳香的树脂。树皮淡灰色，平滑；幼枝、叶柄及叶轮均被极短的柔毛，有皮孔。单数羽状复叶互生，长15～30厘米；小叶11～15片，长圆状披针形，长6～15厘米，宽2.5～5厘米，先端渐尖，基部偏斜，全缘，秃净，网脉两面均明显，下面网脉上有小窝点，略粗糙。圆锥花序顶生或腋生，与叶等长或略短；花萼杯状，3浅裂，稀5裂；花瓣3～5片，白色，芳香，长约为花萼的2倍；雄蕊6枚，插生于环状花盘外侧；雌蕊1枚，子房上位。核果卵形，长约3厘米，初时黄绿色，后变黄白色，两端锐尖。花期5～7月；果期8～10月。

【生境分布】生长于低海拔的杂木林中；多为栽培。主产于广东、广西、福建、云南、四川等地。

【采收加工】秋季果实成熟时采收，干燥。橄榄树高，在果子将熟的时候用木钉钉树，或在树皮内放少许盐，果实就会在一夜之间自落。

【性味归经】甘、酸，平。归肺、胃经。

【功能主治】清热解毒，利咽生津。主治咽喉肿痛、咳嗽痰黏、烦热口渴、鱼蟹中毒。

【用量用法】5～10克，煎服。

【使用注意】本品味甘、性涩，表证初起者慎用。

单方验方

①**肺胃热毒壅盛，咽喉肿痛**：鲜青果15克，鲜萝卜250克，切碎或切片，加水煎汤服。②**癫痫**：青果500克，郁金25克，加水煎取浓汁，放入白矾（研末）25克，混匀再煎，约得500毫升，每次20毫升，早、晚服，温开水送下。③**慢性咽炎**：青果、元参、桔梗各6克，生甘草2克，水煎服。④**河豚中毒**：青果31克，水煎服。

鸭跖草

清热泻火药

别名 鸡舌草、竹叶草、鸭脚草、竹节草。
来源 本品为鸭跖草科植物鸭跖草 *Commelina communis* L. 的干燥地上部分。

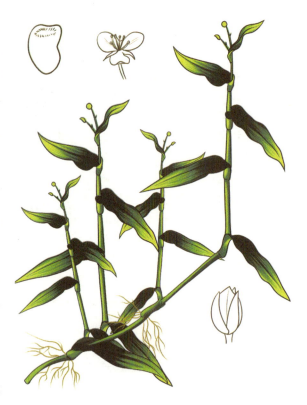

【形态特征】一年生草本，高20～60厘米。茎基部匍匐，上部直立，微被毛，下部光滑，节稍膨大，其上生根。单叶互生，披针形或卵状披针形，基部下延成膜质鞘，抱茎，有缘毛；有1.5～4厘米的柄。聚伞花序有花1～4朵；总苞心状卵形，长1.2～2厘米，边缘对合折叠，基部不相连，有柄；花瓣深蓝色，有长爪。蒴果椭圆形。种子呈三棱状半圆形，暗褐色，长2～3毫米。花期夏季。

【生境分布】生长于田野间。全国各地均有分布。

【采收加工】夏、秋两季采收，晒干。

【性味归经】甘、淡，寒。归肺、胃、小肠经。

【功能主治】清热泻火，解毒，利水消肿。主治感冒发热、热病烦渴、咽喉肿痛、水肿尿少、热淋涩痛、痈肿疔毒。

【用量用法】15～30克，煎服；外用适量。

【使用注意】脾胃虚弱者，用量宜少。

单方验方

①**流感性腮腺炎并发脑膜炎**：鸭跖草适量，每日60克，水煎服。②**感冒**：鸭跖草30～60克（鲜草60～120克），水煎2次分服。③**膀胱炎**：鸭跖草60克，天胡荽15克，车前草50克，加水煎2次，混合两次煎液，每日1剂，分2次服用，服时加少许白糖。

淡竹叶

别名 长竹叶、山鸡米、淡竹米、野麦冬、土麦冬、竹叶麦冬。
来源 本品为禾本科植物淡竹叶 *Lophatherum gracile* Brongn. 的干燥茎叶。

清热泻火药

【形态特征】多年生草本，高40～100厘米。有短缩而稍木质化的根茎，须根中部常膨大为纺锤形的块根。茎丛生，细长直立，中空，表面有微细的纵纹，基部木质化。叶互生，叶片披针形，长5～20厘米，宽2～3.5厘米，先端渐尖，基部楔形而渐狭缩成柄状，全缘，两面无毛或具小刺毛，脉平行，小横脉明显，中脉在背面明显凸起；叶鞘光滑或一边有纤毛；叶舌截形，长0.5～1毫米，质硬，边缘有毛。圆锥花序顶生，长10～30厘米，分枝较少，小穗疏生，长7～12毫米，宽1.5～2.5毫米，伸展或成熟时扩展，基部光滑或被刺毛，具极短的柄；颖矩圆形，具5脉，先端钝，边缘膜质，第一颖较第二颖短；外稃较颖长，披针形，具7～9脉，顶端的数枚外稃中空，先端具短芒，内稃较短，膜质透明；子房卵形，花柱2枚，柱头羽状。花期7～9月；果期10月。

【生境分布】生长于林下或沟边阴湿处。分布于长江流域至南部各省（区）。

【采收加工】夏季未抽花穗前采割，晒干，切段生用。

【性味归经】甘、淡，寒。归心、胃、小肠经。

【功能主治】清热泻火，除烦止渴，利尿通淋。主治热病烦渴、小便短赤涩痛、口舌生疮。

【用量用法】6～10克，煎服。

【使用注意】虚寒证者忌用。

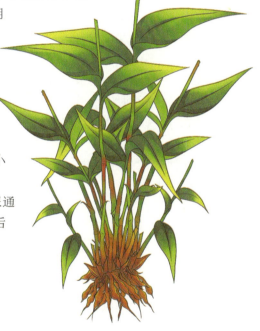

单方验方

①**尿血：**淡竹叶、白茅根各15克，水煎服，每日1剂；淡竹叶12克，鲜白茅根30克，仙鹤草15克，水煎服。②**热淋：**淡竹叶20克，灯心草15克，海金沙10克，水煎服，每日1剂。③**发热、心烦、口渴：**淡竹叶15～25克，水煎服。④**预防中暑：**淡竹叶、大青叶、埔姜叶、金银花叶各10克，一枝香6克，水煎（或开水泡）当茶饮。⑤**发热心烦口渴：**淡竹叶10～15克，水煎服。⑥**尿路感染：**淡竹叶11～15克，丁公藤、凤尾草各30克，水煎服，每日1剂。

谷精草

清热泻火药

别名 谷精珠、戴星草、文星草、流星草、珍珠草、鱼眼草、天星草。

来源 本品为谷精草科植物谷精草 *Eriocaulon buergerianum* Koern. 的干燥带花茎的头状花序。

【形态特征】多年生草本。叶通常狭窄，密丛生；叶基生，长披针状线形，有横脉。花小，单性，辐射对称，头状花序球形，顶生，总苞片宽倒卵形或近圆形，花苞片倒卵形，顶端骤尖。蒴果膜质，室背开裂；种子单生，胚乳丰富。蒴果长约1毫米，种子长椭圆形，有毛茸。花、果期6~11月。

【生境分布】生长于溪沟、田边阴湿地带。分布于浙江、江苏、安徽、江西、湖南、广东、广西等地。

【采收加工】秋季采收，将花序连同花茎拔出，晒干。

【性味归经】辛、甘，平。归肝、肺经。

【功能主治】疏散风热，明目退翳。主治风热目赤、肿痛羞明、眼生翳膜、风热头痛。

【用量用法】5~10克，煎服；外用适量。

【使用注意】阴虚血亏目疾者不宜用。

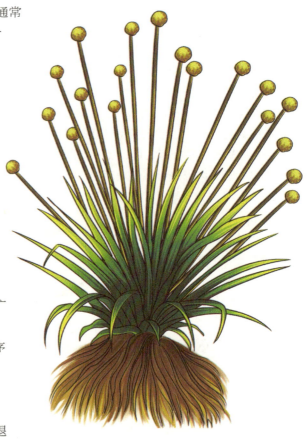

单方验方

①**偏正头痛**：谷精草适量，研为末，加白面糊调匀贴痛处。②**鼻血不止**：谷精草适量，研为末，每服10克，熟面汤送下。③**夜盲症**：谷精草、苍术各15克，夜明砂9克，猪肝200克，同煮，空腹食肝喝汤。

黄连

别名 味连、王连、雅连、支连、云连、川连、鸡爪莲。
来源 本品为毛茛科植物黄连 *Coptis chinensis* Franch. 等的干燥根茎。

清热燥湿药

【**形态特征**】多年生草本。根茎黄色，常分枝，密生多数须根。叶全部基生；叶柄长5～16厘米；叶片坚纸质，卵状三角形，宽达10厘米，3全裂；中央裂片有细柄，卵状菱形，长3～8厘米，宽2～4厘米，顶端急尖，羽状深裂，边缘有锐锯齿，侧生裂片不等2深裂，表面沿脉被短柔毛。花葶1～2枝，高12～25厘米，二歧或多歧聚伞花序。蓇葖果6～12枚，长6～8毫米，具细柄。种子7～8枚，长椭圆形，长约2毫米，宽约0.8毫米，褐色。花期2～4月；果期3～6月。

【**生境分布**】生长于海拔1000～1900米的山谷、凉湿荫蔽密林中，也有栽培品。主产于四川、湖北、山西、甘肃等地。

【**采收加工**】秋季采挖，除去须根及泥沙，干燥，撞去残留须根。

【**性味归经**】苦，寒。归心、脾、胃、肝、胆、大肠经。

【**功能主治**】清热燥湿，泻火解毒。主治湿热痞满、呕吐吞酸、泻痢、黄疸、高热神昏、心火亢盛、心烦不寐、血热吐衄、目赤、牙痛、消渴、痈肿疔疮；外治湿疹、湿疮、耳道流脓。

【**用量用法**】3～10克，煎服；入丸、散1～1.5克。外用适量。炒可制其寒性，姜汁炒清胃止呕，酒炒清上焦火，吴茱萸炒清肝胆火。

【**使用注意**】苦寒易伤脾胃，故脾胃虚寒者慎用。

单方验方

①**肠炎、痢疾：**（香连丸）黄连100克，木香25克，共研为细末，取米醋100毫升，酌加冷开水泛为小丸，每服5～10克，每日1～3次，忌食生冷油腻。②**大叶性肺炎：**黄连适量，取上药磨粉，内服，每次0.6克，每日4～6次。③**II型糖尿病：**黄连素适量，每次0.4克，每日3次，口服，连服1～3个月为1个疗程。④**白喉：**黄连粉适量，取上药0.6克，每日4～6次，口服，并用1%黄连液漱口。

黄柏

别名 黄檗、元柏、檗木、檗皮。

来源 本品为芸香科植物黄皮树 *Phellodendron chinense* Schneid. 等的干燥树皮。

清热燥湿药

【形态特征】落叶乔木，高10～12米。单数羽状复叶，对生；小叶7～15片，矩圆状披针形及矩圆状卵形，长9～15厘米，宽3～15厘米，顶端长渐尖，基部宽楔形或圆形，不对称，上面仅中脉密被短毛，下面密被长柔毛。花单性，雌雄异株，排成顶生圆锥花序，花序轴密被短毛。果轴及果枝粗大，常密被短毛。浆果状核果球形，熟时黑色，有核5～6枚。花期5～6月；果期10月。

【生境分布】生长于沟边、路旁、土壤比较肥沃的潮湿地。主产于四川、湖北、贵州、云南、江西、浙江等地。

【采收加工】剥取树皮后，除去粗皮，晒干。

【性味归经】苦，寒。归肾、膀胱经。

【功能主治】清热燥湿，泻火除蒸，解毒疗疮。主治湿热泻痢、黄疸尿赤、带下阴痒、热淋涩痛、脚气痿软、骨蒸劳热、盗汗、遗精、疮疡肿毒、湿疹瘙痒。盐黄柏滋阴降火，主治阴虚火旺、盗汗骨蒸。

【用量用法】3～12克，煎服；或入丸、散；外用适量。清热燥湿解毒多生用，泻火生用，退热多盐水炙用，止血多炒炭用。

【使用注意】脾虚泄泻、胃弱食少者忌服。

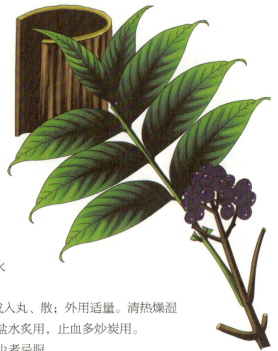

单方验方

①**下阴自汗、头晕腰酸**：黄柏9克，苍术12克，川椒30粒，加水2000毫升，煎至600毫升，每次服100毫升，每日3次，2日服完。②**慢性细菌性痢疾**：黄柏适量，洗净切碎，晒干研粉，用10%乙醇泛丸，每次服4克，每日2次，7日为1个疗程。③**急慢性脓耳**：黄柏30克，加水250毫升，慢火煎30分钟，滤去渣，浓缩至20毫升备用；先用双氧水将患者脓液洗净，拭干后滴入上药，每次2～3滴，每日3次。

黄芩

清热燥湿药

【形态特征】多年生草本。茎高20～60厘米，四棱形，多分枝。叶披针形，对生，茎上部叶略小，全缘，上面深绿色，无毛或疏被短毛，下面有散在的暗腺点。圆锥花序顶生，花蓝紫色，2唇形，常偏向一侧。小坚果，黑色。花期7～8月；果期8～9月。

【生境分布】生长于山顶、林缘、路旁、山坡等向阳较干燥的地方。主产于河北、山西、内蒙古等地。以河北承德所产品质量最佳。

【采收加工】春、秋两季采挖，除去须根及泥沙，晒后撞去粗皮，再晒干。

【性味归经】苦，寒。归肺、胆、脾、大肠、小肠经。

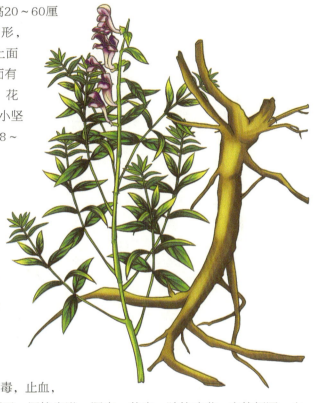

【功能主治】清热燥湿，泻火解毒，止血，安胎。主治湿温、暑温、胸闷呕恶、湿热痞满、泻痢、黄疸、肺热咳嗽、高热烦渴、血热吐衄、痈肿疮毒、胎动不安。

【用量用法】3～10克，煎服。清热多生用，安胎多炒用，止血多炒炭用，清上焦热多酒炒用。

【使用注意】苦寒伤胃、脾胃虚寒者不宜使用。

单方验方

①**崩中下血：**黄芩适量，为细末，每服5克，烧秤锤淬酒调下。②**妊娠呕吐：**黄芩30～40克，加水煎成200～400毫升，分次频服。③**猩红热：**黄芩适量，每日取上药9克，水煎后分2～3次服，连服3日。④**小儿急性呼吸道感染：**黄芩3～5克，加水煎服，每日1剂；或取上药适量，加水煮2次，合并煎液，浓缩制成浓度为50%的黄芩煎液，1岁以下小儿每日服6毫升，1岁以上小儿每日服8～10毫升，5岁以上小儿酌情加量，皆分3次服。

龙胆

别名 胆草、草龙胆、水龙胆、龙胆草、山龙胆、龙须草。
来源 本品为龙胆科植物龙胆 *Gentiana scabra* Bge. 等的干燥根及根茎。

清热燥湿药

【形态特征】多年生草本，高35～60厘米。根茎短，簇生多数细长的根，根长可达25厘米，淡棕黄色。茎直立，粗壮，通常不分枝，粗糙，节间常较叶为短。叶对生，无柄，基部叶2～3对，甚小，鳞片状；中部及上部叶卵形、卵状披针形或狭披针形，长3～8厘米，宽0.4～4厘米，先端渐尖或急尖，基部连合抱于节上，叶缘及叶脉粗糙，主脉3条基出。花无梗，数朵成束，簇生于茎顶及上部叶腋；苞片披针形；花萼绿色，钟形，膜质，长约2.5厘米，先端5裂，裂片披针形至线形；花冠深蓝色至蓝色，钟形，长约5厘米，先端5裂，裂片卵形，先端锐尖，裂片间有5褶状三角形副冠片，全缘或偶有2齿；雄蕊5枚，着生于花冠管中部的下方；子房椭圆形，1室，花柱短，柱头2裂。蒴果椭圆形，有短柄，成熟时2瓣裂。种子细小，线形而扁，褐色，四周有翅。花期9～10月；果期10月。

【生境分布】生长于山坡草地、河滩灌木丛、路边以及林下草甸。主产于东北。

【采收加工】春、秋两季采挖，洗净，干燥。

【性味归经】苦，寒。归肝、胆经。

【功能主治】清热燥湿，泻肝胆火。主治湿热黄疸、阴肿阴痒、带下、湿疹瘙痒、肝火目赤、耳鸣耳聋、胁痛口苦、强中、惊风抽搐。

【用量用法】3～6克，煎服；或入丸、散；外用研末捣敷。

【使用注意】脾胃虚弱作泄及无湿热实火者忌服。

草方验方

①**急性黄疸型肝炎**：龙胆、茵陈、栀子各12克，郁金、黄柏各6克，大枣6枚，水煎服。②**急性结膜炎**：龙胆草15克，洗净，加水250毫升煎，取煎液，加适量氯化钠洗眼，每日3～4次。③**少儿传染性软疣**：龙胆草、黄芩、栀子、柴胡、木通、车前子、泽泻、生地黄、当归、甘草、黄柏、金银花、蝉衣、刺蒺藜各适量，水煎服。

苦参

清热燥湿药

别名 苦骨、地参、川参、牛参、地骨、凤凰爪、野槐根、山槐根。

来源 本品为豆科植物苦参 *Sophora flavescens* Ait. 的干燥根。

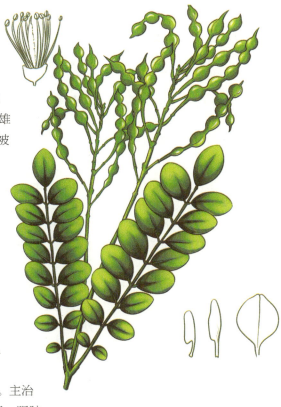

【**形态特征**】落叶半灌木，高0.5～1.5米。叶为单数羽状复叶，托叶线形，小叶片11～25片，长椭圆形或长椭圆披针形，长2～4.5毫米，宽0.8～2厘米，上面无毛，下面疏被柔毛。总状花序顶生，花冠蝶形，淡黄色，雄蕊10枚，离生，仅基部联合，子房被毛。荚果线形，于种子间缢缩，呈念珠状，熟后不开裂。花期5～7月；果期7～9月。

【**生境分布**】我国各地均产。生长于沙地或向阳山坡草丛中及溪沟边。

【**采收加工**】春、秋两季采收，除去芦头、须根，洗净，切片，晒干生用。

【**性味归经**】苦，寒。归心、肝、胃、大肠、膀胱经。

【**功能主治**】清热燥湿，杀虫利尿。主治热痢、便血、黄疸尿闭、赤白带下、阴肿阴痒、湿疹、湿疮、皮肤瘙痒、疥癣麻风；外治滴虫性阴道炎。

【**用量用法**】4.5～9克，煎服；外用适量。

【**使用注意**】脾胃虚寒及阴虚津伤者忌用或慎用。反藜芦。

单方验方

①**血痢不止**：苦参适量，炒焦为末，水丸梧子大，每服15丸，米饮下。②**瘰疬结核**：苦参200克，捣末，牛膝汁丸如绿豆大，每服水下20丸。③**嗜睡眠**：苦参150克，白术100克，大黄50克，捣末，蜜丸如梧子大，每食后服30丸。④**急性细菌性痢疾**：苦参适量，研为细粉，装瓶备用；每次1克，每日4次，口服。⑤**神经性皮炎**：苦参200克，洗净，置陈醋500毫升内浸泡5日，备用；外擦患处，每日早、晚各1次，一般用药3～5日见效。

虎杖

清热燥湿药

别名 苦杖、斑杖、酸杖、蛇总管、阴阳莲、紫金龙。

来源 本品为蓼科植物虎杖 *Polygonum cuspidatum* Sieb. et Zucc. 的干燥根茎及根。

【形态特征】多年生灌木状草本，无毛，高1～1.5米。根状茎横走，木质化，外皮黄褐色；茎直立，丛生，中空，表面散生红色或紫红色斑点。叶片宽卵状椭圆形或卵形，顶端急尖，基部圆形或阔楔形；托叶鞘褐色，早落。花单性，雌雄异株，圆锥花序腋生；花梗细长，中部有关节。瘦果椭圆形，有3棱，黑褐色，光亮。花期7～9月；果期9～10月。

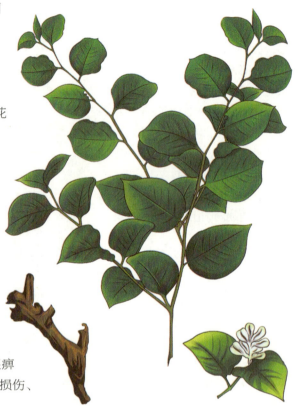

【生境分布】生长于疏松肥沃的土壤，喜温和湿润气候，耐寒、耐涝。我国大部分地区均产。

【采收加工】春、秋两季采挖，除去须根，洗净，趁鲜切短段或厚片，晒干。

【性味归经】微苦，微寒。归肝、胆、肺经。

【功能主治】利湿退黄，清热解毒，散瘀止痛，止咳化痰。主治湿热黄疸、淋浊、带下、风湿痹痛、经闭、癥瘕、水火烫伤、跌打损伤、痈肿疮毒、咳嗽痰多。

【用量用法】9～15克，煎服；外用适量，制成煎液或油膏涂敷。

【使用注意】本品苦寒泄降，孕妇慎服，脾虚便溏者忌服。

①**阴道炎**：虎杖根10克，加水1500毫升，煎取1000毫升，过滤、待温，坐浴10～15分钟，每日1次，7日为1个疗程。②**新生儿黄疸**：50%虎杖糖浆，每次5毫升，每日2次喂服。③**宫颈糜烂**：虎杖、土黄柏、川黄连、青黛、煅龙骨、煅牡蛎各等份，研末贮瓶内，取粉1克作阴道上药，隔日1次，10次为1疗程。

功劳木

清热燥湿药

 别名 土黄柏、黄天竹、鼠不爬、山黄柏、大叶黄连、十大功劳。
来源 本品为小檗科植物阔叶十大功劳 *Mahonia bealei* (Fort.) carr或细叶十大功劳的干燥茎。

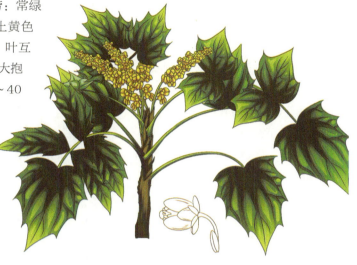

【形态特征】阔叶十大功劳：常绿灌木，高1～4米。茎表面土黄色或褐色，粗糙，断面黄色。叶互生，厚革质，具柄，基部扩大抱茎；单数羽状复叶，长25～40厘米，小叶7～15片，侧生小叶无柄，阔卵形，大小不等，长4～12厘米，宽2.5～4.5厘米，顶生小叶较大，有柄，先端渐尖，基部阔楔形或近圆形，边缘反卷，每边有2～8枚大的刺状锯齿，上面深绿色，有光泽，下面黄绿色。总状花序生长于茎顶，直立，长5～10厘米，6～9个簇生，小苞片1对；萼片9片；花黄褐色，花瓣6片，椭圆形，先端2浅裂，基部有2密腺；雄蕊6枚；雌蕊1枚。浆果卵圆形，直径约5毫米，成熟时蓝黑色，被白粉。花期8～10月；果期10～12月。

【生境分布】生长于向阳山坡的灌丛中，也有栽培。分布于广西、安徽、浙江、江西、福建、河南、湖北、湖南、四川等地。

【采收加工】6月采果实，晒干，去净杂质，晒至足干为度。

【性味归经】苦，寒。归肝、胃、大肠经。

【功能主治】清热燥湿，泻火解毒。主治湿热泻痢、黄疸尿赤、目赤肿痛、胃火牙痛、疮疖痈肿、湿疹、肺热咳嗽。

【用量用法】9～15克，煎服；外用适量，煎水洗；或研末调敷。

【使用注意】体质虚寒者忌用。

单方验方

①**黄疸、小儿肝热、肺热、疮疡肿毒**：功劳木鲜根60克，冰糖15～30克，开水冲炖服。②**血栓性外痔**：十大功劳、虎杖各30克，大黄、朴硝各20克，前3味煎水去渣，加朴硝熏洗患处。
③**小儿消化不良及急性胃肠炎**：十大功劳适量，上药研为细末，装入胶囊，每粒0.3克，成人每次服3粒，儿童酌减，每日服4次。

金银花

 别名 双花、金花、银花、忍冬花、二宝花、金银藤。
来源 本品为忍冬科植物忍冬 *Lonicera japonica* Thunb. 等的干燥花蕾或带初开的花。

【形态特征】 多年生半常绿缠绕木质藤本，高达9米。茎中空。叶对生；叶柄长4～10厘米，密被短柔毛；叶纸质，叶片卵形、长圆卵形或卵状披针形，长2.5～8厘米，宽1～5.5厘米，先端短尖、渐尖或钝圆，基部圆形或近心形，全缘，两面和边缘均被短柔毛。花成对腋生，花梗密被短柔毛和腺毛；总花梗通常单生于小枝上部叶腋，与对柄等长或稍短，生于下部者长2～4厘米，密被短柔毛和腺毛；苞片2对，叶状；花萼短小，萼筒长约2毫米，无毛；花冠唇形，长3～5厘米；雄蕊5枚，着生于花冠内面筒口附近，伸出花冠外；雌蕊1枚，子房下位，花柱细长，伸出。浆果球形，直径6～7毫米，成熟时蓝黑色，有光泽。花期4～7月；果期6～11月。

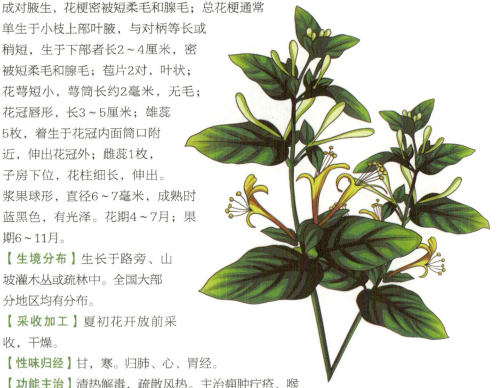

【生境分布】 生长于路旁、山坡灌木丛或疏林中。全国大部分地区均有分布。

【采收加工】 夏初花开放前采收，干燥。

【性味归经】 甘，寒。归肺、心、胃经。

【功能主治】 清热解毒，疏散风热。主治痈肿疔疮、喉痹、丹毒、热毒血痢、风热感冒、温病发热。

【用量用法】 6～12克，煎服；外用适量。清热解毒宜生用，凉血止痢宜炒炭用。

【使用注意】 脾胃虚寒及气虚疮疡脓清者忌用。

草方验方

①**预防流行性乙型脑炎、流行性脑脊髓膜炎**：金银花、连翘、大青根、芦根、甘草各9克，水煎代茶饮，每日1剂，连服3～5日。②**肿瘤放疗、化疗后口干症**：金银花露适量，每次100毫升，每日3次，口服；天冷时炖温服，必要时可增加服药次数，2周为1个疗程，可连服2个疗程。③**荨麻疹**：鲜金银花30克，水煎3次，分3次服，每日1剂。

连翘

清热解毒药

别名 空壳、空翘、落翘、黄花条、旱连子。
来源 本品为木樨科植物连翘 *Forsythia suspense* （Thunb.） Vahl 的干燥果实。

【形态特征】落叶灌木，高2～3米。茎丛生，小枝通常下垂，褐色，略呈四棱状，皮孔明显，中空。单叶对生或3小叶丛生，卵形或长圆状卵形，长3～10厘米，宽2～4厘米，无毛，先端尖锐或钝，基部圆形，边缘有不整齐锯齿。花先叶开放，1至数朵，腋生，金黄色，长约2.5厘米；花萼合生，与花冠筒约等长，上部4深裂；花冠基部联合成管状，上部4裂，雄蕊2枚，着生花冠基部，不超出花冠，子房卵圆形，花柱细长，柱头2裂。蒴果狭卵形，稍扁，木质，长约1.5厘米，成熟时2瓣裂。种子多数，棕色，扁平，一侧有薄翅。

【生境分布】生长于山野荒坡或栽培。主产于山西、河南、陕西等地。

【采收加工】秋季果实初熟尚带绿色时采收，除去杂质，蒸熟，晒干，习称"青翘"；果实熟透时采收，晒干，除去杂质。

【性味归经】苦，微寒。归肺、心、小肠经。

【功能主治】清热解毒，消痈散结，疏散风热。主治痈疽、瘰疬、乳痈、丹毒、风热感冒、温病初起、温热入营、高热烦渴、神昏发斑、热淋涩痛。

【用量用法】6～15克，煎服。

【使用注意】脾胃虚寒及气虚脓清者不宜用。

①**呃逆**：连翘心60克，炒焦煎水服，或炒焦研末服，每日10克，每日3次。②**肺结核**：连翘500克，加工成细粉剂，成人20～25克，分3次饭前服；忌食辛辣食物及酒等。③**特发性血小板减少性紫癜、变应性紫癜**：连翘18克，加水用文火煎成150毫升，分3次食前服。④**视网膜黄斑区出血**：连翘20～30克，加水文火煎，分3次食前服。

大青叶

别名 蓝菜、大青、蓝叶、菘蓝叶、靛青叶、板蓝根叶。
来源 本品为十字花科植物菘蓝 *Isatis indigotica* Fort. 的干燥叶。

清热解毒药

【形态特征】二年生草本，植株高50～100厘米。光滑被粉霜。根肥厚，近圆锥形，直径2～3厘米，长20～30厘米，表面土黄色，具短横纹及少数须根。基生叶莲座状，叶片椭圆形至宽倒披针形，长5～15厘米，宽1.5～4厘米，先端钝尖，边缘全缘，或稍具浅波齿，有圆形叶耳或不明显；茎顶部叶宽条形，全缘，无柄。总状花序顶生或腋生，在枝顶组成圆锥状；萼片4片，宽卵形或宽披针形，长2～3毫米；花瓣4片，黄色，宽楔形，长3～4毫米，先端近平截，边缘全缘，基部具不明显短爪；雄蕊6枚，4长2短，长雄蕊长3～3.2毫米，短雄蕊长2～2.2毫米；雌蕊1枚，子房近圆柱形，花柱界限不明显，柱头平截。短角果近椭圆形，扁平，无毛，边缘具膜质翅，尤以两端的翅较宽，果瓣具中脉。种子1枚，椭圆形，淡褐色。花期4～5月；果期5～6月。

【生境分布】多为栽培。主产于河北、陕西、河南、江苏、安徽等地。

【采收加工】夏、秋两季分2～3次采收，除去杂质，晒干。切碎，生用。

【性味归经】苦，寒。归心、胃经。

【功能主治】清热解毒，凉血消斑。主治温病高热、神昏、发斑发疹、腮腺炎、喉痹、丹毒、痈肿。

【用量用法】9～15克或鲜品30～60克，煎服；外用适量。

【使用注意】脾胃虚寒者忌用。

草方验方

①麻疹色太红，或微紫，或出太甚者：大青、元参、生地黄、石膏、知母、木通、地骨皮、荆芥、甘草、淡竹叶各适量，水煎热服。②皮肌炎热毒炽盛证：大青叶、知母、元参、生地黄各15克，板蓝根30克，黄芩、赤芍、牡丹皮各12克，水煎服。③带状疱疹心肝风火证：大青叶、柴胡各15克，粳米30克，白糖适量，先煎大青叶、柴胡，再用药汁煮粥，连服5～6剂。④急性细菌性痢疾、急性胃肠炎：大青叶适量，成人每次取上药45克，加水煎汁顿服；或取90克煎汁，分2次服；连服至痊愈后1～2日停药。

野菊花

苦薏、黄菊花、山菊花、甘菊花、路边菊、千层菊。
来源 本品为菊科植物野菊 *Chrysanthemum indicum* L. 的干燥头状花序。

清热解毒药

【形态特征】多年生草本，高25～100厘米。根茎粗厚，分枝，有长或短的地下匍匐枝。茎直立或基部铺展。基生叶脱落；茎生叶卵形或长圆状卵形，长6～7厘米，宽1～2.5厘米，羽状分裂或分裂不明显；顶裂片大；侧裂片常2对，卵形或椭圆形，全部裂片边缘浅裂或有锯齿；上部叶渐小；全部叶上面有腺体及疏柔毛，下面灰绿色，毛较多，基部渐狭成具翅的叶柄；托叶具锯齿。头状花序直径2.5～5厘米，在茎枝顶端排成伞房状圆锥花序或不规则的伞房花序；总苞直径8～20厘米，长5～6毫米；总苞片边缘宽膜质；舌状花黄色，雌性；盘花两性，筒状。瘦果全部同形，有5条极细的纵肋，无冠状冠毛。花期9～10月。

【生境分布】生长于山坡、路旁、原野处。全国大部分地区均有分布。

【采收加工】秋、冬两季花初开放时采摘，晒干，或蒸后晒干。

【性味归经】苦、辛，微寒。归肝、心经。

【功能主治】清热解毒，泻火平肝。主治疗疮痈肿、目赤肿痛、头痛眩晕。

【用量用法】9～15克，煎服；外用适量，煎汤外洗或制膏外涂。

【使用注意】脾胃虚寒者及孕妇慎用。

单方验方

①**老年性阴道炎**：野菊花、紫花地丁、半枝莲、蛇床子各30克，苦参1.5克，先熏后洗，每日2次，连用10日。②**夏令热疖及皮肤湿疮溃烂**：野菊花或茎叶适量，煎浓汤洗涤，同时将药棉或纱布浸药外敷，每日数次。③**胃肠炎、肠鸣泄泻腹痛**：干野菊花15～20克，煎汤，每日2～3次，分服。④**丹毒**：野菊花、土茯苓各30克，牡丹皮、赤芍各10克，生甘草5克，水煎服，每日1剂，连服5～6剂。⑤**急性扁桃体炎**：野菊花、蒲公英各30克，水煎服。

射干

别名 寸干、乌扇、鬼扇、乌蒲、山蒲扇、野萱花、金蝴蝶。

来源 本品为鸢尾科植物射干 *Belamcanda chinensis*（L.）DC. 的干燥根茎。

清热解毒药

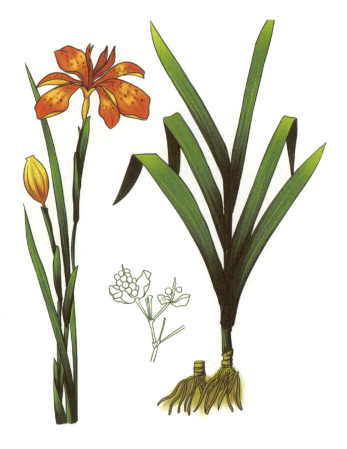

【形态特征】多年生草本，高50～120厘米。根茎横走，呈结节状。叶剑形，扁平，嵌迭状排成2列，叶长25～60厘米，宽2～4厘米。伞房花序，顶生，总花梗和小花梗基部具膜质苞片，花橘红色，散生暗色斑点，花被片6片，雄蕊3枚，子房下位，柱头3浅裂。蒴果倒卵圆形。种子黑色。花期7～9月；果期8～10月。

【生境分布】生长于林下或山坡。主产于湖北、河南、江苏、安徽等地。

【采收加工】春初刚发芽或秋末茎叶枯萎时采挖，除去须根及泥沙，干燥。

【性味归经】苦，寒。归肺经。

【功能主治】清热解毒，消痰利咽。主治热毒痰火郁结、咽喉肿痛、痰涎壅盛、咳嗽气喘。

【用量用法】3～10克，煎服。

【使用注意】孕妇忌用或慎用。

①**咽喉肿痛**：射干15克，水煎服。②**乳糜尿**：射干适量，病程长及体质壮实者用20～25克，病程短及体弱者用12～25克；加水煎汤分3次服，每日1剂。③**病毒性肝炎**：生射干9～12克。水煎，每日1剂，分3次服，连服5～7日。④**牙龈肿痛**：射干12克，金银花9克。水煎，每日1剂，分2～3次服。

木蝴蝶

别名 玉蝴蝶、千层纸、云故纸、千张纸、白玉纸。
来源 本品为紫葳科植物木蝴蝶 *Oroxylum indicum* (L.) Vent. 的干燥成熟种子。

清热解毒药

【形态特征】大乔木。叶对生，2至3回羽状复叶，着生于茎的近顶端；小叶多数，卵形，全缘。总状花序顶生，长约25厘米；花大，紫红色，两性；花萼肉质，钟状。蒴果长披针形，扁平，木质。种子扁圆形，边缘具白色透明的膜质翅。花期7～8月；果期10～12月。

【生境分布】生长于山坡、溪边、山谷及灌木丛中。主产于云南、广西、贵州等地。均为野生。

【采收加工】秋、冬两季采收成熟果实，曝晒至果实开裂，取出种子，晒干。

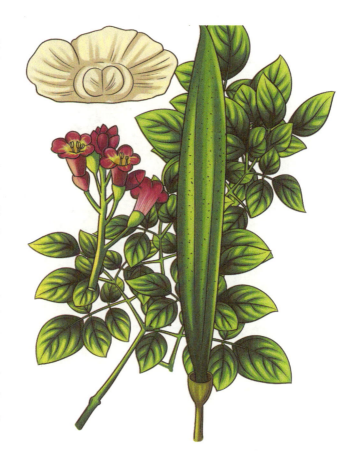

【性味归经】苦、甘，凉。归肺、肝、胃经。

【功能主治】清肺利咽，疏肝和胃。主治肺热咳嗽、喉痹、音哑、肝胃气痛。

【用量用法】1～3克，煎服；或研末；外用适量，敷贴。

【使用注意】本品苦寒，脾胃虚弱、便溏者慎用。

单方验方

①**老年腰痛**：木蝴蝶、肉苁蓉、杜仲、大伸筋各15克，青盐3克，猪腰子1个，研为粗末，纳入猪腰子内，用线缝合置热锅内煎10分钟（以干焦为度），再加水300毫升，煮熟，用酒送服。②**慢性喉炎**：桔梗、玄参、麦冬、橄榄、木蝴蝶各9克，水煎服，每日1剂，每日服2次。

鱼腥草

别名 蕺菜、紫蕺、蕺子、臭猪巢、九节莲、折耳根。

来源 本品为三白草科植物蕺菜 *Houttuynia cordata* Thunb. 的新鲜全草或干燥地上部分。

清热解毒药

【形态特征】多年生草本，高15～60厘米，具腥臭气。茎下部伏地，节上生根，上部直立，无毛或被疏毛。单叶互生，叶片心脏形，全缘，暗绿色，上面密生腺点，下面带紫色，叶柄长1～3厘米；托叶膜质条形，下部与叶柄合生成鞘状。穗状花序生长于茎上端，与叶对生，基部有白色花瓣状总苞片4对；花小而密集，无花被。蒴果卵圆形，顶端开裂。种子多数。花期5～8月；果期7～10月。

【生境分布】生长于沟边、溪边及潮湿的疏林下。主产于陕西、甘肃及长江流域以南各地。

【采收加工】鲜品全年均可采割；干品夏季茎叶茂盛花穗多时采割，除去杂质，晒干。

【性味归经】辛，微寒。归肺经。

【功能主治】清热解毒，消痈排脓，利尿通淋。主治肺痈吐脓、痰热喘咳、热痢、热淋、痈肿疮毒。

【用量用法】15～25克，不宜久煎；鲜品用量加倍，水煎或捣汁服；外用适量，捣敷或煎汤熏洗患处。

【使用注意】本品含挥发油，不宜久煎。

单方验方

①吐脓吐血：鱼腥草、天花粉、侧柏叶各等份，煎汤服。②肺痈：鱼腥草适量，捣汁，入年久芥菜卤饮服。③小儿疳子：鲜鱼腥草适量，清水洗后捣成泥状，用布包好涂擦患处，3～5日即可愈，每2日换药1次。④刺毛虫皮炎：鱼腥草60克，木芙蓉叶30克，上药捣烂如泥，外敷患处。⑤习惯性便秘：鱼腥草5～10克，白开水浸泡10～12分钟，代茶饮，每日1剂。

白头翁

清热解毒药

别名 翁草、野丈人、犄角花、白头公、老翁花、胡王使者。
来源 本品为毛茛科植物白头翁 *Pulsatilla chinensis* (Bge.) Regel 的干燥根。

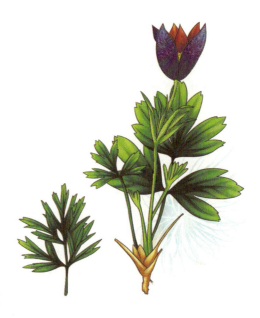

【形态特征】多年生草本，高10～40厘米，全株密被白色长柔毛。主根较肥大。叶根出，丛生，花期时较小，果期后增大；叶柄长，基部较宽或成鞘状；3出复叶，小叶再分裂，裂片倒卵形或矩圆形，先端有1～3个不规则浅裂，上面绿色，疏被白色柔毛，下面淡绿色，密被白色长柔毛。花先叶开放，单一，顶生；花茎根出，高10余厘米；总苞由3片小苞叶组成，苞叶通常3深裂，基部愈合抱茎；花直径3～4厘米，花被6片，排列为内外2轮，紫色，瓣状，卵状椭圆形或圆形，长3～3.5厘米，宽1.2～1.5厘米，外被白色柔毛；雄蕊多数，长约为花被的1/2，花药黄色；雌蕊多数，花柱丝状，密被白色长毛。瘦果多数，密集成头状，花柱宿存，长羽毛状。花期3～5月；果期5～6月。

【生境分布】生长于平原或低山山坡草地、林缘或干旱多岩石的坡地。主产于河南、陕西、甘肃、山东、江苏、安徽、湖北、四川等地。

【采收加工】春、秋两季采挖，除去泥沙，干燥。

【性味归经】苦，寒。归胃、大肠经。

【功能主治】清热解毒，凉血止痢。主治热毒血痢、阴痒带下、阿米巴痢疾。

【用量用法】9～15克，煎服；外用适量。

【使用注意】虚寒泻痢者忌服。

单方验方

①少小阴㿗：生白头翁根，多少随意，捣烂，敷患处，一宿当作疮，20日愈。②瘰疬延生、身发寒热：白头翁100克，当归尾、牡丹皮、半夏各50克，炒为末，每服15克，白汤调服。③温疟发作，昏迷如死：白头翁50克，柴胡、半夏、黄芩、槟榔各10克，甘草3.5克，水煎服。④淋巴结肿大（瘰疬）：白头翁30克，红糖适量，加水煎4次，去渣取汁，混合后加红糖，分2次温服，每日1次，连服30日，视病情可适当延长服用时间。

半边莲

清热解毒药

别名 腹水草、蛇利草、半边菊、细米草。

来源 本品为桔梗科植物半边莲 *Lobelia chinensis* Lour. 的干燥全草。

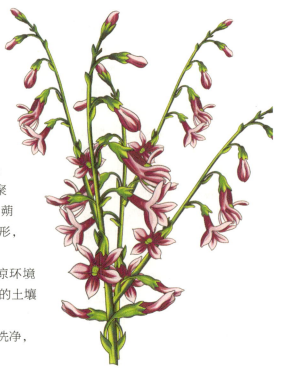

【**形态特征**】多年生矮小草本，高约10厘米，有乳汁。茎纤细，稍具2条纵棱，近基部匍匐，节着地生根。叶互生，狭披针形至条形，长0.7～2厘米，宽3～7毫米，全缘或疏生细齿；具短柄或近无柄。花单生叶腋，花梗长2～3厘米；花萼筒喇叭形，先端5裂；花冠淡红色或淡紫色，先端5裂，裂片披针形，长8～10毫米，均偏向一侧；雄蕊5枚，聚药，花丝基部分离；子房下位，2室。蒴果倒圆锥形。种子多数，细小，椭圆形，近肉色。花期5～8月；果期8～10月。

【**生境分布**】生长于阳光或局部阴凉环境和肥沃、潮湿、多有机质、排水良好的土壤里。主产于安徽、江苏及浙江等地。

【**采收加工**】夏季采收，除去泥沙，洗净，晒干。

【**性味归经**】辛，平。归心、小肠、肺经。

【**功能主治**】利尿消肿，清热解毒。主治面足浮肿、痈肿疔疮、蛇虫咬伤、湿热黄疸、湿疹湿疮和晚期血吸虫病腹水。

【**用量用法**】干品9～15克，鲜品30～60克，煎服；外用适量。

【**使用注意**】虚证水肿者忌用。半边莲与白花蛇草、半枝莲、石见穿等同用，可治胃癌、直肠癌。

单方验方

①**毒蛇咬伤**：半边莲、天胡荽、连钱草各等量（均用鲜品），共捣烂绞汁内服，并用药渣外敷伤口周围。②**晚期血吸虫病肝硬化腹水**：半边莲30克，水煎服。③**生殖器疱疹**：半边莲30克，青黛15克，白矾5克，上药共研极细末，加入香油适量调和成稠糊膏状，备用；每取此药膏少许涂擦患处，每日涂2次。④**蛇骨刺伤，日久化脓溃烂者**：半边莲、七叶莲各30克，金耳环、九灵塔各15克，研为细末，加茶油适量调敷患处，每日擦3次，至愈为止。

穿心莲

清热解毒药

别名 一见喜、斩蛇剑、苦胆草、榄核莲、四方莲。

来源 本品为爵床科植物穿心莲 *Andrographis paniculata* (Burm. F.) Nees 的干燥地上部分。

【**形态特征**】一年生草本，全体无毛。茎多分枝，且对生，方形。叶对生，长椭圆形。圆锥花序顶生和腋生，有多数小花；花淡紫色，花冠2唇形，上唇2裂，有紫色斑点，下唇深3裂。蒴果长椭圆形至线形。种子多数。

【**生境分布**】生长于湿热的丘陵、平原地区。主要栽培于广东、广西、福建等地。

【**采收加工**】秋初茎叶茂盛时采割，晒干。

【**性味归经**】苦，寒。归心、肺、大肠、膀胱经。

【**功能主治**】清热解毒，凉血消肿。主治感冒发热、咽喉肿痛、口舌生疮、顿咳劳嗽、泄泻痢疾、热淋涩痛、痈肿疮疡、毒蛇咬伤。

【**用量用法**】6～9克，煎服；多作丸、散、片剂；外用适量。

【**使用注意**】脾胃虚寒者不宜用。

单方验方

①**痈疖疗疮**：穿心莲15～20克，水煎服。②**感冒发热、咽喉肿痛**：穿心莲400克，水煎取浓汁浓缩成浸膏；另用穿心莲100克，研为极细粉末，与浸膏混匀，制成500粒药丸，每次温开水送服2～4粒，每日3次。③**肺结核、颈淋巴结核、结核性胸膜炎**：穿心莲10克，夏枯草20克，加水600毫升浸泡20分钟后，煎煮25分钟左右，滤渣再煎，混合两次药液，早、晚分服，每日1剂。④**肛门肿瘤**：穿心莲100克，加水1000毫升煎至500毫升，去渣取汁，趁热加食醋15毫升，先熏后洗，待温度降至40℃时再加食醋10毫升，坐浴15分钟，每日2次。

马鞭草

别名 马鞭、白马鞭、龙芽草、铁马鞭、野荆芥。
来源 本品为马鞭草科植物马鞭草 *Verbena officinalis* L. 的干燥地上部分。

清热解毒药

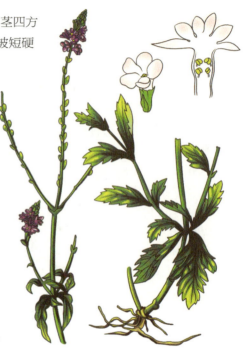

【形态特征】多年生草本，高30～120厘米。茎四方形，上部方形，老后下部近圆形，棱和节上被短硬毛。单叶对生，卵形至长卵形，长2～8厘米，宽1.5～5厘米，3～5深裂，裂片不规则羽状分裂或不分裂而具粗齿，两面被硬毛，下面脉上的毛尤密。花夏、秋开放，蓝紫色，无柄，排成细长、顶生或腋生的穗状花序；花萼膜质，筒状，顶端5裂；花冠长约4毫米，微呈2唇形，5裂；雄蕊4枚，着生于冠筒中部，花丝极短；子房无毛，花柱短，顶端浅2裂。果包藏于萼内，长约2毫米，成熟时裂开成4个小坚果。花期6～8月；果期7～10月。

【生境分布】生长于山坡、路旁和村旁荒地上。我国大部分地区均有分布。

【采收加工】6～8月花开时采割，除去杂质，晒干。

【性味归经】苦，凉。归肝、脾经。

【功能主治】活血散瘀，截疟，解毒，利水消肿。主治癥瘕积聚、经闭痛经、疟疾、喉痹、痈肿、水肿、热淋。

【用量用法】5～10克，煎服；鲜品30～60克，捣汁服；或入丸、散；外用适量，捣敷或煎水洗。

【使用注意】孕妇慎服。

单方验方

①**疟疾**：鲜马鞭草100～200克（干草减半），水煎浓缩至300毫升，于疟疾发作前4小时、2小时各服1次，连服5～7日。②**骨结核**：马鞭草、猪排骨各250克，隔日煮服1次，连用3～6个月。③**痢疾**：鲜马鞭草100克，土牛膝25克，水煎服，每日1剂；孕妇慎用。④**经闭血瘀证**：马鞭草30克，益母草20克，泽兰10克，水煎服。⑤**黄水疮**：马鞭草500克，用水煎液，涂搽患处，或用纱布浸液外敷患处，每日5～6次，一般3～5日即可。

拳参

别名 石蚕、紫参、牡参、刀枪药、红三七、活血莲。

来源 本品为蓼科植物拳参 *Polygonum bistorta* L. 的干燥根茎。

清热解毒药

【形态特征】多年生草本，高50～90厘米。根茎肥厚扭曲，外皮紫红色。茎直立，单一或数茎丛生，不分枝。根生叶丛生，有长柄；叶片椭圆形至卵状披针形，长12～18厘米，宽2.5～6厘米，先端短尖或钝，基部心形或圆形。下延成翅状，边缘外卷，无毛，或有时下面疏被柔毛。茎生叶较小，近乎无柄，叶片披针形至线形；托叶鞘膜质，管状，长达3厘米。穗状花序顶生，长达6厘米；花小，花被白色或淡红色，5裂，裂片长达3毫米；雄蕊8枚，着生于花被基部；子房上位，花柱3枚。瘦果三棱形，长约3毫米，褐色，常包于宿存花被内。花期夏、秋两季。

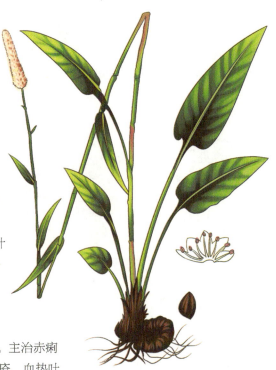

【生境分布】生长于草丛、阴湿山坡或林间草甸中。主产于华北、西北、山东、江苏、湖北等地。

【采收加工】春初发芽时或秋季茎叶将枯萎时采挖，除去泥沙，晒干，去须根。

【性味归经】苦、涩，微寒。归肺、肝、大肠经。

【功能主治】清热解毒，消肿，止血。主治赤痢热泻、肺热咳嗽、痈肿瘰疬、口舌生疮、血热吐衄、痔疮出血、毒蛇咬伤。

【用量用法】5～10克，煎服；外用适量。

【使用注意】无实火热毒及阴证外疡者忌用。

单方验方

①**酒渣鼻：**拳参、轻粉各5克，蓖麻子、大风子各50克，将蓖麻子、大风子各取仁捣碎，加入拳参、轻粉拌匀做丸，每丸重7克，用4层纱布包好备用；每取1丸，挤出油后擦患处，每晚1次，1丸可擦2或3次，7日为1个疗程，一般用药2～5个疗程可愈。②**细菌性痢疾：**鲜拳参、鲜蒲公英各12克，鲜黄芩9克，水煎服；小儿酌减。

天葵子

清热解毒药

别名 地丁子、天葵根、散血珠、天去子、紫背天葵子。
来源 本品为毛茛科植物天葵 *Semiaquilegia adoxoides* (DC.) Makino 的干燥块根。

【**形态特征**】多年生草本，高达40厘米。茎纤细，疏生短柔毛。基生叶有长柄，为3出复叶，小叶广楔形，3深裂，裂片疏生粗齿，下面带紫色；茎生叶较小，夏末茎叶枯萎。花小，单生于叶腋或茎顶，白色微带淡红；萼片5片，花瓣状；花瓣5片，匙形，基部囊状；雄蕊8～14枚；心皮3～5个。种子黑色。花期3～4月，立夏前果实成熟。

【**生境分布**】生长于丘陵或低山林下、草丛、沟边等阴湿处。主产于江苏、湖南、湖北等地。

【**采收加工**】夏初采挖，洗净，干燥，除去须根。

【**性味归经**】甘、苦，寒。归肝、胃经。

【**功能主治**】清热解毒，消肿散结。主治痈肿疔疮、乳痈、痰核、瘰疬、蛇虫咬伤。

【**用量用法**】9～15克，煎服；或研末或浸酒；外用适量，捣敷或捣汁点眼。

【**使用注意**】脾虚便溏者忌用。

单方验方

①**热毒型急性子宫颈炎**：天葵子、蒲公英、野菊花、紫花地丁、白花蛇舌草各10克，金银花、败酱草各15克，水煎取药汁，口服，每日1剂。②**淋巴结结核**：天葵子1000克，研末，每服10克，每日2次；另取天葵子末适量，醋调外敷患处。③**寻常疣**：天葵子、甲珠、木鳖子、硇砂、明矾各等份，先炒甲珠和天葵子，剥去木鳖子外壳，共研为细末，装瓶备用；将本品与少许麻油调匀呈糊状，敷于最大的疣上，用纱布和胶布固定，1周为1个疗程。

锦灯笼

别名 酸浆、酢浆、酸浆实、灯笼果、金灯笼、天灯笼。

来源 本品为茄科植物酸浆 *Physalis alkekengi* L. var. *franchetii* (Mast.) Makino 的干燥宿萼或带果实的宿萼。

【形态特征】多年生草本，基部常匍匐生根。茎高40～80厘米，基部略带木质。叶互生，常2枚生长于一节；叶柄长1～3厘米；叶片长卵形至阔形，长5～15厘米，宽2～8厘米，先端渐尖，基部不对称狭楔形，下延至叶柄，全缘有波状或有粗芽齿，两面具柔毛，沿叶脉也有短硬毛。花单生于叶腋，花梗长6～16毫米，开花时直立，后来向下弯曲；花萼阔钟状，密生柔毛，5裂，萼齿三角形，花后萼筒膨大，弯为橙红色或深红色，呈灯笼状，包被浆果；花冠辐状，白色；雄蕊5枚，花药淡黄绿色；子房上位，卵球形，2室。浆果球状，橙红色，直径10～15毫米，柔软多汁。种子肾形，淡黄色。花期5～9月；果期6～10月。

【生境分布】多为野生，生长于山野、林缘等地。全国大部分地区均有生产，以东北、华北产量大、质量好。

【采收加工】秋季果实成熟、宿萼呈红色或橙红色时采收，晒干。

【性味归经】苦，寒。归肺经。

【功能主治】清热解毒，利咽化痰，利尿通淋。主治咽痛音哑、痰热咳嗽、小便不利、热淋涩痛；外治天疱疮、湿疹。

【用量用法】5～9克，煎服；外用适量，捣敷患处。

【使用注意】脾虚泄泻者忌用。有堕胎作用，孕妇忌用。

单方验方

①**肠胃伏热：**锦灯笼果实150克，苋实90克，马蔺子（炒）、大盐榆白皮（炒）各60克，柴胡、共同芩、瓜蒌根、闾茹各30克，共研为末，加炼蜜为丸如梧子大，每服30丸，木香汤送下。②**慢性肾炎：**锦灯笼果实5个，木瓜片4片，大枣10枚，车前草2棵，水煎服，每日1剂，连服7日后改为隔日1剂。

板蓝根

清热解毒药

别名 大靛、菘蓝、大蓝、马蓝、靛根、靛青根、蓝靛根、马蓝根。

来源 本品为十字花科植物菘蓝 *Isatis indigotica* L. 的干燥根。

【形态特征】二年生草本。主根深长，直径5～8毫米，外皮灰黄色。茎直立，高40～90厘米。叶互生；基生叶较大，具柄，叶片长圆状椭圆形；茎生叶长圆形至长圆状倒披针形，在下部的叶较大，渐上渐小，长3.5～11厘米，宽0.5～3厘米，先端钝尖，基部箭形，半抱茎，全缘或有不明显的细锯齿。阔总状花序；花小，直径3～4毫米，无苞，花梗细长；花萼4片，绿色；花瓣4片，黄色，倒卵形；雄蕊6枚，四强；雌蕊1枚，椭圆形。长角果椭圆形，扁平翅状，具中肋。种子1枚。花期5月；果期6月。

【生境分布】生长于山地林缘较潮湿的地方。野生或栽培。分布于河北、江苏、安徽等地。

【采收加工】初冬采挖，除去泥沙，晒干。

【性味归经】苦，寒。归心、胃经。

【功能主治】清热解毒，凉血利咽。主治温疫时毒、发热咽痛、温毒发斑、痄腮、烂喉丹痧、大头瘟疫、丹毒、痈肿。

【用量用法】9～15克，煎服。

【使用注意】脾胃虚寒者忌服。

单方验方

①**流行性感冒**：板蓝根30克，羌活15克，水煎汤，每日2次，连服2～3日。②**肝炎**：板蓝根30克，水煎服。③**肝硬化**：板蓝根30克，茵陈12克，郁金、薏苡仁各6克，水煎服。④**流行性腮腺炎**：板蓝根60～120克，小儿减半。每日1剂，水煎服。

紫花地丁

清热解毒药

别名 地丁、紫地丁、地丁草、堇堇草、兔耳草。
来源 本品为堇菜科植物紫花地丁 *Viola yedoensis* Makino 的干燥全草。

【形态特征】多年生草本，全株具短白毛、主根较粗。叶基生，狭叶披针形或卵状披针形，顶端圆或钝，稍下延于叶柄成翅状，边缘具浅圆齿，托叶膜质。花两侧对称、具长梗，卵状披针形，基部附器矩形或半圆形，顶端截形、圆形或有小齿。蒴果椭圆形，熟时3裂。花、果期4月中旬至9月。

【生境分布】生长于路旁、田埂和圃地中。分布于江苏、浙江、安徽及东北地区。

【采收加工】春、秋两季采收，除去杂质，晒干。

【性味归经】苦、辛，寒。归心、肝经。

【功能主治】清热解毒，凉血消肿。主治疔疮肿毒、痈疽发背、丹毒、毒蛇咬伤。

【用量用法】15～30克，煎服；外用适量。

【使用注意】体质虚寒者忌服。

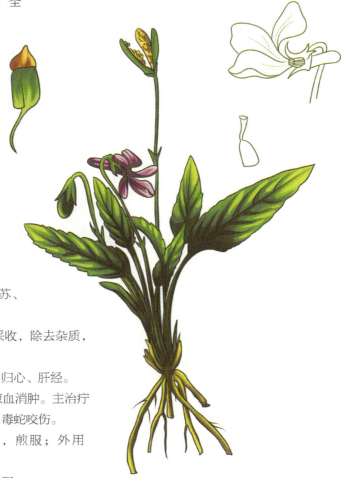

单方验方

①**中耳炎**：紫花地丁12克，蒲公英10克（鲜者加倍），将上药捣烂，置于热水瓶中，用沸水冲泡大半瓶，盖焖10多分钟，每日1剂，分数次饮完。②**丹毒**：紫花地丁、半边莲各12克，蒲公英10克，把上药捣碎，置入热水瓶中，冲适量沸水焖泡15分钟，代茶频饮，每日1剂。③**前列腺炎**：紫花地丁16克，海金沙10克，车前草12克，水煎服，每日1剂，早、晚2次分服，6日为1个疗程。

马齿苋

别名 酸苋、马齿草、长命菜、马齿菜、马齿龙芽。

来源 本品为马齿苋科植物马齿苋 *Portulaca oleracea* L. 的干燥地上部分。

【形态特征】一年生草本，长可达35厘米。茎下部匍匐，四散分枝，上部略能直立或斜上，肥厚多汁，绿色或淡紫色，全体光滑无毛。单叶互生或近对生；叶片肉质肥厚，长方形或匙形，或倒卵形，先端圆，稍凹下或平截，基部宽楔形，形似马齿，故名"马齿苋"。小花黄色。蒴果圆锥形，自腰部横裂为帽盖状，内有多数黑色扁圆形细小种子。花期5～8月；果期6～9月。

【生境分布】生长于田野、荒芜地及路旁。南北各地均产。

【采收加工】夏、秋两季采收，除去残根及杂质，洗净，略蒸或烫后晒干。

【性味归经】酸，寒。归肝、大肠经。

【功能主治】清热解毒，凉血止血，止痢。主治热毒血痢、痈肿疔疮、湿疹湿疮、丹毒、蛇虫咬伤、便血、痔血、妇人崩漏。

【用量用法】9～15克，煎服；外用适量，捣敷患处。

【使用注意】脾胃虚寒、肠滑作泄者忌服。

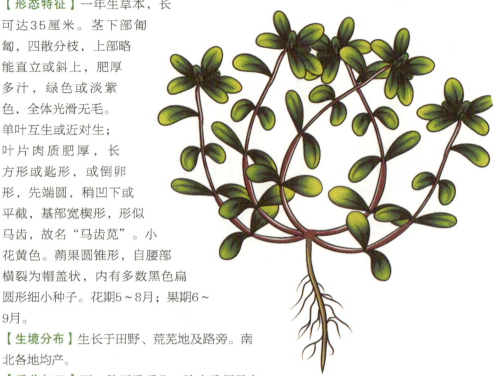

单方验方

①**痢疾便血、湿热腹泻**：马齿苋250克，粳米60克，粳米加水适量，煮成稀粥，马齿苋切碎后下，煮熟，空腹食。②**赤白带**：鲜马齿苋适量，洗净捣烂绞汁约60毫升，生鸡蛋2个，去黄，用蛋白和入马齿苋汁中搅和，开水冲服，每日1次。③**痈肿疮疡、丹毒红肿**：马齿苋120克，水煎内服；并以鲜品适量捣烂，外敷患处。

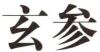

| 别名 | 玄台、馥草、黑参、逐马、野脂麻、元参。 |
| 来源 | 本品为玄参科植物玄参 *Scrophularia mingpoensis* Hemsl. 的干燥根。 |

【形态特征】多年生草本。根肥大。茎直立，四棱形，光滑或有腺状毛。茎下部叶对生，近茎顶互生，叶片卵形或卵状椭圆形，边缘有细锯齿，下面疏生细毛。聚伞花序顶生，开展成圆锥状，花冠暗紫色，5裂，上面2裂片较长而大，侧面2裂片次之，最下1片裂片最小。蒴果卵圆形，萼宿存。花期7～8月；果期8～9月。

【生境分布】生长于溪边、山坡林下及草丛中。主产于浙江、湖北、江苏、江西、四川等地。

【采收加工】冬季茎叶枯萎时采挖，除去根茎、幼芽、须根及泥沙，晒或烘至半干，堆放3～6日，反复数次至干燥。

【性味归经】甘、苦、咸、微寒。归肺、胃、肾经。

【功能主治】清热凉血，滋阴降火，解毒散结。主治热入营血、温毒发斑、舌绛烦渴、津伤便秘、骨蒸劳嗽、目赤、咽痛、白喉、痈肿疮毒。

【用量用法】9～15克，煎服。

【使用注意】脾胃虚寒、食少便溏者不宜服用；不宜与藜芦同用。

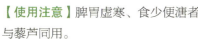

①瘰疬：玄参、牡蛎、贝母各等份，研粉，炼蜜为丸，每服9克，每日2次。②**急性化脓性扁桃体炎**：玄参、山芝麻、土牛膝各30克，上药均系鲜品，干品亦可，剂量减半；水煎服，每日1剂，每日分3或4次温服或冷服，5日为1个疗程，一般服药1个疗程即可治愈。③**慢性咽炎（肺热型）**：玄参15克，麦冬、射干各10克，山豆根12克，桔梗、甘草各6克，水煎服，每日1剂，每日服2次；或研为粗末，放入保温杯中，冲入沸水，加盖焖30分钟即可，代茶饮用。

白薇

别名 春草、薇草、白龙须、白马薇、龙胆白薇。
来源 本品为萝藦科植物白薇 *Cynanchum atratum* Bge. 等的干燥根及根茎。

清虚热药

【形态特征】多年生草本，高50厘米。茎直立，常单一，被短柔毛，有白色乳汁。叶对生，宽卵形或卵状椭圆形，长5～10厘米，宽3～7厘米，两面被白色短柔毛。伞状聚伞花序，腋生，花深紫色，直径1～1.5厘米；花冠5深裂，副花冠裂片5片，与蕊柱几等长；雄蕊5枚，花粉块每室1块，下垂。蓇葖果单生，先端尖，基部钝形。种子多数，有狭翼，有白色绢毛。

【生境分布】生长于树林边缘或山坡。主产于山东、安徽、辽宁、四川、江苏、浙江、福建、甘肃、河北、陕西等地。

【采收加工】春、秋两季采挖，洗净，干燥。

【性味归经】苦、咸，寒。归胃、肝、肾经。

【功能主治】清热凉血，利尿通淋，解毒疗疮。主治温邪伤营发热、阴虚发热、骨蒸劳热、产后血虚发热、热淋、血淋、痈疽肿毒。

【用量用法】5～10克，煎服。

【使用注意】血分无热、中寒便滑、阳气外越者慎服。

单方验方

①**肺实鼻塞**：白薇、款冬花、贝母（去心）各50克，百部100克，研为末，每次5克，米饮调下。②**虚热盗汗**：白薇、地骨皮各12克，鳖甲、银柴胡各9克，水煎服。③**毛囊炎**：鲜白薇、白糖各适量，共捣烂敷患处。④**慢性荨麻疹**：白薇、桂枝、白芍、银柴胡、路路通、白鲜皮、五味子各15克，防风、乌梅、蝉蜕各10克，白蒺藜25克，甘草、生姜各5克，大枣5枚，水煎加蜂蜜50毫升，每日1剂，每日2次，连服10日。

地骨皮

清虚热药

别名 地骨、地辅、枸杞根、枸杞根皮。

来源 本品为茄科植物枸杞 *Lycium chinense* Mill. 等的干燥根皮。

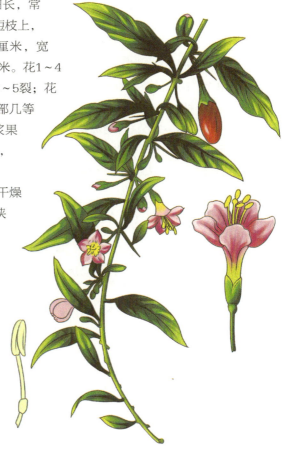

【形态特征】灌木，高1～2米。枝细长，常弯曲下垂，有棘刺。叶互生或簇生于短枝上，叶片长卵形或卵状披针形，长2～5厘米，宽0.5～1.7厘米，全缘，叶柄长2～10毫米。花1～4朵簇生于叶腋，花梗细；花萼钟状，3～5裂；花冠漏斗状，淡紫色，5裂，裂片与筒部几等长，有缘毛；雄蕊5枚，子房2室。浆果卵形或椭圆状卵形，长0.5～1.5厘米，红色，内有多数种子，肾形，黄色。

【生境分布】生长于田野或山坡向阳干燥处，有栽培。主产于河北、河南、陕西、四川、江苏、浙江等地。

【采收加工】春初或秋后采挖根部，洗净，剥取根皮，晒干。

【性味归经】甘，寒。归肺、肝、肾经。

【功能主治】凉血除蒸，清肺降火。主治阴虚潮热、骨蒸盗汗、肺热咳嗽、咯血、衄血、内热消渴。

【用量用法】9～15克，煎服。

【使用注意】外感风寒发热及脾虚便溏者不宜用。

草方验方

①脓疱疮：地骨皮、香油各适量，炒黄研细末，香油调匀，外搽患处，每日2次。②热劳：地骨皮100克，柴胡（去苗）50克，捣罗为散，每服10克，用麦冬（去心）煎汤调下。③小儿肺盛、气急喘嗽：地骨皮、炒桑白皮各50克，炙甘草5克，上锉散，加粳米一撮，水两小盏，煎至七分，饭前服。④风虫牙痛：地骨皮适量，煎醋漱口；煎水饮亦可。⑤血淋：地骨皮适量，煎酒服；若新地骨皮加水捣汁，每盏入酒少许，空心温服效果更佳。⑥手足皲裂：地骨皮30克，明矾20克，煎水温浴，每日1次。

银柴胡

清虚热药

别名 土参、银胡、山菜根、沙参儿、牛肚根、银夏柴胡。

来源 本品为石竹科植物银柴胡 *Stellaria dichotoma* L.var. *lanceolata* Bge. 的干燥根。

【**形态特征**】多年生草本，高20～40厘米。主根圆柱形，直径1～3厘米，外皮淡黄色，顶端有许多疣状的残茎痕迹。茎直立，节明显，上部2叉状分枝，密被短毛或腺毛。叶对生，无柄；茎下部叶较大，披针形，长4～30毫米，宽1.5～4毫米，先端锐尖，基部圆形，全缘，上面绿色，疏被短毛或几无毛，下面淡绿色，被短毛。花单生，花梗长1～4厘米；花小，白色；萼片5片，绿色，披针形，外具腺毛，边缘膜质；花瓣5片，较萼片短，先端2深裂，裂片椭圆形；雄蕊10枚，着生在花瓣的基部，稍长于花瓣；雌蕊1枚，子房上位，近于球形，花柱3枚，细长。蒴果近球形，成熟时顶端6齿裂。花期6～7月；果期8～9月。

【**生境分布**】生长于干燥的草原、悬崖的石缝或碎石中。主产于宁夏、甘肃、陕西等地。

【**采收加工**】春、夏间植株萌发或秋后茎叶枯萎时采挖；栽培品于种植后第三年9月中旬或第四年4月中旬采挖，除去残茎、须根及泥沙，晒干。

【**性味归经**】甘，微寒。归肝、胃经。

【**功能主治**】清虚热，除疳热。主治阴虚发热、骨蒸劳热、小儿疳热。

【**用量用法**】3～10克，煎服；或入丸、散。

单方验方

①**变应性鼻炎**：银柴胡、乌梅、五味子各10克，防风、甘草各15克，水煎服。②**小儿低热不退**：银柴胡、青蒿各12克，白薇、牡丹皮各10克，地骨皮15克，水煎服。③**肺结核咯血**：银柴胡10克，白及12克，仙鹤草15克，水煎服。

大黄

别名 黄良、肤如、将军、川军、锦纹大黄。
来源 本品为蓼科植物掌叶大黄 *Rheum palmatum* L. 等的干燥根及根茎。

泻下药

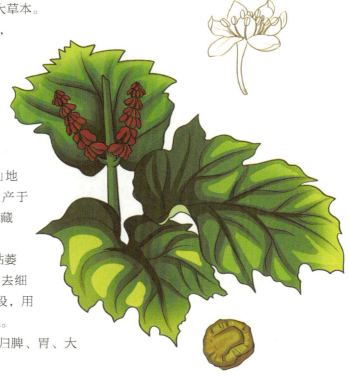

【形态特征】多年生高大草本。
叶多根生，根生具长柄，
叶片广卵形，深裂至
叶片1/2处。茎生叶
较小，互生。花小，
紫红色，圆锥花序簇
生。瘦果三角形有翅。
花期6月；果期8月。

【生境分布】生长于山地
林缘半阴湿的地方。主产于
四川、甘肃、青海、西藏
等地。

【采收加工】秋末茎叶枯萎
或次春发芽前采挖，除去细
根，刮去外皮，切瓣或段，用
绳穿成串干燥或直接干燥。

【性味归经】苦，寒。归脾、胃、大
肠、肝、心包经。

【功能主治】泻热通肠，凉血解毒，逐瘀通经。主治实
热便秘、积滞腹痛、泻痢不爽、湿热黄疸、血热吐衄、目赤、咽肿、肠痈腹痛、痈肿疔
疮、瘀血经闭、跌打损伤；外治水火烫伤。

【用量用法】3～15克，煎服；外用适量，研末调敷患处。

【使用注意】本品苦寒，易伤胃气，脾胃虚弱者慎用；怀孕、月经期、哺乳期妇女
忌用。

单方验方

①**心气不足、吐血衄血**：大黄60克，黄连、黄芩各30克，上3味，以水三升，煮取一升，顿服
之。②**急性胰腺炎**：大黄12克，柴胡、白芍各15克，胡黄连、延胡索、黄芩、木香、芒硝各9
克，水煎服，每日3次。③**口疮糜烂**：大黄、枯矾各等份，为末，擦之，吐涎。④**热秘**：生大
黄适量，每日6克，泡水代茶饮。⑤**血尿**：大黄粉1克，鸡蛋1个，在鸡蛋壳上敲一小孔，把大
黄粉放入，然后用纸把孔贴上，置锅中蒸熟，食之，每日1个。

火麻仁

别名 火麻、麻仁、大麻仁、线麻子。

来源 本品为桑科植物大麻 *Cannabis sativa* L. 的干燥成熟果实。

润下药

【**形态特征**】一年生直立草本，高1～3米。掌状叶互生或下部对生，全裂，裂片3～11片，披针形至条状披针形，下面密被灰白色毡毛。花单性，雌雄异株；雄花序为疏散的圆锥花序，黄绿色，花被片5片；雌花簇生于叶腋，绿色，每朵花外面有一卵形苞片。瘦果卵圆形，质硬，灰褐色，有细网状纹，为宿存的黄褐色苞片所包裹。花、果期因产地不同而异，华东花期5～6月，果期6～7月；华北花期6～7月，果期8～9月。

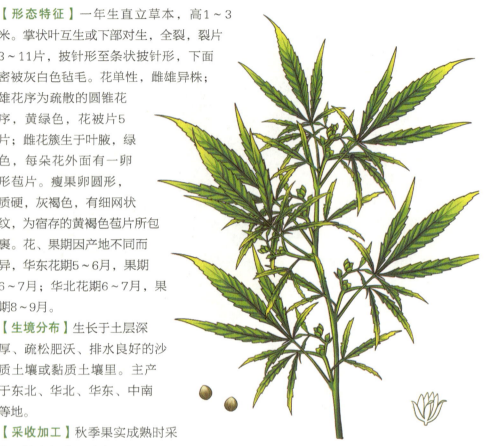

【**生境分布**】生长于土层深厚、疏松肥沃、排水良好的沙质土壤或黏质土壤里。主产于东北、华北、华东、中南等地。

【**采收加工**】秋季果实成熟时采收，除去杂质，晒干。

【**性味归经**】甘，平。归脾、胃、大肠经。

【**功能主治**】润肠通便。主治血虚津亏、肠燥便秘。

【**用量用法**】10～15克，打碎入煎，或捣取汁煮粥。

单方验方

①**虚劳、下焦虚热、骨节烦疼、肌肉急、小便不利、大便数少、口燥少气**：火麻仁500克，研细，水2升煮至1升，服用。②**血秘**：火麻仁15克，当归9克，水煎服，加蜂蜜15毫升，调匀1次服下。③**老人、产妇体虚肠燥、大便干结难解者**：火麻仁15克，紫苏子10克，粳米50～100克，先将紫苏子、火麻仁捣碎，加水研，与粳米同煮成粥，每日1剂，任意服用。

郁李仁

别名 郁子、山梅子、小李仁、郁里仁、李仁肉。

来源 本品为蔷薇科植物欧李 *Prunus humilis* Bge. 等的干燥成熟种子。

【形态特征】落叶灌木，高1～1.5米，树皮灰褐色，多分枝，小枝被柔毛。叶互生，叶柄短，叶片椭圆形或椭圆状披针形，长2.5～5厘米，宽约2厘米，先端尖，基部楔形，边缘有浅细锯齿，下面沿主脉散生短柔毛；托叶线形，边缘有腺齿，早落。花与叶同时开放，单生或2朵并生；花梗有稀疏短柔毛；花萼钟状，萼片5片，花后反折；花瓣5片，白色或粉红色，倒卵形，长4～6毫米；雄蕊多数，花丝线形；雌蕊1枚，子房近球形，1室。核果近球形，直径约1.5厘米，熟时鲜红色，味酸甜；核近球形，顶端微尖，表面有1～3条沟。种子卵形稍扁。

【生境分布】生长于荒山坡或沙丘边。主产于黑龙江、吉林、辽宁、内蒙古、河北、山东等地。

【采收加工】夏、秋两季采收成熟果实，除去果肉及核壳，取出种子，干燥。

【性味归经】辛、苦、甘，平。归脾、大肠、小肠经。

【功能主治】润燥滑肠，下气利水。主治津枯肠燥、食积气滞、腹胀便秘、水肿、脚气、小便不利。

【用量用法】6～10克，打碎入煎。

【使用注意】孕妇慎用。贮藏时应置于阴凉干燥处，防蛀。

单方验方

①**妇人胁肋胀满，因气逆者：** 郁李仁、莪术、木香、牡丹皮各适量，白汤磨服。②**小儿慢惊风：** 郁李仁12～15克，桃仁10～12克，芙蓉花嫩叶30克，共捣烂，用1个鸡蛋清调匀，敷贴于两手腕内侧。③**慢性肾炎、水肿、胀满、二便不通：** 郁李仁、生薏米各9克，每日1剂，水煎，分2次服。④**便秘：** 郁李仁、火麻仁、槟榔各15克，将郁李仁水泡去皮，火麻仁、槟榔捣碎，一同放入保温杯内，冲入沸水，加盖焖30分钟即可，每日1剂，代茶饮用。

甘遂

别名 陵泽、重泽、苦泽、陵藁、甘泽、肿手花根、猫儿眼根。

来源 本品为大戟科植物甘遂 *Euphorbia kansui* T. N. Liou ex T. P. Wang 的干燥块根。

峻下逐水药

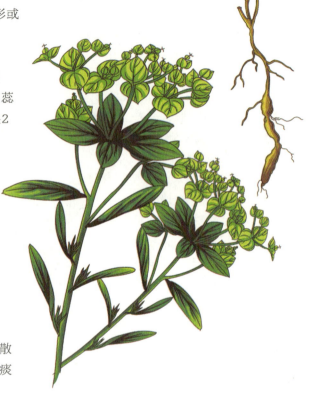

【形态特征】多年生草本，高25～40厘米，全株含白色乳汁。茎直立，下部稍木质化，淡红紫色，下部绿色。叶互生，线状披针形或披针形，先端钝，基部宽楔形或近圆形，下部叶淡红紫色。杯状聚伞花序，顶生，稀腋生；总苞钟状，先端4裂，腺体4枚；花单性，无花被；雄花雄蕊1枚，雌花花柱3枚，每枚柱头2裂。蒴果近球形。

【生境分布】生长于低山坡、沙地、荒坡、田边和路旁等。主产于陕西、河南、山西等地。

【采收加工】春季开花前或秋末茎叶枯萎后采挖，撞去外皮，晒干。

【性味归经】苦，寒；有毒。归肺、肾、大肠经。

【功能主治】泻水逐饮，消肿散结。主治水肿胀满、胸腹积水、痰饮积聚、气逆喘咳、二便不利。

【用量用法】0.5～1.5克，炮制后多入丸、散用；外用适量，生用。

【使用注意】孕妇禁用；不宜与甘草同用；生品不宜内服。

单方验方

①胸腔积液：生甘遂适量，研末，每次1.5～2克，口服，连续服用7～20日。②麻痹性肠梗阻、机械性肠梗阻、蛔虫性肠梗阻、粘连性肠梗阻：甘遂适量，研为细粉，吞服，每次2克，每3～4小时1次，可同时配合纠正水电解质紊乱、抗菌消炎、解痉止痛。③慢性淋巴结炎：生甘遂50克，鸡蛋20个，研为细末；再取鸡蛋煮熟去壳，用竹筷子将蛋戳洞穿透，然后将甘遂与鸡蛋放入水中同煮15分钟，弃药渣、药汤，每次食鸡蛋1个，每日2次。

巴豆

别名 巴果、巴米、刚子、江子、老阳子、双眼龙、猛子仁。

来源 本品为大戟科植物巴豆 *Croton tiglium* L. 的干燥成熟果实。

峻下逐水药

【形态特征】常绿小乔木。叶互生，卵形至矩圆状卵形，顶端渐尖，两面被稀疏的星状毛，近叶柄处有腺体2枚。花小，成顶生的总状花序，雄花在上，雌花在下。蒴果类圆形，果实呈卵圆形或类圆形，长1.5～2厘米，直径1.4～1.9厘米，表面黄白色，有6条凹陷的纵棱线，3室，每室内含1枚种子。花期3～5月；果期6～7月。

【生境分布】多为栽培植物；野生于山谷、溪边、旷野，有时也见于密林中。主产于四川、广西、云南、贵州等省。

【采收加工】秋季果实成熟时采收，堆置2～3日，摊开，干燥。

【性味归经】辛，热；有大毒。归胃、大肠经。

【功能主治】外用蚀疮。主治恶疮疥癣、疣痣。

【用量用法】外用适量，研末搽患处，或捣烂以纱布包搽患处。

【使用注意】孕妇禁用；不宜与牵牛子同用。生品不作内服。

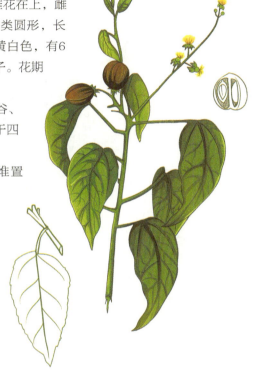

单方验方

①**神经性皮炎**：巴豆（去壳）30克，雄黄0.3克，磨碎后用3～4层纱布包裹，每日擦患处3～4次，每次1～2分钟，直至痒感消失、皮损消退为止。②**支气管哮喘及哮喘性支气管炎**：巴豆仁1粒，苹果1个，苹果洗净，用小刀挖1个三角形小洞，将巴豆仁放入小洞，盖严，隔汤蒸30～60分钟，放凉，取出巴豆仁，吃苹果，喝苹果汤，成人每日吃1个；重症者早、晚各吃1个，夜间喘息者临睡前吃；8岁以下小儿酌减；可连续服用数周。③**肠梗阻**：巴豆适量，去壳留仁，用草纸包好，以铁锤打碎，去净油质后用龙眼肉或荔枝肉包吞；根据患者的体质和年龄大小，每次用0.5～1克。④**小儿鹅口疮**：巴豆仁1克，与西瓜子仁0.5克共研碎出油，加少许香油调匀，揉成团状，敷印堂穴，15秒钟取下，每日敷1次，连用2次，第3日鹅口疮即可消退；重症者可连用3次，每次敷药时间20秒。

牵牛子

别名 黑丑、白丑、黑牵牛、白牵牛、喇叭花。
来源 本品为旋花科植物裂叶牵牛 *Pharbitis nil* (L.) Choisy 的干燥成熟种子。

【形态特征】一年生缠绕性草质藤本。全株密被粗硬毛。叶互生，近卵状心形，叶片3裂，具长柄。花序有花1～3朵，总花梗稍短于叶柄，腋生；萼片5片，狭披针形，中上部细长而尖，基部扩大，被硬毛；花冠漏斗状，白色、蓝紫色或紫红色，顶端5浅裂。蒴果球形，3室，每室含2枚种子。花期6～9月；果期7～9月。

【生境分布】生长于山野灌木丛中、村边、路旁，多栽培。全国各地均有分布。

【采收加工】秋末果实成熟、果壳未开裂时采割植株，晒干，打下种子，除去杂质。

【性味归经】苦、寒；有毒。归肺、肾、大肠经。

【功能主治】泻水通便，消痰涤饮，杀虫攻积。主治水肿胀满、二便不通、痰饮积聚、气逆喘咳、虫积腹痛、蛔虫、绦虫病。

【用量用法】3～9克，煎服；或入丸、散服，每次1.5～3克。

【使用注意】孕妇禁用。不宜与巴豆同用。

单方验方

①**肠痈有脓，胀闭不出**：牵牛子头末9克，大黄、穿山甲（煅）各6克，乳香、没药各3克，俱为末，每服9克，白汤调服。②**蛲虫病**：牵牛子10克，研成细粉，加入面粉100克（两者比例为1:10），烙成薄饼，空腹1次食半，半月后重复1次；儿童用量减半。③**急、慢性腰扭伤**：生牵牛子、炒牵牛子各45克，兑在一起粉碎，分成2份，晚上睡前及早饭前用温水各服1份。④**小儿夜啼不安**：牵牛子7粒，捣碎，用温水调成糊状，临睡前敷于肚脐上，用胶布固定。

商陆

别名 当陆、章陆、山萝卜、章柳根、见肿消。

来源 本品为商陆科植物商陆 *Phytolacca acinosa* Roxb. 等的干燥根。

峻下逐水药

【形态特征】多年生草本，全株光滑无毛。根粗壮，圆锥形，肉质，外皮淡黄色，有横长皮孔，侧根甚多。茎绿色或紫红色，多分枝。单叶互生，具柄，柄的基部稍扁宽；叶片卵状椭圆形或椭圆形，先端急尖或渐尖，基部渐狭，全缘。总状花序生长于枝端或侧生于茎上，花序直立；花初为白色，后渐变为淡红色。浆果，扁圆状，有宿萼，熟时呈深红紫色或黑色。种子肾形，黑色。花、果期5～10月。

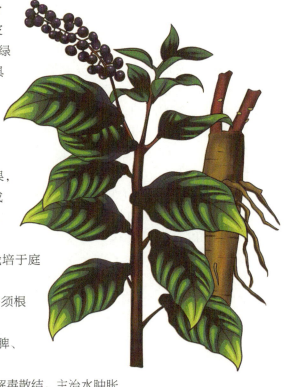

【生境分布】生长于路旁疏林下或栽培于庭园。分布于全国大部分地区。

【采收加工】秋季至次春采挖，除去须根及泥沙，切成块或片，晒干或阴干。

【性味归经】苦，寒；有毒。归肺、脾、肾、大肠经。

【功能主治】逐水消肿，通利二便，解毒散结。主治水肿胀满、二便不通；外治痈肿疮毒。

【用量用法】3～9克，煎服；外用适量，鲜品捣烂或干品研末搽敷。

【使用注意】脾胃虚寒者及孕妇慎用。

单方验方

①痈疮肿毒：商陆25克，蒲公英100克，水煎洗患处。②特发性血小板减少紫癜：商陆适量，加水煎半小时，浓缩成100%的煎剂，首次服30毫升，以后每次服10毫升，每日3次，成人以12～24克、小儿以9～12克为每日用量。③肿毒：商陆根适量，和盐少许捣敷，日再易之。④肝硬化腹水：商陆5～10克，粳米50～100克，将商陆加水适量，煎汁去渣，然后将粳米淘净，入药汁中煮粥，每日1剂，分2次温服。⑤精神分裂症：鲜商陆根块适量，将上药洗净，用清洁纱布包裹、捣烂、拧出其汁（不要加水），空腹服用其汁10～40毫升，1周后可服用第2次，一般6或7次为1个疗程。

千金子

峻下逐水药

别名 联步、小巴豆、千两金、续随子、菩萨豆。

来源 本品为大戟科植物续随子 *Euphorbia lathyris* L. 的干燥成熟种子。

【形态特征】二年生草本。高达1米，全株表面微被白粉，含白色乳汁。茎直立，粗壮，无毛，多分枝。单叶对生，茎下部叶较密而狭小，线状披针形，无柄；往上逐渐增大，茎上部叶具短柄，叶片广披针形，长5～15厘米，基部略呈心形而稍抱茎，全缘。花单性，呈圆球形杯状聚伞花序，再排成聚伞花序；各小聚伞花序有卵状披针形苞片2对，总苞杯状，4～5裂；裂片三角状披针形，腺体4枚，黄绿色，肉质，略成新月形；雄花多数，无花被，每花有雄蕊1枚，略长于总苞，药黄白色；雌花1朵，子房三角形，3室，每室具胚珠1枚，花柱3枚。蒴果近球形。

【生境分布】生长于向阳山坡。全国各地均有野生，主产于河南、浙江、河北、四川、辽宁、吉林等地。

【采收加工】夏、秋两季果实成熟时采收，除去杂质，干燥。

【性味归经】辛，温；有毒。归肝、肾、大肠经。

【功能主治】逐水消肿，破血消积，外用疗癣蚀疣。主治水肿、痰饮、积滞胀满、二便不通、血瘀经闭；外治顽癣、赘疣。

【用量用法】1～2克，去壳，去油，多入丸、散服；外用适量，捣烂敷患处。

【使用注意】孕妇及体虚便溏者忌服。

单方验方

①**面神经炎**：千金子5粒，研末，水调或醋调，贴患侧。②**寻常疣（瘊子、千日疮）**：千金子适量，捣烂，敷患部；外用干净纱布覆盖，胶布固定。

独活

祛风湿散寒药

别名 大活、独滑、川独活、巴东独活、胡王使者。

来源 本品为伞形科植物重齿毛当归 *Angelica pubescens* Maxim. F. *biserrata* Shanet Yuan 的干燥根。

【形态特征】多年生草本，高60～100厘米。根粗大。茎直立，带紫色。基生叶和茎下部叶的叶柄细长，基部成鞘状；叶为2至3回3出羽状复叶，小叶片3裂，最终裂片椭圆形，两面均被短柔毛，边缘有不整齐重锯齿；茎上部叶退化成膨大的叶鞘。复伞形花序顶生或侧生，密被黄色短柔毛，伞幅10～25条，极少达45，不等长；小伞形花序具花15～30朵；小总苞片5～8对；花瓣5片，白色，雄蕊5枚；子房下位。双悬果背部扁平，椭圆形，侧棱翅状，分果槽棱间有油管1～4个，合生面有4～5个。花期7～9月；果期9～10月。

【生境分布】生长于山谷沟边或草丛中，有栽培。主产于湖北、四川等地。

【采收加工】春初苗刚发芽或秋末茎叶枯萎时采挖，除去须根及泥沙，烘至半干，堆置2～3日，发软后再烘至全干。

【性味归经】辛、苦，微温。归肾、膀胱经。

【功能主治】祛风除湿，通痹止痛。主治风寒湿痹、腰膝疼痛、少阴伏风头痛、风寒挟湿头痛。

【用量用法】3～10克，煎服。

【使用注意】本品辛温燥散，凡非风寒湿邪而属气血不足之痹症者忌用。

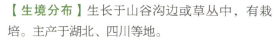
单方验方

①**梅尼埃病**：独活30克，鸡蛋6个，加水适量共煮至沸，然后敲打鸡蛋令壳破碎，使药汁渗入，再煮20分钟即可；仅吃蛋，每次2个，每日1次。②**慢性盆腔炎寒湿证**：独活、羌活各30克，花椒、紫苏各10克，千年健、白芷、艾叶、石菖蒲各15克，生川乌20克，水煎服。③**肩周炎**：独活、党参、羌活各15克，当归、桑枝各10克，肉桂2克，水煎服，每日1剂，每日服2次；药渣复煎后，外洗患处功效更佳。

威灵仙

别名 灵仙、黑骨头、黑须根、黑脚威灵仙、铁脚威灵仙。

来源 本品为毛茛科植物威灵仙 *Clematis chinensis* Osbeck 等的干燥根及根茎。

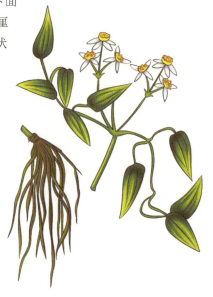

【形态特征】攀缘状灌木，高4～10米。根多数丛生，细长，外皮黑褐。茎干后黑色，具明显条纹，幼时被白色细柔毛，老时脱落。叶对生，羽状复叶，小叶通常5片，罕为3片，小叶卵形或卵状披针形，长3～7厘米，宽1.5～3.6厘米，先端尖，基部楔形或广楔形，罕有浅心形者，全缘，上面沿叶脉有细毛，下面光滑，主脉3条。圆锥花序腋生及顶生，长12～18厘米；苞片叶状，萼片4片，有时5片，花瓣状，长圆状倒卵形，白色，顶端常有小尖头突出，外侧被白色柔毛，内侧光滑无毛；雄蕊多数，不等长，花丝扁平；雌蕊4～6枚，心皮分离，子房及花柱上密生白色毛。瘦果扁平状卵形，略生细短毛，花柱宿存，延长呈白色羽毛状。花期5～6月；果期6～7月。

【生境分布】生长于山谷、山坡或灌木丛中。主产于江苏、浙江、江西、安徽、四川、贵州、福建、广东、广西等地。

【采收加工】秋季采挖，除去泥沙，晒干。

【性味归经】辛、咸，温。归膀胱经。

【功能主治】祛风除湿，通络止痛。主治风湿痹痛、肢体麻木、筋脉拘挛、屈伸不利、骨鲠咽喉。

【用量用法】6～10克，煎服；治骨鲠可用30～50克。

【使用注意】本品走散力强，能耗散气血，故气血虚弱、胃溃疡者慎用。

单方验方

①**急性黄疸性肝炎**：威灵仙根适量，鸡蛋1个，烘干，研成细粉，每次10克，与鸡蛋搅匀，用菜油或麻油煎后服用，每日3次，连服3日。②**丝虫病**：鲜威灵仙根500克，加水煎煮半小时后取汁，再加红糖500克、白酒60毫升，煎熬片刻，总药量在5日内服完，每日2次；小儿用量酌减。③**关节炎**：威灵仙500克，切碎，加白酒1500毫升，放入锅内隔水炖半小时，取出过滤后备用；每次10～20毫升，每日服3～4次。④**牛皮癣**：威灵仙90克，水煎，早、晚各服1次，疗程不限，以癣屑脱尽为止。⑤**急性乳腺炎**：威灵仙适量，研为细末，以米醋拌成糊状，30分钟后贴敷患乳，随干随换。⑥**流行性腮腺炎**：威灵仙15克，米醋90～150毫升，煎沸后倒出一半，待冷却后外涂患处；另一半再加水250毫升，煮沸后分2次内服。

川乌

别名 草乌、乌喙、铁花、乌头、五毒、鹅儿花。
来源 本品为毛茛科植物乌头 *Aconitum carmichaeli* Debx. 的干燥母根。

【形态特征】多年生草本，高60～150厘米。主根纺锤形，中央的为母根，周围数个子根（附子）。叶片五角形，3全裂，中央裂片菱形，两侧裂片再2深裂。总状圆锥花序狭长，密生反曲的微柔毛；萼片5片，蓝紫色（花瓣状），上裂片高盔形，侧萼片近圆形；花瓣退化，其中2枚变成蜜叶，紧贴盔片下有长爪，距部扭曲；雄蕊多数分离，心皮3～5个，通常有微柔毛。蓇葖果。种子有膜质翅。

【生境分布】生于山地草坡或灌木丛中。主产于四川、陕西等地。

【采收加工】6月下旬至8月上旬采挖，除去子根、须根及泥沙，晒干。

【性味归经】辛、苦，热；有大毒。归心、肝、肾、脾经。

【功能主治】祛风除湿，温经止痛。主治风寒湿痹、关节疼痛、心腹冷痛、寒疝作痛、麻醉止痛。

【用量用法】一般炮制后用15～30克，久煎服；外用适量。

【使用注意】生品内服宜慎；孕妇禁用；不宜与半夏、瓜蒌、瓜蒌子、瓜蒌皮、天花粉、川贝母、浙贝母、平贝母、伊贝母、湖北贝母、白蔹、白及同用。

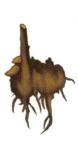
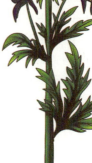

单方验方

①**风腰脚冷痹疼痛**：川乌头0.9克（去皮、脐，生用），贴焙，捣细罗为散，醋调涂于布上敷之。②**小儿慢惊、搐搦涎壅厥逆**：川乌头（生去皮、脐）50克，全蝎10个（去尾），分作三服，水一盏、姜七片，煎服。③**破伤风**：川乌头（生，去皮、脐）1枚，雄黄（研）、麝香（研）各0.5克，上为细散，每服5克，以温酒调下。④**银屑病**：川乌、草乌、狼毒、斑蝥各等份，共研为细末，用凡士林制成膏状，厚涂患处，待局部起疱后用水冲掉药膏，10日左右局部结痂即愈。⑤**面神经炎发病初始**：生川乌、生草乌、生半夏、威灵仙、全蝎、陈皮、僵蚕各等份，共研为细末，每次15克，用生姜汁调成糊状，敷于患侧面部，外用纱布包好固定，3日更换药1次。

草乌

别名 乌头、鸡毒、药羊蒿、草乌头、鸡头草、百步草。
来源 本品为毛茛科植物北乌头 *Aconitum kusnezoffii* Reichb. 的干燥块根。

祛风湿散寒药

【**形态特征**】多年生草本。茎直立，高50～150厘米，无毛。茎中部叶有稍长柄或短柄；叶片纸质或近革质，五角形，3全裂，中裂片宽菱形，渐尖，近羽状深裂，小裂片披针形，上面疏被短曲毛，下面无毛。总状花序窄长；花梗长2～5厘米；小苞片线形；萼片5片，紫蓝色，上萼片盔形；花瓣2片，有长爪，距卷曲；雄蕊多数；心皮3～5个。蓇葖果。花期7～9月；果期10月。

【**生境分布**】生长于山坡草地或疏林中。主产于山西、河北、内蒙古等地。

【**采收加工**】秋季茎叶枯萎时采挖，除去须根及泥沙，干燥。

【**性味归经**】辛、苦，热；有大毒。归心、肝、肾、脾经。

【**功能主治**】祛风除湿，温经止痛。主治风寒湿痹、关节疼痛、心腹冷痛、寒疝作痛、麻醉止痛。

【**用量用法**】一般炮制后用。3～6克；久煎服；外用适量。

【**使用注意**】生品内服宜慎；孕妇禁用。

单方验方

①**破伤风**：草乌头（生用，去皮、尖）、白芷（生用）各等份，为末，每服2.5克，冷酒200毫升，入葱白少许，同煎服之；如人行十里，以葱白热粥投之。②**久患头风**：草乌头尖（生用）0.4克，赤小豆35粒，麝香0.9～1.2克，为末，每服1.5克，薄荷汤冷服，更随左右搐鼻。③**牛皮癣**：草乌、白及、轻粉、儿茶各5克，共研为细末，醋调，搽患处。④**久痹、顽痹**：草乌、川乌、半夏、胆南星各30克，白酒500毫升，上药用白酒浸泡7日后，备用；用时，用药棉蘸药酒搽痛处，每日搽数次。⑤**中风半身不遂、日夜骨痛**：制草乌、制川乌、附子各100克，花椒60克，上药共研为细末，酒糊为丸如绿豆大，备用；每次服9克，每日早、午、晚各服1次，空腹温水送下。

木瓜

祛风湿散寒药

别名 酸木瓜、铁脚梨、秋木瓜、皱皮木瓜、贴梗海棠。
来源 本品为蔷薇科植物贴梗海棠 *Chaenomeles speciosa* (Sweet) Nakai 的
干燥近成熟果实。

【形态特征】落叶灌木，高达2米，小枝无毛，有刺。叶片卵形至椭圆形，边缘有尖锐重锯齿；托叶大，肾形或半圆形，有重锯齿。花3～5朵簇生于二年生枝上，先叶开放，绯红色、稀淡红色或白色；萼筒钟状，基部合生，无毛。梨果球形或椭圆形，木质，黄色或带黄绿色，干后果皮皱缩。

【生境分布】生长于山坡地、田边地角、房前屋后。主产于山东、河南、陕西、安徽、江苏、湖北、四川、浙江、江西、广东、广西等地。

【采收加工】夏、秋两季果实绿黄时采收，置沸水中烫至外皮灰白色，对半纵剖，晒干。

【性味归经】酸，温。归肝、脾经。

【功能主治】舒筋活络，和胃化湿。主治湿痹拘挛、腰膝关节酸重疼痛、吐泻转筋、脚气水肿。

【用量用法】6～9克，煎服。

【使用注意】本品味酸收敛，凡表证未解、痢疾初起或胃酸过多者不宜用。

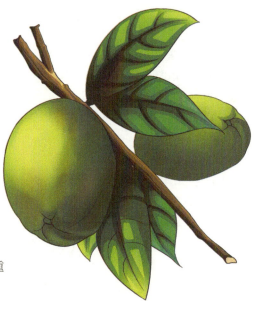

单方验方

①**风湿性关节炎**：木瓜、老鹳草、豨莶草各15克，水煎服。②**儿童尿频尿急**：生木瓜（大者）1个，切片，浸酒1周，每次用约合生药9克，加水煎煮2次，分早、晚2次服，每日1剂。③**脚气感染**：木瓜100克，加水4000毫升，煎去大半，待药温降至约37℃时泡洗患处，每次洗2～3次，每剂药可连续用2日。④**诸菜中毒**：木瓜皮适量，水煎服。⑤**妊娠浮肿，脾虚气滞证**：木瓜30克，大腹皮25克，陈皮15克，茯苓皮12克，生姜皮3克，大枣5枚，水煎服。

徐长卿

祛风湿散寒药

别名　逍遥竹、遥竹逍、对节莲、铜锣草、一枝香、英雄草、竹叶细辛。

来源　本品为萝藦科植物徐长卿 *Cynanchum paniculatum* (Bge.) Kitag. 的干燥根及根茎。

【形态特征】多年生草本，高约65厘米。根茎短，须状根多数。茎细，刚直，节间长。叶对生，披针形至线形，长5～14厘米，宽2～8毫米，先端尖，全缘，边缘稍外反，有缘毛，基部渐狭，下面中脉隆起。圆锥花序顶生于叶腋，总花柄多分枝，花梗细柔，花多数；花萼5深裂，卵状披针形，花冠5深裂，广卵形，平展或下反，黄绿色；副花冠5枚，黄色，肉质，肾形，基部与雄蕊合生；雄蕊5枚，连成筒状，花药2室；雌蕊1枚，子房上位，由2个离生心皮组成，花柱2枚，柱头合生。蓇葖果角状。种子顶端着生多数银白色茸毛。花期6～7月；果期9～10月。

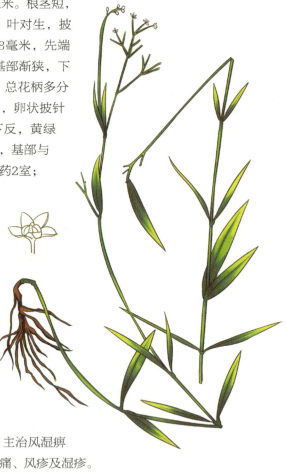

【生境分布】野生于山坡或路旁。全国大部分地区均产，江苏、安徽、河北、湖南等地较多。

【采收加工】秋季采挖，除去杂质，阴干。切碎生用。

【性味归经】辛，温。归肝、胃经。

【功能主治】祛风化湿，止痛止痒。主治风湿痹痛、胃痛胀满、牙痛、腰痛、跌仆伤痛、风疹及湿疹。

【用量用法】3～12克，煎服；1.5～3克，散剂；外用适量。

【使用注意】本品气味芳香，入汤剂不宜久煎。

单方验方

①腰痛、胃寒气痛、肝硬化腹水：徐长卿10～20克，水煎服。②牙痛：徐长卿根15克，水煎至500毫升，即时服30毫升，服时先用药液漱口1～2分钟再咽下；或取上药研为细粉，每次1.5～3克，每日2次，用开水冲服。③老年性阴道炎、霉菌性阴道炎：徐长卿50克，加水煎煮2次，每次煎取药液500毫升，待药液温时熏洗患处，每日早、晚各1次，10～15日为1个疗程。

闹羊花

【别名】羊踯躅、黄杜鹃、黄色映山红。

【来源】本品为杜鹃花科植物羊踯躅 *Rhododendron molle* G. Don 的干燥花。

祛风湿散寒药

【形态特征】落叶灌木，高1～2米。老枝光滑，带褐色，幼枝有短柔毛。单叶互生，叶柄短，被毛；叶片椭圆形至椭圆状倒披针形，先端钝而具短尖，基部楔形，边缘具向上微弯的刚毛。花多数，成顶生短总状花序，与叶同时开放；花金黄色，花冠漏斗状，外被细毛，先端5裂，裂片椭圆状至卵形，上面一片较大，有绿色斑点。花期4～5月。

【生境分布】常见于山坡、石缝、灌木丛中。分布于江苏、浙江、江西、福建、湖南、湖北、河南、四川、贵州等地。

【采收加工】4～5月花初开时采收，阴干或晒干。

【性味归经】辛，温；有大毒。归肝经。

【功能主治】祛风除湿，散瘀定痛。主治风湿痹痛、偏正头痛、跌仆肿痛、顽癣。

【用量用法】0.6～1.5克，浸酒或入丸、散；外用适量，煎水洗。

【使用注意】不宜多服、久服；体虚者及孕妇禁用。

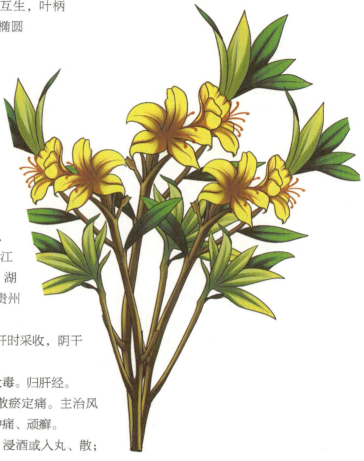

单方验方

①**风湿痹、身体手足收摄不遂、肢节疼痛、言语蹇涩：**闹羊花适量，以酒拌蒸一炊久，取出晒干，捣罗为末；用牛乳一合，暖令热，调末服下3克。②**风痰痹痛：**闹羊花、天南星各等份，并生时同捣作饼，甑上蒸四五遍，以稀葛囊盛之，临时取焙为末，蒸饼丸梧子大，每服3丸，温酒下；腰脚骨痛，空心服；手臂痛，食后服。

马钱子

别名 马前、大方八、马前子、油马钱子。

来源 本品为马钱科植物马钱 *Strychnos nuxvomica* L. 的干燥成熟种子。

祛风湿清热药

【形态特征】乔木，高10～13米。叶对生，叶柄长4～6毫米；叶片革质，广卵形或近于圆形，长6～15厘米，宽3～8.5厘米，先端急尖或微凹，基部广楔形或圆形，全缘，两面均光滑无毛，有光泽。聚伞花序顶生枝端，长3～5厘米，直径2.5～5厘米，被短柔毛；总苞片及小苞片均小，三角形，先端尖，被短柔毛；花白色，几无梗；花萼绿色，先端5裂，被短柔毛；花冠筒状，长10～12毫米，先端5裂，裂片卵形，长2.5～4毫米，内面密生短毛；雄蕊5枚，花药黄色，椭圆形，无花丝；子房卵形，光滑无毛，花柱细长，柱头头状。浆果球形，直径6～13厘米，幼时绿色，成熟时橙色，表面光滑。种子3～5枚或更多。花期春、夏季；果期8月至次年1月。

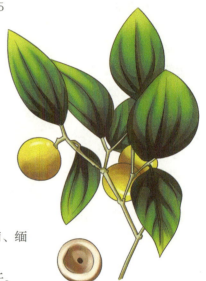

【生境分布】生长于山地林中。产于印度、越南、缅甸、泰国等地。

【采收加工】冬季采收成熟果实，取出种子，晒干。

【性味归经】苦，温；有大毒。归肝、脾经。

【功能主治】通络止痛，散结消肿。主治跌打损伤、骨折肿痛、风湿顽痹、肢体拘挛、麻木瘫痪、外伤肿痛、痈疽疮毒、咽喉肿痛。

【用量用法】0.3～0.6克，炮制后入丸、散；外用适量，研末，吹喉或调搽。

【使用注意】孕妇禁用；不宜多服、久服及生用；运动员慎用；有毒成分能经皮肤吸收，外用不宜大面积搽敷。

单方验方

①**缠喉风肿**：马钱子1个，木香1.5克，同磨水，调熊胆汁1.5克，胆矾2.5克，以鸡毛扫患处。

②**风湿性关节炎**：马钱子60克，老鹳草、透骨草、穿山甲（代）、骨碎补各30克，先将马钱子加温水泡至皮软，剥去皮，破为两半，晾干后放香油炸至酥焦为度，与其他几味药共研极细末，贮瓶备用；每晚服0.3～0.4克，用黄酒或白开水冲服。③**坐骨神经痛**：制马钱子50克，制乳香、制没药、红花、桃仁、全蝎、桂枝、麻黄各20克，细辛15克，上药共研极细末，分装胶囊内，每粒重0.3克，备用；每次服3～4粒，每日早、晚用黄酒或温开水送服，15日为1个疗程。

桑枝

别名 桑条。
来源 本品为桑科植物桑 *Morus alba* L. 的嫩枝。

祛风湿清热药

【形态特征】落叶灌木或小乔木，高3～15米。树皮灰白色，有条状浅裂；根皮黄棕色或红黄色，纤维性强。单叶互生，叶柄长1～2.5厘米；叶片卵形或宽卵形，长5～20厘米，宽4～10厘米，先端锐尖或渐尖，基部圆形或近心形，边缘有粗锯齿或圆齿，有时有不规则的分裂，上面无毛，有光泽，下面脉上有短毛，腋间有毛，基出脉3条，与细脉交织成网状，背面较明显；托叶披针形，早落。花单性，雌雄异株；雌、雄花序均排列成穗状柔荑花序，腋生；雌花序长1～2厘米，被毛，总花梗长5～10毫米；雄花序长1～2.5厘米，下垂，略被细毛；雄花具花被片4片，雄蕊4枚，中央有不育的雌蕊；雌花具花被片4片，基部合生，柱头2裂。瘦果，多数密集成一卵圆形或椭圆形的聚合果，长1～2.5厘米，初时绿色，成熟后变黑紫色或红色。种子小。花期4～5月；果期5～6月。

【生境分布】生长于丘陵、山坡、村旁、田野等处，全国各地均有栽培。南部各省育蚕区产量较大。

【采收加工】春末夏初采收，去叶晒干或趁鲜切片晒干。生用，个别炒至微黄用。

【性味归经】微苦，平。归肝经。

【功能主治】祛风通络，利关节。主治风湿痹病，肩臂、关节酸痛麻木。

【用量用法】15～30克，煎服或熬膏服；外用适量，煎水熏洗。

【使用注意】桑枝性寒，不宜主治风寒湿所致的关节冷痛、肌肉酸痛，也不宜主治肝肾亏损所致的虚劳骨痛、腰膝酸软乏力。

单方验方

①**风湿疼痛**：桑枝30克，牛膝、伸筋草、防己、威灵仙各20克，水煎服。②**更年期综合征**：桑枝、地榆、决明子各15～20克，每日1剂，水煎，分2次服。③**减肥健体**：桑枝适量，加水微煎或滚水冲泡，代茶饮。④**减肥健体**：桑枝20～30克，青柿1个，每日1剂，水煎，分2次服。⑤**痈疽**：桑枝20～30克，柳枝15～20克，黄柏10～15克，每日1剂，水煎，分2次服。⑥**白发**：桑枝、生地黄各30克，女贞子20克，每日1剂，水煎服。

络石藤

祛风湿清热药

别名 络石、爬山虎、石龙藤、钻骨风、白花藤、鹿角草。
来源 本品为夹竹桃科植物络石 *Trachelospermum jasminoides* (Lindl.) Lem. 的干燥带叶藤茎。

【形态特征】常绿攀缘状灌木。茎赤褐色，多分枝，无毛，表面有点状皮孔，幼枝有细柔毛。叶对生，叶柄长2～5毫米，幼时被灰褐色柔毛，后脱落；叶片椭圆形或卵状披针形，长2～8厘米，宽1.5～4厘米，先端短尖或钝圆，基部阔楔形或圆形，全缘，上面深绿色，无毛，下面淡绿色，被细柔毛。聚伞花序腋生，最长可达5厘米，花白色，芳香；萼小，5深裂；花管圆柱形，长3～6毫米，外被细柔毛，花冠5裂，裂片长椭圆状披针形，花冠外面和喉部也有柔毛；雄蕊5枚，着生于花冠管内面中部以上，花丝短而扁阔；心皮2个，胚珠多数。蓇葖果长圆柱形，长约15厘米，近于水平展开。种子线形而扁，褐色，顶端有一束白亮细簇毛。花期4～5月；果期10月。

【生境分布】生长于温暖、湿润、半阴的沟渠旁、山坡林木丛中。分布于江苏、安徽、湖北、山东等地。

【采收加工】冬季至次春采割。除去杂质，晒干。

【性味归经】苦，微寒。归心、肝、肾经。

【功能主治】祛风通络，凉血消肿。主治风湿热痹、筋脉拘挛、腰膝酸痛、喉痹、痈肿、跌仆损伤。

【用量用法】6～12克，煎服。

【使用注意】阳虚畏寒、便溏者慎服。

单方验方

①筋骨痛：络石藤30～60克，浸酒服。②关节炎：络石藤、五加根皮各30克，牛膝根15克，水煎服，白酒为引。③肺结核：络石藤、地菍各30克，猪肺120克，同炖，服汤食肺，每日1剂。④吐血：络石藤叶30克，雪见草、乌韭各15克，水煎服。

五加皮

 南五加皮、细柱五加、红五加皮、短梗五加、轮伞五加。
本品为五加科植物细柱五加 *Acanthopanax gracilistylus* W. W. Smith 的干燥根皮。

祛风湿强筋骨药

【形态特征】落叶灌木，有时蔓生状。枝无刺或于叶柄基部单生扁平的刺。掌叶复叶互生，在短枝上簇生，小叶通常5片，倒卵形或倒披针形，边缘具细锯齿，两面无毛或沿脉疏生刚毛。伞形花序多腋生；花小，萼齿5裂；花瓣5片；黄绿色；雄蕊5枚；子房下位，2室，花柱2枚，分离。浆果状核果近球形，黑色。种子2枚，扁平，细小。花期7月；果期9～10月。

【生境分布】生长于路边、林缘或灌丛中。主产于湖北、河南、辽宁、安徽等地。

【采收加工】夏、秋两季采挖根部，洗净，剥取根皮，晒干。

【性味归经】辛、苦，温。归肝、肾经。

【功能主治】祛风除湿，补益肝肾，强筋壮骨。主治风湿痹痛、筋骨痿软、小儿行迟、体虚乏力、水肿、脚气。

【用量用法】5～10克，煎服；或入酒剂；外用适量。

【使用注意】阴虚火旺者慎用。

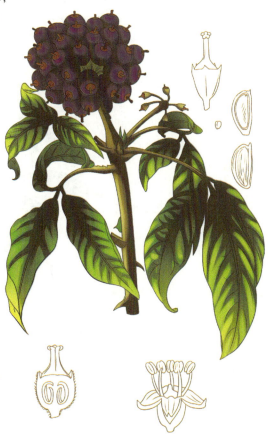

单方验方

①**贫血引起的神经衰弱**：五加皮、五味子各6克，加白糖，开水冲泡代茶饮。②**少年白发**：五加皮、牛膝各250克，生地黄2500克，将牛膝去苗，生地黄以酒浸一宿，曝干后九蒸九晒；将上3药晒干后共研极细末，贮瓶备用；每日以温酒调服10克，1个月为1个疗程。③**坐骨神经痛**：五加皮50克，糯米500克，酒曲适量，将五加皮洗净，加水浸透，文火煎沸30分钟，取汁1次，共取汁2次，混匀后与淘净的糯米共烧成米饭，待冷，加入酒曲发酵成酒酿，佐餐食用。

香加皮

祛风湿强筋骨药

别名 臭五加、杠柳皮、山五加皮、北五加皮、香五加皮。
来源 本品为萝藦科植物杠柳 *Periploca sepium* Bge. 的干燥根皮。

【形态特征】落叶蔓性灌木，高约1.5米。具乳汁，除花外全株无毛。叶对生；叶柄长约3厘米；叶片膜质，卵状椭圆形，长5～9厘米，宽1.5～2.5厘米，先端渐尖，基部楔形；侧脉多数，聚伞花序腋生，有花数朵；花萼5深裂，裂片先端钝，花萼内面基部有10个小腺体；花冠紫红色，裂片5片，中间加厚呈纺锤形，反折，内面被长柔毛；副花冠5枚，10裂，其中5裂片丝状伸长，被柔毛；雄花着生于副花冠内面，花药包围着柱头；心皮离生；花粉颗粒状，藏在直立匙形的载粉器内。蓇葖果双生，圆柱状，长7～12厘米，直径约5毫米，具纵条纹。种子椭圆形，先端具长约3厘米的白色绢质种毛。花期5～6月；果期7～9月。

【生境分布】生长于河边、山野、沙质地。主产于吉林、辽宁、内蒙古、河北、山西、陕西、四川等地。

【采收加工】春、秋两季采挖，剥取根皮，晒干。

【性味归经】辛、苦，温；有毒。归肝、肾、心经。

【功能主治】利水消肿，祛风湿，强筋骨。主治风寒湿痹、腰膝酸软、心悸气短、下肢浮肿。

【用量用法】3～6克，煎服、浸酒或入丸、散，酌量。

【使用注意】本品有毒，服用不宜过量。

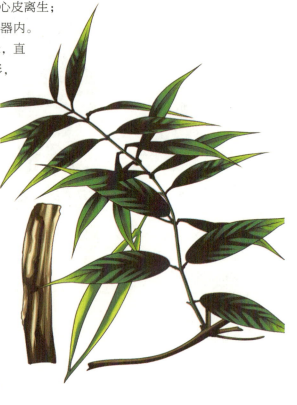

单方验方

①**心力衰竭**：香加皮、太子参、党参、茯苓、泽泻各15克，车前草30克，猪苓12克，水煎服，每日1剂，每日服2次。②**风湿性关节炎、关节拘挛疼痛**：香加皮、白鲜皮、穿山龙各25克，用白酒泡24小时，每日服10毫升。

狗脊

祛风湿强筋骨药

别名 苟脊、扶筋、狗青、黄狗头、金狗脊、金毛狗脊。

来源 本品为蚌壳蕨科植物金毛狗脊 *Cibatium baromelz* (L.) J. Sm. 的干燥根茎。

【形态特征】多年生草本，高2～3厘米。根茎粗大，呈不规则的块状，长10～30厘米（少数可达50厘米），直径2～10厘米，密被金黄色长茸毛，顶端有叶丛生。叶宽卵状三角形，3回羽裂；末回裂片镰状披针形，边缘有浅锯齿，侧脉单一或在不育裂片上为2叉。孢子囊群生长于小脉顶端，每裂片上1～5对；囊群盖2瓣，成熟时张开如蚌壳。

【生境分布】生长于山脚沟边及林下阴处酸性土上。主产于四川、广东、贵州、浙江、福建等地，均为野生。

【采收加工】秋、冬两季采挖，除去泥沙，干燥；或去硬根、叶柄及金黄色茸毛，切厚片，干燥，为"生狗脊片"；蒸后晒至六七成干，切厚片，干燥，为"熟狗脊片"。

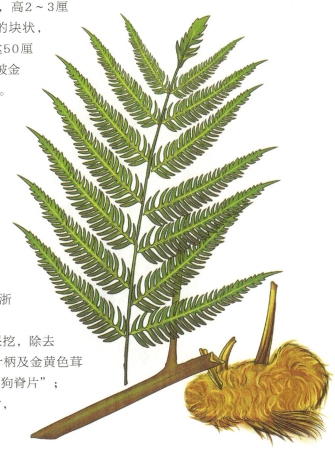

【性味归经】苦、甘，温。归肝、肾经。

【功能主治】补肝肾，强腰膝，祛风湿。主治腰膝酸软、下肢无力、风湿痹痛。

【用量用法】6～12克，煎服。

【使用注意】肾虚有热、小便不利或短涩赤黄、口苦舌干者，均忌服。

单方验方

①**肾虚腰痛**：狗脊、菟丝子各20克，川续断、杜仲各15克，水煎服；金毛狗脊100克，补骨脂、核桃仁各150克，共研为细末，每服15克，每日2次，温开水送服。②**腰肌劳损**：狗脊50克，红毒茴根皮10克，水煎服。③**拔牙创面出血**：狗脊茸毛适量，消毒后敷贴创面。

千年健

祛风湿强筋骨药

别名 一包针、千年见、千棵针。

来源 本品为天南星科植物千年健 *Homalomena occulta* (Lour.) Schott 的干燥根茎。

【**形态特征**】多年生草本。根茎匍匐，细长；根肉质，密被淡褐色短茸毛，须根纤维状。鳞叶线状披针形，向上渐狭，锐尖，叶片膜质至纸质，箭状心形至心形。花序1～3朵，生鳞叶之腑，花序柄短于叶柄；佛焰苞绿白色，长圆形至椭圆形，花前度卷成纺锤形，盛花时上部略展开成短舟状。浆果。种子褐色，椭圆形。花期3～4月。

【**生境分布**】生长于树木生长繁茂的阔叶林下和土质疏松肥沃的坡地、河谷或溪边阴湿地。主产于广西、云南等地。

【**采收加工**】春、秋两季采挖，洗净，除去外皮，晒干。

【**性味归经**】苦、辛，温。归肝、肾经。

【**功能主治**】祛风湿，壮筋骨。主治风寒湿痹、腰膝冷痛、下肢拘挛麻木。

【**用量用法**】5～10克，煎服；或浸酒、入丸、散用。

【**使用注意**】本品辛温，阴虚内热者不宜用。

草方验方

①**中风关节肿痛**：千年健、当归尾、落得打、伸筋草、木瓜各20克，忍冬藤、红花、地鳖虫各15克，丝瓜络12克，煎煮取汁，放入治疗巾中敷患处，每次20～30分钟。②**风寒筋骨疼痛、拘挛麻木**：千年健、钻地风各30克，老鹳草90克，共研为细末，每服3克。③**胃寒疼痛**：千年健适量，研末，每服3克左右。

广藿香

化湿药

别名 藿香、海藿香、枝香。

来源 本品为唇形科植物广藿香 *Pogostemon cablin* (Blanco) Benth. 的干燥地上部分。

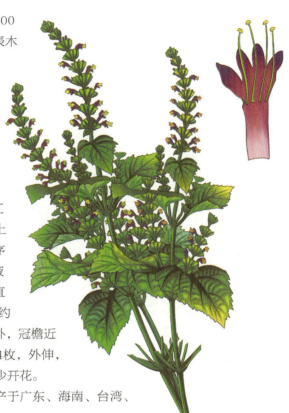

【形态特征】一年生草本，高30～100厘米。直立，分枝，被毛，老茎外表木栓化。叶对生；叶柄长2～4厘米，揉之有清淡的特异香气；叶片卵圆形或长椭圆形，长5.7～10厘米，宽4.5～7.5厘米，先端短尖或钝圆，基部阔而钝或楔形而稍不对称，叶缘具不整齐的粗钝齿，两面皆被毛茸，下面较密，叶脉于下面凸起，下面稍凹下，有的呈紫红色；没有叶脉通走的叶肉部分则于上面稍隆起，故叶面不平坦。轮伞花序密集，基部有时间断，组成顶生和腋生的穗状花序，花序长2～6厘米，直径1～1.5厘米，具总花梗；苞片长约13毫米；花萼筒状；花冠筒伸出萼外，冠檐近2唇形，上唇3裂，下唇全缘；雄蕊4枚，外伸，花丝被染色。花期4月。我国产者绝少开花。

【生境分布】生长于向阳山坡。主产于广东、海南、台湾、广西、云南等地。

【采收加工】枝叶茂盛时采割，日晒夜闷，反复至干。

【性味归经】辛，微温。归脾、胃、肺经。

【功能主治】芳香化浊，开胃止呕，发表解暑。主治湿浊中阻、脘痞呕吐、暑湿表证、发热倦怠、胸闷不舒、寒湿闭暑、腹痛吐泻、鼻渊头痛。

【用量用法】3～10克，煎服。

单方验方

①病毒性传染性结膜炎：藿香15～30克，水煎2次，分早、晚2次服，每日1剂；如炎症较重，可加白茅根30克，与上药同煎服。②治疗和预防暑天感冒：鲜藿香、鲜佩兰各10克，薄荷6克，先将上药洗净、切细，用沸水冲泡，密闭10分钟即成，每日1剂，代茶饮。③预防中暑：藿香、佩兰各9克，茶叶6克，水煎服，每日1剂，每日服2次。

佩兰

别名 兰草、水香、大泽兰、燕尾香、都梁香、针尾凤。

来源 本品为菊科植物佩兰 *Eupatorium fortunei* Turcz. 的干燥茎叶。

【形态特征】草本植物，高70～120厘米。根茎横走，茎直立，上部及花序枝上的毛较密，中下部少毛。叶对生，通常3深裂，中裂片较大，长圆形或长圆状披针形，边缘有锯齿，背面沿脉有疏毛，无腺点，揉之有香气。头状花序排列成聚伞状，苞片长圆形至倒披针形，常带紫红色；每个头状花序有花4～6朵；花两性，全为管状花，白色。瘦果圆柱形。花期8～11月；果期9～12月。

【生境分布】生长于路边灌丛或溪边。野生或栽培。主产于河北、陕西、山东、江苏、安徽、浙江、江西、湖北、湖南、广东、广西、四川、贵州、云南等地。

【采收加工】夏、秋两季分两次采割，除去杂质，晒干。

【性味归经】辛，平。归脾、胃、肺经。

【功能主治】芳香化湿，醒脾开胃，发表解暑。主治湿浊中阻、脘痞呕恶、口中甜腻、口臭、多涎、暑湿表证、湿温初起、发热倦怠、头胀胸闷。

【用量用法】3～10日，煎服，不宜久煎；鲜品加倍。

【使用注意】阴虚血燥、气虚者慎服。

单方验方

①**神经性头痛属痰浊上扰型**：鲜佩兰500克，洗净切碎，放入蒸馏瓶中，加水约2000毫升，加热，收集蒸汽，制成药露1000毫升，备用；每日120毫升，分2次隔水温热服；小儿酌减。

②**百日咳**：佩兰适量，根据患儿年龄大小取上药，1～3岁用30克，3～5岁用45克，5岁以上酌增；水煎2次分服，每日1剂。③**小儿夏季热**：鲜佩兰、鲜荷叶各9克，鲜芦根15克，水煎服，每日1剂，每日服3次。④**狐臭**：佩兰9克，滑石12克，白矾6克，上药共研为细末，贮瓶备用；每取5～10克，用绷带将药粉包腋窝中，每3日换药1次，连用数次即愈。

苍术

化湿药

别名 赤术、仙术、茅术、青术。

来源 本品为菊科植物茅苍术 *Atractylodes lancea* (Thunb.) DC. 等的干燥根茎。

【形态特征】多年生草本，高30～80厘米。根茎结节状圆柱形。叶互生，革质而厚；上部叶一般不分裂，无柄，卵状披针形至椭圆形，长3～8厘米，宽1～3厘米，边缘有刺状锯齿，下部叶多为3～5深裂，顶端裂片较大，侧裂片1～2对，椭圆形。头状花序顶生，叶状苞片1对，羽状深裂，裂片刺状；总苞圆柱形，总苞片6～8对，卵形至披针形；花多数，两性，或单性多异株，全为管状花，白色或淡紫色；两性花有多数羽毛状长冠毛，单性花一般为雌花，具退化雄蕊5枚。瘦果有羽状冠毛。花期8～10月；果期9～12月。

【生境分布】生长于山坡、林下及草地。主产于东北、华北、山东、河南、陕西等地。

【采收加工】春、秋两季采挖，除去泥沙，晒干，撞去须根。

【性味归经】辛、苦，温。归脾、胃、肝经。

【功能主治】燥湿健脾，祛风散寒，明目。主治湿阻中焦、脘腹胀满、泄泻、水肿、脚气痿躄、风湿痹痛、风寒感冒、夜盲、眼目昏涩。

【用量用法】3～9克，煎服。

【使用注意】阴虚内热、津液亏虚、表虚多汗者禁服。

单方验方

①**小儿腹泻**：苍术、胡黄连粉各9～10克，以糯米酒糟捣泥，与药粉共捏作圆饼状，外敷于患儿脐部神阙穴，用塑料薄膜覆盖，绷带固定，每日敷贴1～2次，每次4～6小时。②**烫伤**：苍术适量，研成细末，用时与白芝麻油调成稀糊状后，涂在烧、烫伤部位，每日1～2次，直至愈合为止，轻者3～4日结痂，7～10日结痂愈合，重者疗程稍长，不必包扎。③**慢性丹毒**：苍术1000克，加水煎煮2次，合并煎液，浓缩成稠膏；另加蜂蜜250毫升调匀，每次1匙，每日2次，开水冲服。④**夜盲症**：苍术18克，水煎取汁，每日上午1次服下。⑤**结膜干燥症**：苍术适量，研为细末，每日3克，分3次用开水冲服；儿童酌减。

砂仁

别名 春砂仁、缩砂仁、缩砂蜜。
来源 本品为姜科植物阳春砂 *Amomum villosum* Lour. 的干燥成熟果实。

化湿药

【形态特征】多年生草本，高达1.5米。叶2列，无柄；叶片狭长圆形或线状披针形，长14～40厘米，宽2～5厘米，先端渐尖呈尾状或急尖，基部渐狭，全缘，上面光滑，下面被微毛或脱落。花茎由根茎抽出，被细柔毛，具有鳞片叶，淡棕色；穗状花序球形，疏松；苞片长椭圆形，光滑膜质；小苞片管状，顶端2裂，胶质；花萼管状；花冠管细；雄蕊1枚，花药光滑，药隔附属物3裂，两侧裂片细小，中央裂片宽大而反卷，花丝扁短；子房下位，球形，有细毛，3室，每室胚珠多数，花柱细长，基部具2～3枚蜜腺，柱头近球形。蒴果，近球形，不开裂，直径约1.5厘米，具刺状凸起，熟时棕红色。种子多数，芳香。花期3～6月；果期6～9月。

【生境分布】生长于气候温暖、潮湿、富含腐殖质的山沟林下阴湿处。主产于广东、广西、云南和福建等地。

【采收加工】夏、秋间果实成熟时采收，晒干或低温干燥。

【性味归经】辛，温。归脾、胃、肾经。

【功能主治】化湿开胃，温脾止泻，理气安胎。主治湿浊中阻、脘痞不饥、脾胃虚寒、呕吐泄泻、妊娠恶阻、胎动不安。

【用量用法】3～6克，煎服，入煎剂宜后下。

【使用注意】阴虚内热者忌服。口服，偶有变态反应。

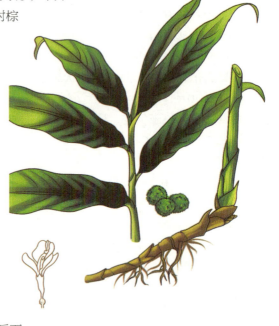

草方验方

①消食和中、下气止心腹痛：砂仁适量，炒研，袋盛浸酒，煮饮。②大肠虚而夹热、脱肛红肿：砂仁、黄连、木贼各适量，为末，每服6克，米饮下。③冷滑下痢不禁、虚羸：缩砂仁、炮附子（末）、干姜、厚朴、陈橘皮各等份，为丸，每日2服，每服40丸。④呃逆属寒湿痰气阻滞者：砂仁2克，放入口中，慢慢细嚼，将嚼碎的药末随唾液咽下，每日3次。

草豆蔻

别名 豆蔻、偶子、草蔻、草果、草蔻仁。

来源 本品为姜科植物草豆蔻 *Alpinia katsumadai* Hayata 的干燥近成熟种子。

化湿药

【形态特征】多年生草本；高1～2米。叶2列；叶舌卵形，革质，长3～8厘米，密被粗柔毛；叶柄长不超过2厘米；叶片狭椭圆形至披针形，长30～55厘米，宽6～9厘米，先端渐尖；基部楔形，全缘；下面被茸毛。总状花序顶生，总花梗密被黄白色长硬毛；花疏生，花梗被柔毛；小苞片阔而大，紧包着花芽，外被粗毛，花后苞片脱落；花萼筒状，白色，宿存；花冠白色，先端3裂，裂片为长圆形或长椭圆形；唇瓣阔卵形，先端3个浅圆裂片，白色；雄蕊1枚，花丝扁平，长约1.2厘米；子房下位，密被淡黄色绢状毛，上有2棒状附属体。种子团呈类圆球形或长圆形，略呈钝三棱状，长1.5～2.5厘米，直径1.5～2毫米。花期4～6月；果期6～8月。

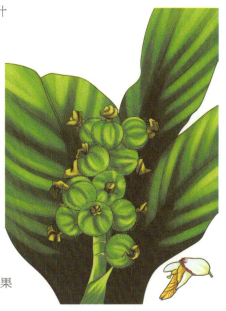

【生境分布】生长于林缘、灌木丛或山坡草丛中。主产于广东、福建、台湾、海南、广西等地。

【采收加工】夏、秋两季采收，晒至九成干，或用水略烫，晒至半干；除去果皮，取出种子团，晒干。

【性味归经】辛，温。归脾、胃经。

【功能主治】燥湿行气，温中止呕。主治寒湿内阻、脘腹胀满冷痛、嗳气呕逆、不思饮食。

【用量用法】3～6克，煎服，宜后下。

【使用注意】阴虚血少、津液不足、无寒湿者忌服。

单方验方

①**脾胃虚弱、不思饮食、呕吐满闷、心腹痛**：草豆蔻肉240克，生姜（和皮切作片子）1片，甘草（锉碎）120克，上3味匀和入银器内，用水过药三指许，慢火熬令水尽，取出，焙干，杵为末，每服3克，沸汤点服，夏月煎之，作冷汤服亦妙。②**功能性消化不良**：草豆蔻15克，半夏、柴胡各12克，陈皮、木香各9克，当归、枳实、红花各6克，生姜3片，每日1剂，水煎，分2次服。

薏苡仁

别名 薏米、苡仁、薏珠子、回回米、薏仁。

来源 本品为禾本科植物薏苡 *Coix lacrymajobi* L. var. *mayuen* (Roman.) Stapf 的干燥成熟种仁。

利水滲肿药

【形态特征】一年生草本。秆直立，高1～1.5米，约有10节。叶鞘光滑，上部者短于节间；叶舌质硬，长约1毫米；叶片线状披针形，长达30厘米，宽1.5～3厘米。总状花序，腋生成束，长6～10厘米，直立或下垂，具总柄；雌小穗位于花序的下部，长7～9毫米，外包以念珠状总苞，小穗和总苞等长，能育小穗第一颖下部膜质，上部厚纸质，先端钝，具10数脉；果实成熟时，总苞坚硬具珐琅质，卵形或卵状球形，内包颖果。颖果长约5毫米。花、果期7～10月。

【生境分布】生长于河边、溪潭边或阴湿山谷中。全国各地均有栽培。长江以南各地有野生。

【采收加工】秋季果实成熟时采割植株，晒干，打下果实，再晒干，除去外壳、黄褐色种皮及杂质，收集种仁。

【性味归经】甘、淡，凉。归脾、胃、肺经。

【功能主治】健脾止泻，利水渗湿，除痹，排脓，解毒散结。主治水肿、脚气、脾虚泄泻、小便不利、湿痹拘挛、肺痈、肠痈、癌肿、赘疣。

【用量用法】9～30克，煎服。药力缓和，用量须大，宜久煎。健脾止泻宜炒用；清热利湿宜生用。

【使用注意】津液不足者慎用。

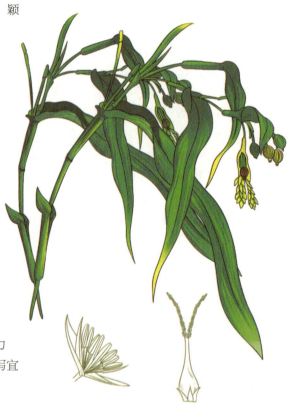

单方验方

①**坐骨结节滑囊炎：**生薏苡仁60克，加水300毫升，煎至200毫升，分2次口服，每日1剂。

②**传染性软疣：**生薏苡仁500克，研为细末，备用；每次取10克，加适量白糖，开水冲服，每日3次，20日为1个疗程。③**荨麻疹：**薏苡仁15克，蜜枣30克，加酒适量煎服。④**婴儿睾丸鞘膜积液：**薏苡仁30～45克，加水浓煎，滤取药液，加白糖适量，分3～5次服，隔日1剂。

防己

利水消肿药

别名 解离、石解、石蟾蜍、粉防己、倒地拱、载君行。

来源 本品为防己科植物粉防己 *Stephania tetrandra* S. Moore（汉防己）或马兜铃科多年生缠绕草本植物广防己（木防己）的干燥根。

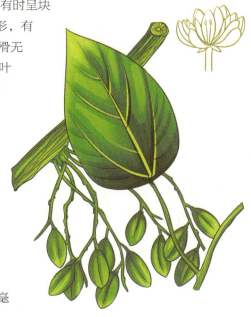

【形态特征】多年生缠绕藤本。根圆柱状，有时呈块状，外皮淡棕色或棕褐色。茎柔韧，圆柱形，有时稍扭曲，长达2.5～4米，具细条纹，枝光滑无毛，基部稍带红色。叶互生，质薄较柔，叶柄盾状着生，长与叶片相等；叶片外形近圆形，长4～6厘米，宽4.5～6厘米，先端锐尖，基部截形或稍心形，全缘，两面均被短柔毛，上面绿色，下面灰绿色。花小，雌雄异株，为头状的聚伞花序，花梗长0.5～1厘米；雄花花萼4片，肉质，三角状，基部楔形，外面被毛，花瓣4片，略呈半圆形，边缘微向内弯，具爪，雄蕊4枚，花药近圆形；雌花的花萼、花瓣与雄花同数，无退化雄蕊，心皮1个，花柱3枚。核果球形，熟时红色，直径3～5毫米。花期4～5月；果期5～6月。

【生境分布】生长于山野丘陵地、草丛或矮林边缘。主产于安徽、浙江、江西、福建等地。

【采收加工】秋季采挖，洗净泥土，切片，晒干，生用。

【性味归经】苦，寒。归膀胱、肺经。

【功能主治】祛风止痛，利水消肿。主治风湿痹痛、水肿脚气、小便不利、湿疹疮毒。

【用量用法】5～10克，煎服。

【使用注意】本品大苦大寒，易伤胃气，体弱阴虚、胃纳不佳者慎用。

单方验方

①**关节炎或类风湿性关节炎**：木防己适量，与浓度为60％的白酒以1∶10比例混合浸泡60日，制成木防己酒；每次10～20毫升，每日2～3次，口服，10日为1个疗程。②**水臌胀**：汉防己50克，生姜25克，同炒，入水煎服，半饥时饮之。③**脚气肿痛**：汉防己、牛膝、木瓜各15克，桂枝2.5克，枳壳5克，水煎服。④**毒菇中毒**：生防己全草150克，洗净，与大米250克放入冷开水1000毫升中，用双手混合搓转1000次，滤液分2次服，重者每日服4次，轻者服2次，连服3日。

泽泻

别名 水泽、水泻、泽芝、芒芋、如意花、一枝花。

来源 本品为泽泻科植物泽泻 *Alisma orientalis* (Sam.)Juzep. 的干燥块茎。

【形态特征】多年生沼生植物，高50～100厘米。叶丛生，叶柄长达50厘米，基部扩延成中鞘状；叶片宽椭圆形至卵形，长2.5～18厘米，宽1～10厘米，基部广楔形、圆形或稍心形，全缘，两面光滑；叶脉5～7条。花茎由叶丛中抽出，花序通常为大型的轮生圆锥花序，花两性。瘦果多数，扁平，倒卵形，背部有2浅沟，褐色，花柱宿存。花期6～8月；果期7～9月。

【生境分布】生长于沼泽边缘，幼苗喜荫蔽，成株喜阳光，怕寒冷，在海拔800米以下地区一般都可栽培。主产于福建、四川、江西等地。

【采收加工】冬季茎叶开始枯萎时采挖，洗净，干燥，除去须根及粗皮。

【性味归经】甘、淡，寒。归肾、膀胱经。

【功能主治】利水渗湿，泄热，化浊除脂。主治小便不利、水肿胀满、泄泻尿少、痰饮眩晕、热淋涩痛、高脂血症。

【用量用法】6～10克，煎服。

【使用注意】肾虚精滑无湿热者慎用。

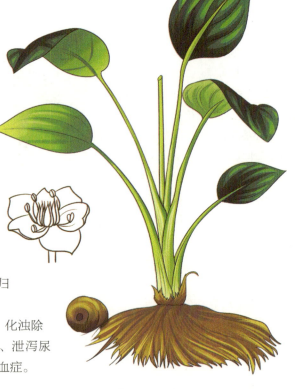

单方验方

①**尿路感染、小便不利**：泽泻、冬葵子各15克，茯苓皮25克，车前子20克，水煎服。②**梅尼埃病**：泽泻30克，白术20克，加味，每日1剂，早、晚2次分服，3日为1个疗程。③**耳病性眩晕**：泽泻40克，白术、丹参各30克，天麻10克，水煎服。④**遗精**：泽泻10～12克，水煎，每日早、晚各服1次。⑤**强中症**：泽泻15克，煎汤代茶饮，每日1剂。

茯苓

别名 茯菟、茯灵、云苓、茯兔、伏苓、伏菟、松薯。

来源 本品为多孔菌科真菌茯苓 *Poria cocos* (Schw.) Wolf 的干燥菌核。

【形态特征】寄生或腐寄生。菌核埋在土内，大小不一，表面淡灰棕色或黑褐色，断面近外皮处带粉红色，内部白色。子实体平伏，伞形，直径0.5~2毫米，生于菌核表面成一薄层，幼时白色，老时变浅褐色。菌管单层，孔多为三角形，孔缘渐变齿状。

【生境分布】生长于松科植物赤松或马尾松等树根上，深入地下20~30厘米。分布于湖北、安徽、河南、云南、贵州、四川等地。

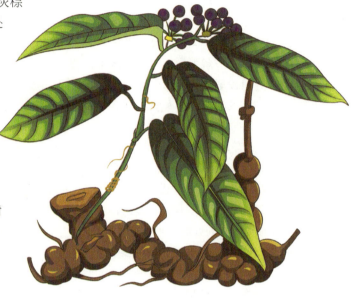

【采收加工】多于7~9月采挖，挖出后除去泥沙，堆置"发汗"后，摊开晾至表面干燥，再"发汗"，反复数次至现皱纹、内部水分大部散失后，阴干，称为"茯苓个"；或将鲜茯苓按不同部位切制，阴干，分别称为"茯苓块"和"茯苓片"。

【性味归经】甘、淡，平。归心、肺、脾、肾经。

【功能主治】利水渗湿，健脾，宁心。主治水肿尿少、痰饮眩悸、脾虚食少、便溏泄泻、心神不安、惊悸失眠。

【用量用法】10~15克，煎服。

【使用注意】虚寒精滑、气虚下陷者慎用。入药宜切制成薄片，以利药力溶出。

单方验方

①**水肿：**茯苓、木防己、黄芪各15克，桂枝10克，甘草5克，水煎服。②**咳嗽、呕吐：**茯苓、清半夏、陈皮各15克，炙甘草5克，水煎服。③**湿痰蒙窍、神志不清：**茯苓、石菖蒲、远志、郁金、半夏各15克，胆南星10克，水煎服。④**尿路感染、小便不利：**茯苓皮25克，冬葵子、泽泻各15克，车前子20克，水煎服。

车前子

利水通淋药

别名 车前实、虾蟆衣子、凤眼前仁、猪耳朵穗子。

来源 本品为车前科植物车前 *Plantago asiatica* L. 等的干燥成熟种子。

【形态特征】多年生草本，连花茎高达50厘米，具须根。叶根生，具长柄，几与叶片等长或长于叶片，基部扩大；叶片卵形或椭圆形，长4～12厘米，宽2～7厘米，先端尖或钝，基部狭窄成长柄，全缘或呈不规则波状浅齿，通常有5～7条弧形脉。花茎数个，高12～50厘米，具棱角，有疏毛；穗状花序为花茎的2/5～1/2；花淡绿色，每花有宿存苞片1对，三角形；花萼4片，基部稍合生，椭圆形或卵圆形，宿存；花冠小，胶质，花冠管卵形，先端4裂，裂片三角形，向外反卷；雄蕊4枚，着生在花冠筒近基部处，与花冠裂片互生，花药长圆形，2室，先端有三角形突出物，花丝线形；雌蕊1枚，子房上位，卵圆形，2室（假4室），花柱1枚，线形，有毛。蒴果卵状圆锥形，成熟后约在下方2/5处周裂，下方2/5宿存。种子4～9枚，近椭圆形，黑褐色。花期6～9月；果期7～10月。

【生境分布】生长于山野、路旁、沟旁及河边。分布于全国各地。

【采收加工】夏、秋两季种子成熟时采收果穗，晒干，搓出种子，除去杂质。

【性味归经】甘，微寒。归肝、肾、肺、小肠经。

【功能主治】清热利尿，渗湿止泻，通淋，明目，祛痰。主治水肿胀满、热淋涩痛、暑湿泄泻、目赤肿痛、痰热咳嗽。

【用量用法】9～15克，宜包煎煮。

【使用注意】内伤劳倦、阳气下陷、肾虚精滑、内无湿热者慎服。

单方验方

①**小便热秘不通**：车前子30克，川黄柏15克，白芍药6克，甘草3克，水煎徐徐服。②**小便血淋作痛**：车前子适量。晒干为末，每服6克，车前叶煎汤下。③**血尿**：车前子15克，红糖适量，车前子水煎取汁，加红糖代茶饮，每日1剂，连服20剂。④**胎位不正**：车前子10克，烘干研末，用水送服，1周后复查；如未成功隔1周再服1次，最多服3次，如无效即为失败。⑤**百日咳**：车前子30克，煎取药汁，加蜂蜜30毫升和匀，每日分3～4次服。

车前草

别名 车轮菜、车舌草、五根草、猪耳草。

来源 本品为车前科植物车前 *Plantago asiatica* L. 等的干燥全草。

利水通淋药

【形态特征】多年生草本，连花茎高达50厘米，具须根。叶根生，具长柄，几与叶片等长或长于叶片，基部扩大；叶片卵形或椭圆形，长4～12厘米，宽2～7厘米，先端尖或钝，基部狭窄成长柄，全缘或呈不规则波状浅齿，通常有5～7条弧形脉。花茎数个，高12～50厘米，具棱角，有疏毛；穗状花序为花茎的2/5～1/2；花淡绿色，每花有宿存苞片1对，三角形；花萼4片，基部稍合生，椭圆形或卵圆形，宿存；花冠小，膜质，花冠管卵形，先端4裂，裂片三角形，向外反卷；雄蕊4枚，着生在花冠筒近基部处，与花冠裂片互生，花药长圆形，2室，先端有三角形突出物，花丝线形；雌蕊1枚，子房上位，卵圆形，2室（假4室），花柱1枚，线形，有毛。蒴果卵状圆锥形，成熟后约在下方2/5处周裂，下方2/5宿存。种子4～9枚，近椭圆形，黑褐色。花期6～9月；果期7～10月。

【生境分布】生长于山野、路旁、沟旁及河边。分布于全国各地。

【采收加工】夏季采挖，除去泥沙，晒干。

【性味归经】甘，寒。归肝、肾、肺、小肠经。

【功能主治】清热利尿，通淋祛痰，凉血解毒。主治水肿尿少、热淋涩痛、暑湿泄泻、痰热咳嗽、吐血衄血、痈肿疮毒。

【用量用法】9～30克煎服；鲜品30～60克，煎服或捣汁服；外用鲜品适量，捣敷患处。

【使用注意】凡内伤劳倦、阳气下陷、肾虚精滑及内无湿热者，慎服。

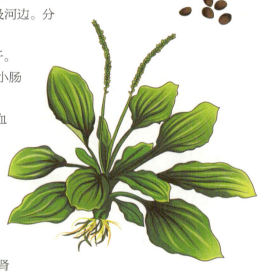

草方验方

①**白带**：车前根9克，捣烂，用糯米淘米水兑服。②**泄泻**：车前草12克，铁马鞭6克，共捣烂，冲凉水服。③**黄疸**：车前草15克，观音螺30克，加酒一杯炖服。④**小儿疳病**：车前草250克，冬蜜25克。车前草绞汁，加冬蜜开水冲服。⑤**流行性腮腺炎（痄腮）**：车前草30～60克（干品15～30克），上药水煎2次，首次加水300毫升，煎至150毫升；第2次加水200毫升，煎至100毫升，两次药液合并，每日1剂，分2次服，每次加白酒5毫升同服；病情重者可酌加药量。

川木通

利水通淋药

别名 油木通、淮木通、白木通。

来源 本品为毛茛科植物小木通 *Clematis armandii* Franch. 等的干燥藤茎。

【形态特征】常绿攀缘状灌木，高达5米。茎红紫色或黄褐色，有条纹。3出复叶对生；叶柄长3~7.5厘米；小叶片革质，卵状披针形或卵状长方形，长6~14厘米，宽3~7厘米，先端长尖，基部圆或心形，全缘，主脉3出，侧脉网状，明显。圆锥花序腋生、顶生，花序每节上有1对小苞片，基部围以长方形的鳞片；花直径约3厘米；花萼4片，白色，花瓣状，长方形或倒卵状长方形，先端钝；花瓣缺如；雄蕊多数，长约5毫米；雌蕊多数，长约3毫米，子房及花柱均有向上的直生毛。瘦果扁卵圆形，长约3毫米，有羽状毛，宿存花柱长达5厘米。

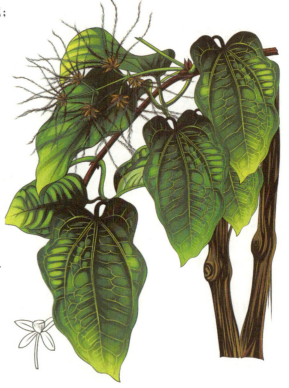

【生境分布】生长于林边及半阴处。主产于四川、湖南、陕西、贵州、湖北等地。

【采收加工】春、秋两季采收，除去粗皮，晒干，或趁鲜切薄片，晒干。

【性味归经】苦，寒。归心、小肠、膀胱经。

【功能主治】利尿通淋，清心除烦，通经下乳。主治淋证、水肿、心烦尿赤、口舌生疮、湿热痹痛、经闭乳少。

【用量用法】3~6克，煎服。

【使用注意】滑精遗尿、小便过多者及孕妇禁服。

单方验方

①痛风：川木通60克，锉细，加水煎汁，取汁1次服下，约2小时后待周身发痒出红色皮疹、汗出后即会感到周身舒畅、身心轻松。②尿石症：川木通、当归、牡丹皮、防己、黄柏各9克，赤芍、金银花、海金沙各15克，川牛膝12克，蒲公英、萹蓄各24克，金钱草、石韦各30克，滑石18克，甘草3克，随证加减，水煎服。

石韦

利水通淋药

别名 石皮、石兰、石剑、七星剑、飞刀剑、金星草。

来源 本品为水龙骨科植物石韦 *Pyrrosia lingua* (Thunb.) Farwell 等的干燥叶。

【形态特征】多年生草本，高13～30厘米。根茎细长，横走，密被深褐色披针形的鳞片；根须状，深褐色，密生鳞毛。叶疏生；叶柄长6～15厘米，略呈四棱形，基部有关节，被星状毛；叶片披针形、线状披针形或长圆状披针形，长7～20厘米，宽1.5～3厘米，先端渐尖，基部渐狭，略下延，全缘，革质，上面绿色，有细点，疏被星状毛或无毛，下面密被淡褐色星芒状毛，主脉明显，侧脉略可见，细脉不明显。孢子囊群椭圆形，散生在叶下面的全部或上部，在侧脉之间排成数行，每孢子囊群间隔有星状毛，孢子囊群隐没在星状毛中，淡褐色，无囊群盖；孢子囊有长柄；孢子两面形。

【生境分布】生长于山野的岩石上或树上。主产于长江以南各地。

【采收加工】全年均可采收，除去根茎及根，晒干或阴干。

【性味归经】甘、苦，微寒。归肺、膀胱经。

【功能主治】利尿通淋，清肺止咳，凉血止血。主治热淋、血淋、石淋、小便不通、淋漓涩痛、吐血、衄血、尿血、崩漏及肺热喘咳。

【用量用法】6～12克，煎服；大剂量可用至30～60克。

【使用注意】阴虚及无湿热者忌服。

草方验方

①**慢性支气管炎**：石韦、冰糖各100克，水煎服，重症为1日量，轻症为2日量。②**放射治疗和化学药物治疗引起的白细胞下降**：石韦50克，大枣25克，甘草5克。水煎服。③**泌尿系结石**：石韦、车前草各50～100克，栀子50克，甘草15～25克。水煎当茶饮。④**痢疾**：石韦全草50克，冰糖25克。煎水调冰糖，饭前服。⑤**急慢、慢性肾炎**：有柄石韦叶20片左右（相当于2～3克）。加水500～1000毫升，水煎，分2次服，每日1剂；也可用开水浸泡，当茶饮用。

三白草

别名 水木通、白水鸡、三点白。
来源 本品为白草科植物三白草 *Saururus chinensis* (Lour.) Baill. 的干燥根茎或全草。

利水通淋药

【形态特征】多年生草本，高30～80厘米。根茎较粗，白色。茎直立，下部匍匐状。叶互生，纸质，叶柄长1～3厘米，基部与托叶合生为鞘状，略抱茎；叶片卵形或卵状披针形，长4～15厘米，宽3～6厘米，先端渐尖或短尖，基部心形或耳形，全缘，两面无毛，基出脉5条。总状花序1～2朵，顶生，花序具2～3片乳白色叶状总苞；花小，无花被，生长于苞片腋内；雄蕊6枚，花丝与花药等长；雌蕊1枚，由4个合生的心皮组成，子房上位，圆形，柱头4裂。果实分裂为4个果瓣，分果近球形，表面具多疣状突起，不开裂。种子球形；花期4～8月；果期8～9月。

【生境分布】生长于沟旁、沼泽等低湿及近水的地方。分布于河北、山东、安徽、江苏、浙江、广东、湖南、湖北、江西、四川、重庆等地。

【采收加工】根茎秋季采挖，全草全年均可采挖。洗净，晒干。

【性味归经】甘、辛，寒。归肺、膀胱经。

【功能主治】清热解毒，利尿消肿。主治小便不利、淋漓涩痛、白带、尿路感染、肾炎水肿。外治疮疡肿毒、湿疹。

【用量用法】15～30克，煎汤；外用适量，捣烂敷患处。

【使用注意】脾胃虚寒者慎服。

单方验方

①**妇女湿热白带**：鲜三白草、瘦肉各60克，煲服。②**脾虚带下**：鲜三白草根茎、鲜刺芋根各15克，猪脚1只，煲服。③**乳糜尿、白浊、热淋**：三白草根茎60克。水煎，空腹服。④**尿路感染**：三白草30克，芦竹根、白花蛇舌草、车前草各15克，水煎服。⑤**指疗**：鲜三白草适量。加盐和白酒少许，共捣烂，敷患处。⑥**乳痈**：鲜三白草根茎60克，豆腐适量，水煎服，渣捣烂敷患处。⑦**小儿全身瘙痒**：鲜三白草叶250克，艾叶30克，水煎洗身，每日洗1次。

萹蓄
利水通淋药

别名 萹竹、竹节草、地萹蓄、萹蓄蓼、大萹片。

来源 本品为蓼科植物萹蓄 *Polygonum aviculare* L. 的干燥地上部分。

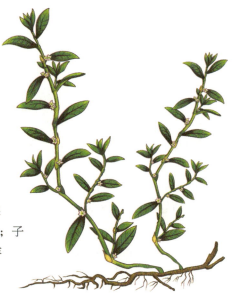

【**形态特征**】一年生草本，高15～50厘米。茎匍匐或斜上，基部分枝多，具明显的节及纵沟纹；幼枝上微有棱角。叶互生；叶柄短，2～3毫米，亦有近于无柄者；叶片披针形至椭圆形，长5～16毫米，宽1.5～5毫米，先端钝或尖，基部楔形，全缘，绿色，两面无毛；托叶鞘膜质，抱茎，下部绿色，上部透明无色，具明显脉纹，其上之多数平行脉常伸出成丝状裂片。花6～10朵簇生于叶腋；花梗短；苞片及小苞片均为白色透明膜质；花被绿色，5深裂，具白色边缘，结果后，边缘变为粉红色；雄蕊通常8枚，花丝短；子房长方形，花柱短，柱头3裂。瘦果包围于宿存花被内，仅顶端小部分外露，卵形，具3棱，长2～3毫米，黑褐色，具细纹及小点。花期6～8月；果期9～10月。

【**生境分布**】生长于路旁、田野，野生或栽培。全国大部分地区均产，主产于河南、四川、浙江、山东、吉林、河北等地。

【**采收加工**】夏季叶茂盛时采收，除去根和杂质，晒干。

【**性味归经**】苦，微寒。归膀胱经。

【**功能主治**】利尿通淋，杀虫，止痒。主治热淋涩痛、小便短赤、虫积腹痛、皮肤湿疹、阴痒带下。

【**用量用法**】9～15克，煎服；外用适量，煎洗患处。

【**使用注意**】脾虚者慎用。

草方验方

①**泌尿系感染、尿频、尿急**：萹蓄、瞿麦各25克，大黄20克，滑石50克，木通、山栀子、车前子、甘草各15克，灯心草5克，水煎服；孕妇忌服。②**输尿管结石伴肾盂积水**：萹蓄、生地黄各25克，补骨脂、杜仲、川续断、泽泻、丹参、海金沙各15克，滑石50克，水煎服；如有感染另加金银花、虎杖各25克。③**热黄**：萹蓄适量，取汁顿服1000毫升，多年者再服。④**蛔虫心痛、面青、口中沫出**：萹蓄300克，细锉，水煎去渣，浓煎如饴，空腹服。

垂盆草

别名 狗牙齿、狗牙菜、半枝莲、三叶佛甲草。

来源 本品为景天科植物垂盆草 *Sedum sarmentosum* Bunge 的新鲜或干燥全草。

利湿退黄药

【形态特征】多年生肉质草本，不育枝匍匐生根，结实枝直立，长10～20厘米。叶3片轮生，倒披针形至长圆形，长15～25毫米，宽3～5毫米，顶端尖，基部渐狭，全缘。聚伞花序疏松，常3～5分枝；花淡黄色，无梗；萼片5片，阔披针形至长圆形，长3.5～5毫米，顶端稍钝；花瓣5片，披针形至长圆形，长5～8毫米，顶端外侧有长尖头；雄蕊10枚，较花瓣短；心皮5个，稍开展。种子细小，卵圆形，无翅，表面有乳头突起。花期5～6月；果期7～8月。

【生境分布】生长于山坡岩石上或栽培。全国各地均有分布。

【采收加工】夏、秋两季采收，除去杂质。鲜用或干燥。

【性味归经】甘、淡，凉。归肝、胆、小肠经。

【功能主治】利湿退黄，清热解毒。主治湿热黄疸、小便不利、痈肿疮疡、急慢性肝炎。

【用量用法】15～30克，煎服，鲜品加倍；外用适量。

【使用注意】脾胃虚寒者慎服。

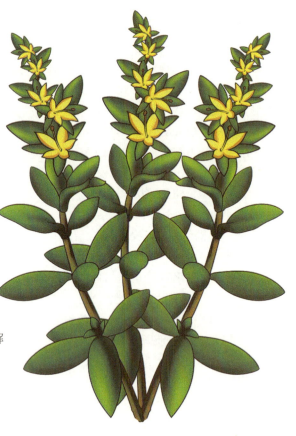

单方验方

①**蜂窝组织炎，乳腺炎，阑尾炎，肺脓疡，痈疖，蛇、虫咬伤**：鲜垂盆草全草100～200克，洗净捣烂，加面粉少许调成糊状（或晒干研末，加凡士林适量调成软膏）外敷患处，每日或隔日1次（如脓肿已溃，中间留一小孔排脓）。②**咽喉肿痛、口腔溃疡**：鲜垂盆草适量，捣烂绞汁1杯，含漱5～10分钟，每日3～4次。

茵陈

别名 因尘、马先、茵陈、因陈蒿、绵茵陈。

来源 本品为菊科植物茵陈蒿 *Artemisia capillaris* Thunb. 的干燥地上部分。

【**形态特征**】多年生草本或半灌木状。茎直立，高0.5～1米，基部木质化，表面黄棕色，具纵条纹，多分枝；幼时全体有褐色丝状毛，成长后近无毛。叶1至3回羽头深裂，下部裂片较宽短，常被短绢毛；中部叶裂片细长如发，宽约1毫米；上部叶羽头分裂，3裂或不裂，近无毛。头状花序小而多，密集成复总状；总苞片3～4对，无毛，外层卵形，内层椭圆形，中央绿色，边缘膜质；花黄色，管状，外层花3～5朵，雌性，能育，内层花两性，5～7朵，不育。瘦果长圆形，长约0.8毫米，无毛。花期9～10月；果期10～12月。

【**生境分布**】生长于路边或山坡。分布于陕西、山西、安徽等地。

【**采收加工**】春季幼苗高6～10厘米时采收或秋季花蕾长成至花初开时采割，除去杂质及老茎，晒干。春季采收的习称"绵茵陈"，秋季采割的称"花茵陈"。

【**性味归经**】苦、辛，微寒。归脾、胃、肝、胆经。

【**功能主治**】清利湿热，利胆退黄。主治黄疸尿少、湿温暑湿、湿疮瘙痒。

【**用量用法**】6～15克，煎服；外用适量，煎汤熏洗。

【**使用注意**】蓄血发黄及血虚萎黄者慎用。

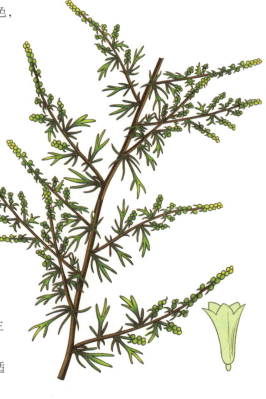

①**黄疸型传染性肝炎**：茵陈蒿、白茅根各30克，水煎服。②**病毒性肝炎**：茵陈蒿30克，丹参60克，水煎，加红糖15克，浓缩至200毫升，分2次服。③**预防和治疗感冒、流感**：茵陈蒿6～10克，煎水服，每日1次，连服3～5日；或用醇浸剂。④**高脂血症**：茵陈蒿适量。水煎代茶饮，每日15克。⑤**胆囊炎**：茵陈蒿、郁金、蒲公英30克，姜黄12克，水煎服。

附子

温里药

别名 侧子、刁附、虎掌、漏篮子、黑附子、明附片、川附子、熟白附子。

来源 本品为毛茛科植物乌头 *Aconitum carmichaelii* Debx. 的子根的加工品。

【形态特征】多年生草本，高60～150厘米。主根纺锤形至倒卵形，中央的为母根，周围数个子根（附子）；根呈瘦长圆锥形，中部多向一侧膨大，顶端有残存的茎基，长2～7.5厘米，直径1.5～4厘米；外表皮棕褐色，皱缩不平，有瘤状侧根及除去子根后的痕迹。叶片五角形，3全裂，中央裂片菱形，两侧裂片再2深裂。总状圆锥花序狭长，密生反曲的微柔毛；萼片5片，蓝紫色（花瓣状），上裂片高盔形，侧萼片近圆形；花瓣退化，其中2枚变成蜜叶，紧贴盔片下有长爪，距部扭曲；雄蕊多数分离，心皮3～5个，通常有微柔毛。种子有膜质翅。

【生境分布】生长于山地草坡或灌木丛中。分布于四川，湖北、湖南等省也有栽培。

【采收加工】6月下旬至8月上旬采挖，除去母根、须根及泥沙，习称"泥附子"，加工成"盐附子""黑附片""白附片"。

【性味归经】辛、甘，大热；有毒。归心、肾、脾经。

【功能主治】回阳救逆，补火助阳，散寒止痛。主治亡阳虚脱、肢冷脉微、心阳不足、胸痹心痛、虚寒吐泻、脘腹冷痛、肾阳虚衰、阳痿宫冷、阴寒水肿、阳虚外感、寒湿痹痛。

【用量用法】3～15克，煎服，宜先煎0.5～1小时，至口尝无麻辣感为度。

【使用注意】本品辛热燥烈，凡阴虚阳亢者及孕妇忌用。

单方验方

①**关格脉沉、手足厥冷**：熟附子（童便浸）、人参各5克，麝香少许，上末，糊丸桐子大，麝香为衣，每服7丸，灯心汤下。②**一切厥心痛、小肠、膀胱痛不可止者**：附子（炮）、郁金、橘红各50克。上为末，醋面糊为丸如酸枣大，以朱砂为衣，每服1丸，男子酒下，妇人醋汤下。③**头痛**：附子（炮）、石膏（煅）各等份，为末，入龙脑、麝香少许，茶酒下1.5克。④**寒湿腰痛**：生附子适量，研为细末，用醋调成膏，敷命门、涌泉穴。⑤**椎间盘突出症**：熟附子15～30克，巴戟天、肉苁蓉、乌蛇各15克，熟地黄18克，桂枝12克，蜈蚣4条，陈皮6克，随证加减，水煎服。

干姜

别名 白姜、均姜、干生姜。

来源 本品为姜科植物姜 *Zingiber officinale* Rosc. 的干燥根茎。

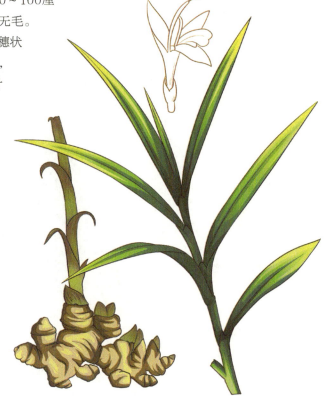

【**形态特征**】多年生草本，高40～100厘米。叶2列，线状披针形，光滑无毛。花茎自根茎生出，高约20厘米；穗状花序卵形至椭圆形；苞片淡绿色，卵圆形；花冠黄绿色，裂片披针形；唇瓣中央裂片长圆状倒卵形，较花冠裂片短，有淡紫色条纹及淡黄色斑点；雄蕊微紫色。蒴果。种子多数，黑色。花期8月。

【**生境分布**】生长于阳光充足、排水良好的沙质地带。我国大部分地区均有栽培。主产于四川、贵州等地。

【**采收加工**】冬季采挖，除去须根及泥沙，晒干或低温干燥。趁鲜切片晒干；或低温干燥，为"干姜片"。

【**性味归经**】辛，热。归脾、胃、肾、心、肺经。

【**功能主治**】温中散寒，回阳通脉，温肺化饮。主治脘腹冷痛、呕吐泄泻、肢冷脉微、寒饮喘咳。

【**用量用法**】3～10克，煎服。

【**使用注意**】阴虚内热、血热妄行者忌用。孕妇慎用。

单方验方

①**卒心痛**：干姜末适量，温酒服方寸匕，须臾，六七服，瘥。②**风寒咳嗽**：干姜末1.5克，热酒调服。③**呕血**：干姜、茯苓、侧柏叶、牡丹皮、半夏各9克，人参、甘草各6克，水煎，临睡前温服。④**变应性鼻炎**：炮干姜、甘草各10克，水煎服，每日1剂，每日服2次，一般服药1～4剂即可获愈。⑤**消化不良**：干姜丝、绿茶各3克，将上药放入杯中，用开水150毫升冲泡，加盖焖泡10分钟，每日1剂，代茶饮用。

肉桂

别名 玉桂、牡桂、菌桂、筒桂、大桂、辣桂、桂皮。
来源 本品为樟科植物肉桂 *Cinnamomum cassia* Presl 的干燥树皮或枝皮。

温里药

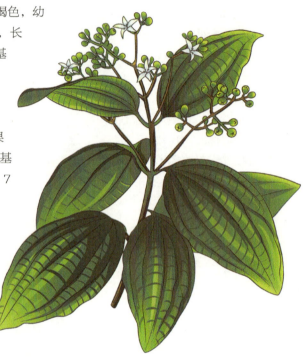

【形态特征】常绿乔木，树皮灰褐色，幼枝多有4棱。叶互生，叶片革质，长椭圆形或近披针形，先端尖，基部钝，全缘，3出脉于背面明显隆起。圆锥花序腋生或近顶生，花小，白色，花被6朵，能育雄蕊9枚，子房上位，胚珠1。浆果椭圆形，长约1厘米，黑紫色，基部有浅杯状宿存花被。花期5～7月；果期至次年2～3月。

【生境分布】多为栽培。主产于云南、广西、广东、福建等地。

【采收加工】多于秋季剥取，阴干。

【性味归经】辛、甘，大热。归肾、脾、心、肝经。

【功能主治】补火助阳，引火归元，散寒止痛，温通经脉。主治阳痿宫冷、腰膝冷痛、肾虚作喘、虚阳上浮、眩晕目赤、心腹冷痛、虚寒吐泻、寒疝腹痛、经闭、痛经。

【用量用法】1～5克，煎服，宜后下；研末冲服，每次1～2克。

【使用注意】有出血倾向者及孕妇慎用；不宜与赤石脂同用。

单方验方

①**支气管哮喘**：肉桂粉1克，加入无水乙醇10毫升，静置10小时后取上清液0.15～0.3毫升，加2％普鲁卡因至2毫升混匀，注入两侧肺俞穴，每穴0.1毫升；此法对心脏机能代偿不全及高衰竭患者忌用。②**肾阳虚腰痛**：肉桂粉适量，每次5克，每日2次，3周为1个疗程。③**小儿流涎**：肉桂10克（1次量），研成细末，醋调至糊饼状，每晚临睡前贴敷于双侧涌泉穴上，胶布固定，次日早晨取下。④**急性附子中毒**：肉桂5～10克，用开水冲泡，服后5～15分钟即出现呕吐，使毒物吐出，15～30分钟后症状逐渐缓解；如仍不缓解，可再取肉桂3～5克，如法再服。

吴茱萸

温里药

别名 茶辣、曲药子、食茱萸、伏辣子、臭泡子、吴萸、左力。
来源 本品为芸香科植物吴茱萸 *Evodia rutaecarpa* (Juss.) Benth. 等同属数种的干燥近成熟果实。

【**形态特征**】灌木或小乔木，全株具臭气，幼枝、叶轴及花序轴均被锈色长柔毛。叶对生，单数羽状复叶，小叶5～9片，椭圆形至卵形，全缘或有微小钝锯齿，两面均密被长柔毛，有粗大腺点。花单性，雌雄异株；聚伞状花序顶生，花白色，5数。蓇葖果，果实略呈扁球形，直径2～5毫米，表面绿黑色或暗黄绿色，粗糙，有多数凹下细小油点，顶平，中间有凹窝及5条小裂缝，有的裂成5瓣；基部有花萼及短果柄，果柄密生毛茸，成熟时紫红色，表面有粗大的腺点；每心皮具种子1枚。花期6～8月；果期9～10月。

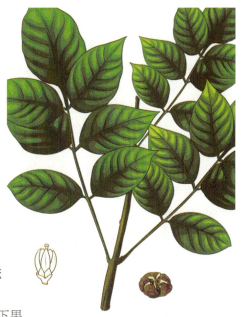

【**生境分布**】生长于温暖地带路旁、山地或疏林下。主产于长江流域以南各地。多为栽培。

【**采收加工**】8～11月果实尚未开裂时，剪下果枝，晒干或低温干燥，除去枝、叶、果梗等杂质。

【**性味归经**】辛、苦，热；有小毒。归肝、脾、胃、肾经。

【**功能主治**】散寒止痛，降逆止呕，助阳止泻。主治厥阴头痛、寒疝腹痛、寒湿脚气、经行腹痛、脘腹胀痛、呕吐吞酸、五更泄泻；外治口疮、高血压。

【**用量用法**】2～5克，煎服。

【**使用注意**】辛热燥烈之品，易损气动火，不宜多用久服，阴虚有热者忌用。吴茱萸、黄连、生姜均有止呕之功，然吴茱萸治肝火犯胃之呕酸，黄连治胃中实热之呕苦，生姜治胃寒上逆之呕水，三者各有不同。

单方验方

①**肝火**：吴茱萸30克（或15克），黄连18克，上为末，水丸或蒸饼丸，白汤下五十丸。②**虚寒性胃痛**：吴茱萸适量，研为细末，加醋、凡士林少许，调成软膏，敷于神阙、中脘穴，隔日换药1次，10日为1个疗程。③**虚寒多唾**：吴茱萸100克，研为细末，备用；每次1.5克，装胶囊吞服，生姜汤送下，每日3次。④**婴幼儿腹泻**：吴茱萸20克，研为细末，加米醋适量调成糊状，敷在脐周，覆盖部位以神阙穴为中心，包括下脘、天枢（双）、气海穴，24小时取下。

丁香

别名 丁子香、公丁香、支解香、雄丁香。

来源 本品为桃金娘科植物丁香 *Eugenia caryophyllata* Thunb. 的干燥花蕾。

温里药

【形态特征】常绿乔木，高达12米。单叶对生，革质，卵状长椭圆形至披针形，长5～12厘米，宽2.5～5厘米，先端尖，全缘，基部狭窄，侧脉平行，具多数透明小油点。花顶生，复聚伞花序；萼筒先端4裂，齿状，肉质；花瓣紫红色，短管状，具4裂片，雄蕊多数，成4束与萼片互生，花丝丝状；雌蕊1枚，子房下位，2室，具多数胚珠，花柱锥状，细长，顶端有宿萼，稍似鼓槌状，长1～2厘米，上端蕾近球形，下端萼部类圆柱形而略扁，向下渐狭，表面呈红棕色或暗棕色，有颗粒状凸起，用指甲刻画时有油渗出。浆果椭圆形，长约2.5厘米，红棕色。

【生境分布】生长于路边、草坪、向阳坡地或与其他花木搭配栽植在林缘。主产于坦桑尼亚、马来西亚、印度尼西亚等地。我国海南省也有栽培。

【采收加工】当花蕾由绿色转为红色时采摘，晒干。

【性味归经】辛，温。归脾、胃、肺、肾经。

【功能主治】温中降逆，补肾助阳。主治脾胃虚寒、呃逆呕吐、食少吐泻、心腹冷痛、肾虚阳痿。

【用量用法】1～3克，煎服或研末冲服；或研末外敷。

【使用注意】胃热引起的呃逆或兼有口渴、口苦、口干者不宜食用。热性病及阴虚内热者忌食。不宜与郁金同用。

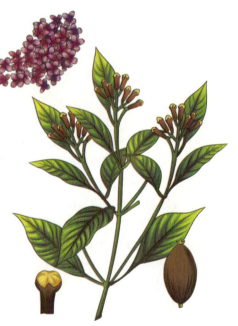

单方验方

①呃逆：公丁香1克（10～15粒），细嚼，嚼时有大量唾液分泌，切勿将其吐出，要徐徐咽下，待药味尽，将口内剩余药渣吞下；30分钟如不止，可连用3次。②麻痹性肠梗阻：丁香30～60克，研成细末，加75%乙醇调和（对酒精过敏者，可用开水调和），敷于脐及脐周，直径6～8厘米，上用纱布、塑料薄膜覆盖，再以胶布固定（对胶布过敏者，改用绷带固定）。③小儿疝气疼痛：母丁香适量，研为极细末，过100目筛，装瓶密封备用；用时取药末适量，填满脐窝，用塑料覆盖，外加胶布固定，2日换药1次，一般4～6次即可见效；注意卧床休息。

高良姜

别名 良姜、小良姜、海良姜、膏良姜。

来源 本品为姜科植物高良姜 *Alpinia officinarum* Hance 的干燥根茎。

温里药

【形态特征】多年生草本，高30~110厘米。根茎棕红色或紫红色。叶互生，叶片线状披针形，先端渐尖或尾尖，基部渐窄，全缘或具不明显的疏钝齿，两面颓净；叶鞘开放抱茎，叶舌膜质，长达3厘米，棕色。总状花序顶生，花序轴被茸毛，小苞片极小，花萼先端不规则3浅圆裂，外被短毛；花冠管漏斗状。蒴果球形，不开裂，被茸毛，熟时橙红色。花期4~10月。

【生境分布】生长于山坡、旷野的草地或灌木丛中。主产于广东、海南、广西、云南等地。

【采收加工】夏末秋初采挖，除去须根及残留的鳞片，洗净，切段，晒干。

【性味归经】辛，热。归脾、胃经。

【功能主治】温胃散寒，消食止痛。主治脘腹冷痛、胃寒呕吐、嗳气吞酸。

【用量用法】3~6克，煎服；研末服，每次3克。

【使用注意】阴虚有热者忌服；胃热者忌服。

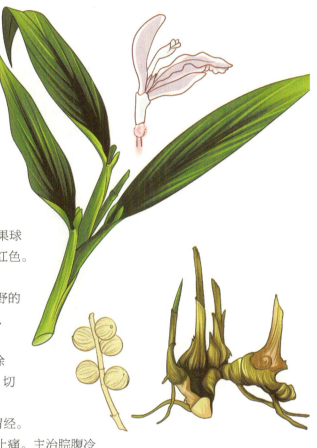

单方验方

①**花斑癣**：高良姜50克，与75%的乙醇250毫升混合浸泡7日备用；用时涂搽患处，每日2次，涂搽后有隐刺痛，几分钟后自行消失。②**胸胁胀痛**：高良姜、厚朴、当归各15克，桂心5克，生姜10克，水煎服。③**胃寒病、吐清水**：高良姜、延胡索各15克，水煎服。④**胃寒气滞作痛**：高良姜、制香附各100克，共研为细末，水泛为丸，每服5克，每日3次。

胡椒

温里药

别名 浮椒、玉椒、味履支、白胡椒、白川、黑胡椒。

来源 本品为胡椒科植物胡椒 *Piper nigrum* L. 的干燥近成熟果实或成熟果实。

【**形态特征**】常绿藤本。茎长达5米许，多节，节处略膨大，幼枝略带肉质。叶互生，叶柄长1.5～3厘米，上面有浅槽；叶革质，阔卵形或卵状长椭圆形，长8～16厘米，宽4～7厘米，先端尖，基部近圆形，全缘，上面深绿色，下面苍绿色，基出脉5～7条，在下面隆起。花单性，雌雄异株，杂性，穗状花序侧生茎节上；总花梗与叶柄等长，花穗长约10厘米；每花有一盾状或杯状苞片，陷入花轴内，通常具侧生的小苞片；无花被；雄蕊2枚，花丝短，花药2室；雌蕊子房圆形，1室，无花柱，柱头3～5裂，有毛。浆果球形，直径4～5毫米，稠密排列；果穗圆柱状，幼时绿色，熟时红黄色，种子小。花期4～10月；果期10月至次年4月。

【**生境分布**】生长于荫蔽的树林中。分布于海南、广东、广西、云南等地。

【**采收加工**】秋末至次春果实呈暗绿色时采收，晒干，为黑胡椒；果实变红时采收，水浸，剔除去果肉，晒干，为白胡椒。

【**性味归经**】辛，热。归胃、大肠经。

【**功能主治**】温中止痛，下气消痰。主治腹痛泄泻、食欲不振、癫痫多。

【**用量用法**】0.6～1.5克，研粉吞服；外用适量。

【**使用注意**】胃热或胃阴虚者忌用。消化道溃疡、咳嗽咯血、咽喉炎症、眼疾患者慎食。

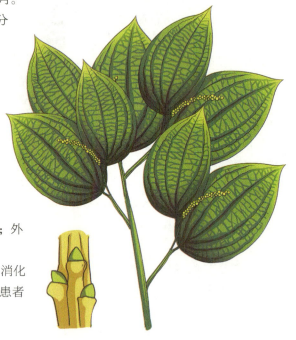

①**五脏风冷，冷气心腹痛，吐清水**：胡椒酒适量，服之；亦宜汤服。②**心下大痛**：胡椒49粒，乳香3克，研匀，男用生姜女用当归，以酒调下。③**胃痛**：白胡椒7粒，大枣（去核）7枚，大枣每个内入白胡椒，线扎好，饭锅上蒸7次，同捣为丸如绿豆大，每服7丸，温滚水下；若壮实者用10丸，服后痛止；胃中作热作饥，以粥饭压之即安。④**寒性腹痛**：白胡椒1.5克，鸡蛋1个，共煮，喝汤食蛋。⑤**阳缩**：胡椒50粒，老白干酒适量，酒用水温热，冲入捣碎的胡椒上，趁热服食。

小茴香

别名 谷茴香、土茴香、野茴香、茴香子、谷香、香子。
来源 本品为伞形科植物茴香 *Foeniculum vulgare* Mill. 的干燥成熟果实。

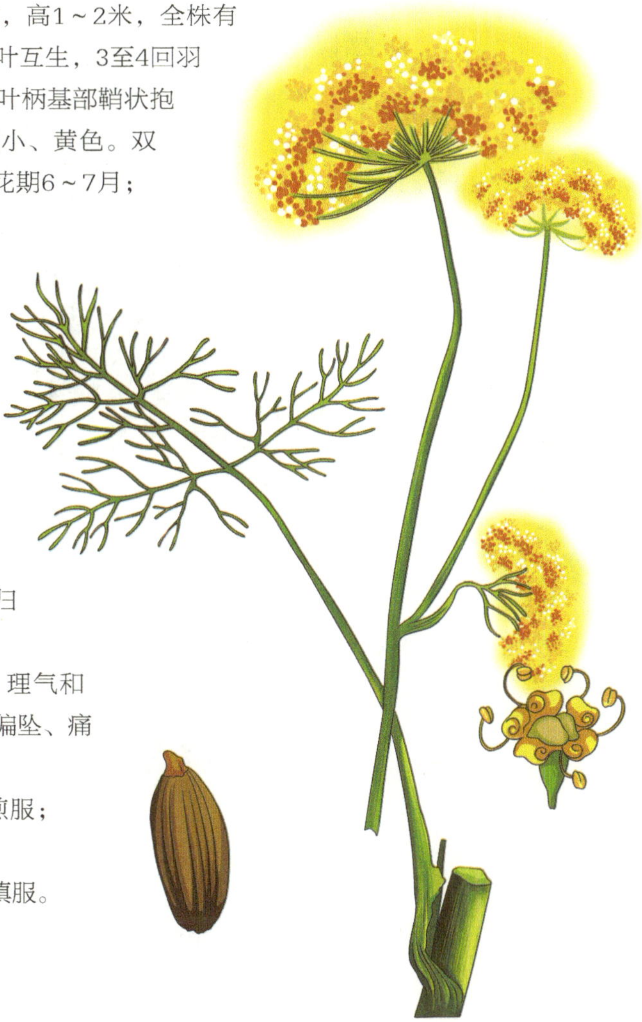

温里药

【形态特征】多年生草本，高1～2米，全株有香气。茎直立，有纵棱。叶互生，3至4回羽状分裂，裂片丝状线形；叶柄基部鞘状抱茎。复伞形花序顶生；花小、黄色。双悬果，每分果有5纵棱。花期6～7月；果期10月。

【生境分布】全国各地均有栽培。主产于山西、内蒙古、甘肃、辽宁等地。

【采收加工】秋季果实初熟时采割植株，晒干，打下果实，除去杂质。

【性味归经】辛，温。归肝、肾、脾、胃经。

【功能主治】散寒止痛，理气和胃。主治寒疝腹痛、睾丸偏坠、痛经、睾丸鞘膜积液。

【用量用法】3～6克，煎服；外用适量。

【使用注意】阴虚火旺者慎服。

单方验方

①**闪挫腰痛**：茴香适量，为末，酒服3～5克。②**肾气作痛**：小茴香100粒，黑白牵牛末10克，川椒50粒，猪腰子1具，将猪腰子切开，入茴香、川椒、牵牛末扎定，纸包煨熟，空心食之，酒下，取出恶物效。③**痛经**：小茴香9克，生姜4片，水煎服。

八角茴香

别名 八角、大茴香、八月珠、五香八角。
来源 本品为木兰科植物八角茴香 *Illicium verum* Hook. F. 的干燥成熟果实。

温里药

【形态特征】常绿乔木，高达20米，树皮灰色至红褐色。叶互生或螺旋状排列，革质，椭圆形或椭圆状披针形，长6～12厘米，宽2～5厘米，上面深绿色，光亮无毛，有透明油点，下面淡绿色，被疏毛。花单生于叶腋，有花梗；萼片3片，黄绿色；花瓣6～9片，淡红色至深红色；雄蕊15～19枚；心皮8～9个；胚珠倒生。聚合果芒状。花期春、秋季；果期秋季至次年春季。

【生境分布】生长于阴湿、土壤疏松的山地。主产于广东、广西等地。

【采收加工】秋、冬两季果实由绿变黄时采摘，置沸水中略烫后干燥或直接干燥。

【性味归经】辛，温。归肝、肾、脾、胃经。

【功能主治】温阳散寒，理气止痛。主治寒疝腹痛、肾虚腰痛、胃寒呕吐、脘腹冷痛。

【用量用法】3～6克，煎服或入丸、散；外用适量，研末调敷。

【使用注意】阴虚火旺者慎服。

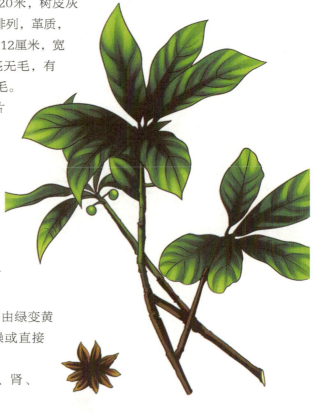

①**疝气偏坠**：大茴香末、小茴香末各30克，用猪尿包1个，连尿入两末内，系定罐内，用酒煮烂，连包同捣丸如梧子大，每服50丸，白汤下。②**肩周炎**：八角茴香、花椒各3克，大枣10枚，水煎服，每日1～2次。③**乳腺囊性增生病**：八角茴香1枚，核桃1个（取仁），饭前嚼烂，吞下，每日3次。

陈皮

理气药

别名 红皮、橘皮、橘子皮、黄橘皮、广橘皮、果皮、贵老。

来源 本品为芸香科植物橘 *Citrus reticulata* Blanco 及其栽培变种的干燥成熟果皮。

【形态特征】常绿小乔木，高约3米。小枝柔弱，通常有刺。叶互生，叶柄细长，翅不明显，叶革质，披针形或卵状披针形，长5.5～8厘米，宽2.5～4厘米，先端渐尖，基部楔形，全缘或有钝齿，上面深绿色，下面淡绿色，中脉稍突起。春季开黄白色花，单生或簇生叶腋，芳香，萼片5片，花瓣5片，雄蕊18～24枚，花丝常3～5枚合生，子房9～15室。柑果扁圆形或圆形，直径5～7厘米，橙黄色或淡红色，果皮疏松，肉瓤极易分离。种子卵形，白黄色，先端有短嘴状突起。果期10～12月。

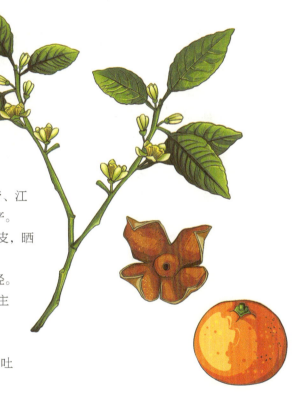

【生境分布】生长于丘陵、低山地带、江河湖泊沿岸或平原。全国各产橘区均产。

【采收加工】采摘成熟果实，剥取果皮，晒干或低温干燥。

【性味归经】苦、辛，温。归肺、脾经。

【功能主治】理气健脾，燥湿化痰。主治脘腹胀满、食少吐泻、咳嗽痰多。

【用量用法】3～10克，煎服。

【使用注意】气虚体燥、阴虚燥咳、吐血及内有实热者慎服。

单方验方

①**体质壮实之高血脂病**：陈皮25克，山楂15克，丹参10克，甘草5克，以1500毫升煮沸，小火再煮20分钟，过滤即可服用；经常腹泻或消化性溃疡者不宜用。②**慢性气管炎痰湿蕴肺型**：鲜橘皮1～2个，放入带盖杯中，倒入开水，5～10分钟后即可饮用，橘皮每日更换1次；如有发热咳脓痰者，可配合使用抗生素。③**急性乳腺炎**：陈皮70克，水煎2次，早、晚分服，每日1剂，15日为1个疗程。

枳壳

别名 香橙、酸橙、枸头橙。
来源 本品为芸香科植物酸橙 *Citrus aurantium* L.、枸橘的近成熟果实。

理气药

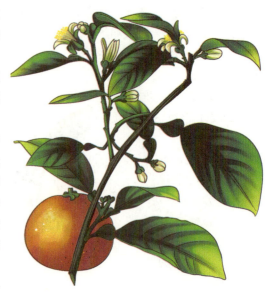

【形态特征】酸橙为常绿小乔木。枝三棱形，有长刺。叶互生，叶柄有狭长形或狭长倒心形的叶翼，长8～15毫米，宽3～6毫米；叶片革质，倒卵状椭圆形或卵状长圆形，长3.5～10厘米，宽1.5～5厘米，先端短而钝，渐尖或微凹，基部楔形或圆形，全缘或微波状，具半透明油点。花单生或数朵簇生于叶腋及当年生枝条的顶端，白色，芳香；花萼杯状，5裂；花瓣5片，椭圆形；雄蕊20枚以上；子房上位，雌蕊短于雄蕊，柱头头状。柑果近球形，熟时橙黄色，味酸。花期4～5月；果期6～11月。

【生境分布】我国长江流域及其以南各省区均有栽培。常见的栽培品种有：朱栾（小红橙）、枸头橙、江津酸橙等。主要分布在江苏、浙江、江西、福建、台湾、湖北、湖南、广东、广西、四川、贵州、云南等地。

【采收加工】7～8月间采收，从中部横切成两半，阴干、风干或微火烘干。

【性味归经】苦、辛、酸，微寒。归脾、胃经。

【功能主治】理气宽中，行滞消胀。主治胸胁气滞、胀满疼痛、食积不化、痰饮内停、脏器下垂。

【用量用法】3～10克，煎服；或入丸、散；外用煎水洗或炒热熨。

【使用注意】脾胃虚弱者及孕妇慎服。

单方验方

①**伤寒呃噫**：枳壳25克（去穰，麸炒黄），木香5克，共研为细末，每服5克，白汤调下。

②**顺气止痢**：枳壳（炒）120克，甘草（炙）30克，共研为细末，每服5克，空心沸汤点服。

③**大便下血**：枳壳10克，乌梅肉15克，川黄连2.5克，共研细末，饭前开水冲下，分2次服。

④**产后生肠不收**：枳壳100克。去穰煎汤，温浸良久即入。⑤**乳房胀痛**：枳壳、香附、佛手、青皮、橘叶各10克，水煎服。⑥**肋间神经痛**：枳壳、青皮各15克，姜黄9克，肉桂6克，三七、甘草各3克，上药共研极细末，备用；每次服6克，每日服2次，温开水送服。

枳实

别名 臭橙、香橙、枸头橙、枸棘子、铁篱笆。

来源 本品为芸香科植物酸橙 *Citrus aurantium* L. 及其栽培变种等的干燥幼果。

理气药

【形态特征】酸橙为常绿小乔木。枝三棱形，有长刺。叶互生，叶柄有狭长形或狭长倒心形的叶翼，长8～15毫米，宽3～6毫米；叶片革质，倒卵状椭圆形或卵状长圆形，长3.5～10厘米，宽1.5～5厘米，先端短而钝，渐尖或微凹，基部楔形或圆形，全缘或微波状，具半透明油点。花单生或数朵簇生于叶腋及当年生枝条的顶端，白色，芳香；花萼杯状，5裂；花瓣5片，长圆形；雄蕊20枚以上；子房上位，雌蕊短于雄蕊，柱头头状。柑果近球形，熟时橙黄色，味酸。花期4～5月；果期6～11月。

【生境分布】生长于丘陵、低山地带和江河湖泊的沿岸。主产于江苏、江西、福建、四川等地。

【采收加工】5～6月收集自落的果实，除去杂质，自中部横切为两半，晒干或低温干燥，较小者直接晒干或低温干燥。

【性味归经】苦、辛、酸，微寒。归脾、胃经。

【功能主治】破气消积，化痰散痞。主治积滞内停、痞满胀痛、泻痢后重、大便不通、痰滞气阻、胸痹、结胸、胃下垂、脱肛、子宫脱垂。

【用量用法】3～10克，大量可用至30克，煎服。炒后性较平和。

【使用注意】脾胃虚弱者及孕妇慎用。

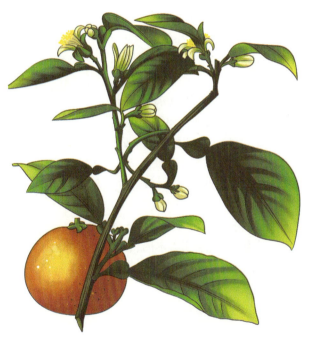

单方验方

①**治痞、消食、强胃：**枳实（麸炒黄色，去瓤）30克，白术60克，上药共为极细末，荷叶裹炒，饭为丸如梧子大，每服50丸，多以白汤下，无时。②**产后腹痛、烦满不得卧：**枳实（烧令黑，勿太过）、芍药各等份，杵为散，服1克，每日3服；并主痈脓，以麦粥下之。③**屡患胸痹痛：**枳实适量，捣为末，宜服1克，每日3服，夜1服。

木香

别名 蜜香、五木香、青木香、南木香、广木香、川木香。
来源 本品为菊科植物木香 *Aucklandia lappa* Decne. 的干燥根。

【形态特征】多年生草本，高1.5～2米，主根粗大。茎被稀疏短柔毛。茎生叶有长柄，叶片三角状卵形或长三角形，长30～100厘米，宽15～30厘米，基部心形，下延成不规则分裂的翅状，边缘不规则波状或浅裂并具稀疏的刺，两面被短毛；茎生叶基部翼状抱茎。头状花序顶生和腋生，花序直径约3厘米，常数个集生于花茎顶端，总苞片约10对；花冠暗紫色，5裂；雄蕊5枚，聚药；子房下位，花柱伸出花冠外。瘦果长锥形，上端有两层羽状冠毛。花期7～8月；果期8～10月。

【生境分布】生长于高山草地和灌木丛中。主产于云南、四川等地。

【采收加工】秋、冬两季采挖，除去泥沙及须根，切段，大的再纵剖成瓣，干燥后撞去粗皮。

【性味归经】辛、苦，温。归脾、胃、大肠、三焦、胆经。

【功能主治】行气止痛，健脾消食。主治胸胁、脘腹胀痛、泻痢后重、食积不消、不思饮食。煨木香实肠止泻，主治泄泻腹痛。

【用量用法】3～6克，煎服。

【使用注意】阴虚、津液不足者慎用。

单方验方

①**内钓腹痛**：木香、没药、乳香各1.5克，水煎服。②**一切气、攻刺腹胁胀满、大便不利**：木香60～90克，枳壳60克（麸炒微黄，去瓤），川大黄（锉碎，微炒）、牵牛子各（微炒）120克，诃黎勒皮90克，上药捣罗为末，炼蜜和丸梧桐子大，食前生姜汤下30丸。③**慢性胃炎**：丁香、厚朴各3～6克，木香3克，水煎服。④**小儿腹泻**：木香、丁香各5～10克，肉桂4～6克，药共研为细末，置纱布袋内，用绷带固定小儿脐上1夜，一般1～3次即可见效。

沉香

别名 土沉香、沉水香、沉香木、白木香、牙香树、奇南香。

来源 本品为瑞香科植物白木香 *Aquilaria sinensis* (Lour.) Gilg 含有树脂的心材。

理气药

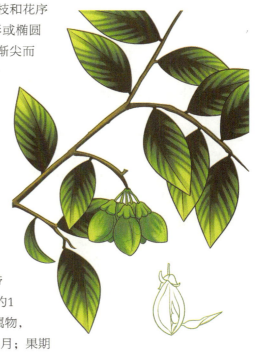

【形态特征】常绿乔木。树皮灰褐色，小枝和花序被柔毛。叶互生，革质，长卵形、倒卵形或椭圆形，长6～12厘米，宽2～4.5厘米，先端渐尖而钝，基部楔形，全缘，两面被疏毛，后渐脱落，光滑而亮；叶柄长约5毫米，被柔毛。伞形花序顶生和腋生；总花梗被灰白色茸毛，小花梗长0.5～1.2厘米，被灰白色茸毛；花黄绿色，被茸毛；花被钟形，5裂，矩圆形，长约7毫米，宽约4毫米，先端钝圆，花被管喉部有鳞片10片，密被白色茸毛，长约5毫米，基部连合成一环；雄蕊10枚，花丝粗壮；子房卵形，密被茸毛。蒴果倒卵形，木质，扁压状，长2.5～3厘米，密被灰白色毛，基部具稍带木质的宿存花被。种子棕黑色，卵形，长约1厘米，先端渐尖，种子基部延长为角状附属物，红棕色，长达2厘米，上部扩大。花期3～5月；果期5～6月。

【生境分布】生长于中海拔山地、丘陵地。主产于广东、广西、福建、台湾等地。

【采收加工】全年均可采收，割取含树脂的木材，除去不含树脂的部分，阴干。

【性味归经】辛、苦，微温。归脾、胃、肾经。

【功能主治】行气止痛，温中止呕，纳气平喘。主治胸腹胀闷疼痛、胃寒呕吐呃逆、肾虚气逆喘急。

【用量用法】1～5克，煎服，宜后下。

【使用注意】阴虚火旺、气虚下陷者慎用。

草方验方

①**胃冷久呃**：沉香、紫苏、白豆蔻各3克，为末，每服1.5～2.7克，柿蒂汤下。②**胸中痰热，积年痰火、无血者**：沉香、黄连（姜汁炒）各60克，半夏曲（用姜汁一小杯、竹沥一大盏制）240克，木香30克，为细末，甘草汤泛为丸，空心淡姜汤下6克。③**胞转不通或过忍小便所致，当治其气则愈，非利药可通也**：沉香、木香各6克，为末，白汤空腹服之，以通为度。

川楝子

理气药

别名 楝实、金铃子、练实、川楝实。

来源 本品为楝科植物川楝 *Melia toosendan* Sieb. Et Zucc. 的干燥成熟果实。

【**形态特征**】落叶乔木，高可达10余米。树皮灰褐色，有纵沟纹，幼嫩部分密被星状鳞片。叶互生，2至3回单数羽状复叶，小叶3～11片，长卵圆形，长4～7厘米，宽2～3.5厘米，先端渐尖，基部圆形，两侧常不对称，全缘或部分具稀疏锯齿。紫色花，腋生圆锥状排列的聚伞花序，花直径6～8毫米，萼片5～6片；花瓣5～6片；雄蕊为花瓣的2倍，花丝连合成一管；子房瓶状。核果大，椭圆形或近圆形，长约3厘米，黄色或栗棕色，有光泽，核坚硬木质，有棱，6～8室。种子3～5枚。花期夏季。

【**生境分布**】生长于丘陵、田边；有栽培。主产于四川、云南等地。

【**采收加工**】冬季果实成熟时采收，除去杂质，干燥。

【**性味归经**】苦，寒；有小毒。归肝、小肠、膀胱经。

【**功能主治**】疏肝泄热，行气止痛，驱虫。主治肝郁化火、胸胁、脘腹胀痛、疝痛疼痛、虫积腹痛。

【**用量用法**】5～10克，煎服；外用适量，研末调涂。

【**使用注意**】本品有毒，不宜过量或持续服用。脾胃虚寒者慎用。

草方验方

①**急性乳腺炎**：川楝子（连皮和仁）、红糖各适量，捣碎晒干，炒微黄，研细末，每次9克，加红糖，用黄酒或开水100～200毫升冲服，每日1～2次，可连服2～6日。②**泌尿系感染**：川楝子20～30克，砸碎，水煎2次，将2次药液混匀，早、晚分服，每日1剂。③**郁热胃痛**：川楝子、延胡索、苦参各9克，木香6克，水煎服，每日1剂，每日服2次。

乌药

别名 旁其、矮樟根、土木香、香桂樟、台乌药。

来源 本品为樟科植物乌药 *Lindera aggregata* (Sims) Kosterm. 的干燥块根。

【形态特征】常绿灌木或小乔木，高可达5米，胸径约4厘米。树皮灰褐色，根有纺锤状或结节状膨胀，外面棕黄色至棕黑色，表面有细皱纹；幼枝青绿色，具纵向细条纹，密被金黄色绢毛，后渐脱落；顶芽长椭圆形。叶互生，卵形，椭圆形至近圆形，先端长渐尖或尾尖，基部圆形，革质或有时近革质，上面绿色，有光泽，下面苍白色，幼时密被棕褐色柔毛，后渐脱落，偶见残存斑块状黑褐色毛。伞形花序。核果。花期3～4月；果期5～11月。

【生境分布】生长于向阳山谷、坡地或疏林灌木丛中。主产于浙江、湖南、湖北、安徽、广东、四川、重庆、云南等地。多为野生。

【采收加工】全年均可采挖，除去细根，洗净，趁鲜切片，晒干，或直接晒干。

【性味归经】辛，温。归肺、脾、肾、膀胱经。

【功能主治】行气止痛，温肾散寒。主治寒凝气滞、胸腹胀痛、气逆喘急、膀胱虚冷、遗尿尿频、疝气疼痛、经寒腹痛。

【用量用法】6～10克，煎服。

【使用注意】气血虚而有内热者不宜服用。

单方验方

①**寒凝气滞冷痛**：乌药根、小茴香、青皮、高良姜各适量，等份炒制，研末，温酒冲服。

②**跌打损伤（背部伤尤宜）**：乌药根30克，威灵仙15克，水煎服；或乌药叶捣烂酒炒，敷患处。③**流行性出血热多尿期**：乌药10克，熟地黄、山药各30克，桑螵蛸、益智仁各15克，每日1剂，水煎服。④**气秘**：乌药、槟榔各9克，大黄、木香、枳实各6克，水煎服，每日2次。

⑤**遗尿**：乌药、益智仁、山药各等份，酒煮山药为糊，其余2味研末为丸，每次10克，每日服2次。

大腹皮

别名 槟榔皮、槟榔壳、大腹毛、大腹绒。

来源 本品为棕榈科植物槟榔 *Areca catechu* L. 的干燥果皮。

理气药

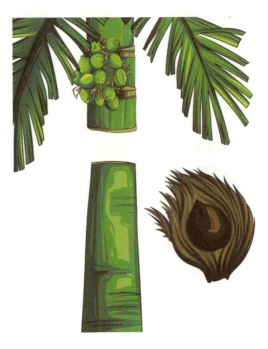

【**形态特征**】乔木。茎直立，高10～30米，有明显的环状叶痕。叶簇生于茎顶，羽片多数，两面无毛，狭长披针状线形。雌雄同株，花序多分枝，花序轴粗壮压扁，分枝曲折，长25～30厘米，上部纤细，着生1列或2列雄花，而雌花单生于分枝的基部。果实长圆形或卵球形，长3～5厘米，橙黄色，中果皮厚，纤维质。种子卵形。花、果期3～4月。

【**生境分布**】生长于无低温地区和潮湿、疏松、肥沃的土壤及高环山梯田。主产于海南。

【**采收加工**】冬季至次年春季采收未成熟的果实，煮后干燥，纵剖2瓣，剥取果皮。

【**性味归经**】辛，微温。归脾、胃、大肠、小肠经。

【**功能主治**】行气宽中，行水消肿。主治湿阻气滞、脘腹胀闷、大便不爽、水肿胀满、脚气浮肿、小便不利。

【**用量用法**】5～10克，煎服。

【**使用注意**】本品辛散耗气，气虚者慎用。

单方验方

①**全身浮肿**：大腹皮20克，陈皮、姜皮各1.25克，茯苓皮25克，桑白皮15克，水煎服。②**妊娠气壅攻腰，疼痛不可忍**：大腹皮（锉）、郁李仁（汤浸，去皮尖，微炒）、泽泻各50克，上为散，每服20克，水1中盏，生姜0.25克，煎至六分，去渣温服，不拘时。③**心中寒发痛甚**：大腹皮（锉）25克，高良姜、芍药各50克，吴茱萸（汤浸1宿，焙干，炒）0.5克，每服10克，温酒调下；生姜汤亦可。④**热病、肺壅气喘、膈中不利**：大腹皮（锉）、人参（去芦头）各50克，赤茯苓、枳实（麸炒微黄）、柴胡（去苗）、桑白皮（锉）各1.5克，每服20克，水1大盏，煎至五分，去渣温服，不拘时。

佛手

别名 手柑、香橼、五指柑、佛手柑。

来源 本品为芸香科植物佛手 *Citrus medica* L. var. *sarcodactylis* Swingle 的干燥果实。

理气药

【**形态特征**】常绿小乔木或灌木。老枝灰绿色，幼枝略带紫红色，有短而硬的刺。单叶互生；叶柄短；叶片革质，长椭圆形或倒卵状长圆形。花单生，簇生或为总状花序；花萼杯状；花瓣5片，内面白色，外面紫色。柑果卵形或矩圆形，顶端分裂如拳状，或张开似指尖，其裂数代表心皮数，表面橙黄色，粗糙，果肉淡黄色。种子数枚，卵形，先端尖，有时不完全发育。花期4～5月；果期10～12月。

【**生境分布**】生长于果园或庭院中。主产于广东、四川及福建等地；次产于广西、云南、浙江及江西等地。

【**采收加工**】秋季果实尚未变黄或变黄时采收，纵切成薄片，晒干或低温干燥。

【**性味归经**】辛、苦、酸，温。归肝、脾、肺经。

【**功能主治**】疏肝理气，和胃止痛，燥湿化痰。主治肝胃气滞、胸胁胀痛、胃脘痞满、食少呕吐、咳嗽痰多。

【**用量用法**】3～10克，煎服。

【**使用注意**】阴虚有火、无气滞症状者慎服。

单方验方

①**消化不良（脘腹胀满不舒、食欲不振、嗳气、胃痛者）**：佛手6～9克，配山楂、麦芽、神曲等，并配合适当的理气药，水煎服。②**湿痰咳嗽（包括慢性气管炎）**：佛手、姜半夏各10克，砂糖适量，水煎服。③**慢性支气管炎、肺气肿**：佛手30克，加蜜糖适量泡汤，代茶饮；或配半夏、茯苓等煎服，连服2个月。④**胆绞痛**：佛手酒浸剂，适量内服；对胆石症引起胆绞痛经常发作者，可起到长期缓解作用。⑤**食欲不振**：佛手、枳壳、生姜各5克，黄连0.9克，水煎服，每日1剂。⑥**肝胃气痛（包括慢性胃炎、胃神经痛等）**：鲜佛手20～25克（干品10克），开水冲泡，代茶饮；或佛手、延胡索各10克，水煎服。

香橼

别名 枸橼、香圆、香泡树、香橼柑。

来源 本品为芸香科植物枸橼 *Citrus medica* L. 等的干燥成熟果实。

【形态特征】常绿小乔木，高2米左右。枝具短而硬的刺，嫩枝幼时紫红色。叶大，互生，革质；叶片长圆形或长椭圆形，长8～15厘米，宽3.5～6.5厘米，先端钝或钝短尖，基部阔楔形，边缘有锯齿；叶柄短而无翼，无节或节不明显。短总状花序，顶生及腋生；花3～10朵丛生，有两性花及雄花之分；萼片5片，合生如浅杯状，上端5浅裂；花瓣5片，肉质，白色，外面淡紫色；雄蕊约30枚；雌蕊1枚，子房上部渐狭，花柱有时宿存。柑果长椭圆形或卵圆形，果顶有乳状突起，长径10～25厘米，横径5～10厘米，熟时柠檬黄色，果皮粗厚而芳香，瓤囊细小，12～16瓣，果汁黄色，味极酸而苦。种子10枚左右，卵圆形，子叶白色。花期4月；果期8～9月。

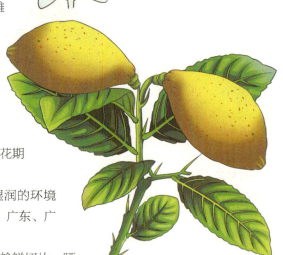

【生境分布】生长于沙壤土，比较湿润的环境中。长江流域及其以南地区均有分布，广东、广西栽培较多。

【采收加工】秋季果实成熟时采收，趁鲜切片，晒干或低温干燥。

【性味归经】辛、苦、酸，温。归肝、脾、肺经。

【功能主治】疏肝理气，宽中，化痰。主治肝胃气滞、胸胁胀痛、脘腹痞满、呕吐噫气、痰多咳嗽。

【用量用法】3～10克，煎服。

【使用注意】阴虚血燥者及气虚孕妇慎服。

单方验方

①**甲状腺肿肝郁气滞证：**香橼皮9克，海带120克，浸泡于米醋中，7日后服食，每日吃海带6～9克，连服半月。②**食滞胃痛：**香橼、炒鸡内金各30克，降香6克，上药共研为细末，每次服6克，每日服3次，开水冲服。

玫瑰花

别名 湖花、徘徊花、刺玫瑰、笔头花。

来源 本品为蔷薇科植物玫瑰 *Rosa rugosa* Thunb. 的干燥花蕾。

【形态特征】直立灌木；茎丛生，有茎刺。单数羽状复叶互生，椭圆形或倒卵形，先端急尖或圆钝，叶柄和叶轴有茸毛，疏生小茎刺和刺毛。花单生于叶腋或数朵聚生，苞片卵形，边缘有腺毛，花冠鲜艳，紫红色，芳香。花期5~6月；果期8~9月。

【生境分布】均为栽培。全国各地均产，主产于江苏、浙江、山东等地。

【采收加工】春末夏初花将开放时分批采收，及时低温干燥。

【性味归经】甘、微苦，温。归肝、脾经。

【功能主治】行气解郁，和血止痛。主治肝胃气痛、食少呕恶、月经不调、跌打肿痛。

【用量用法】3~6克，煎服。

【使用注意】阴虚有火者勿服。适宜皮肤粗糙、贫血、体质虚弱者。

单方验方

①**功能性子宫出血：**玫瑰花蕊（初开者）300朵，白冰糖500克，去心蒂，新汲水砂锅内煎取浓汁，滤去渣再煎，白冰糖收膏，早、晚开水冲服。②**乳腺炎：**玫瑰花（初开者）30朵，阴干，去蒂，陈酒煎，饭后服。③**肥胖症：**玫瑰花、茉莉花、代代花、川芎、荷叶各10克，水煎服。④**小儿惊风：**鲜玫瑰花6克，浮小麦10克，水煎服。

天仙藤

理气药

别名 香藤、都淋藤、兜铃苗、长痧藤、马兜铃藤、青木香藤、三百两银。

来源 本品为马兜铃科植物马兜铃 *Aristolochia debilis* Sieb. et *Zucc* 的干燥地上部分。

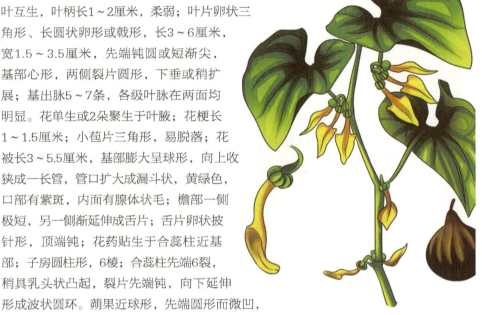

【形态特征】草质藤本。根圆柱形。茎柔弱，无毛。叶互生，叶柄长1～2厘米，柔弱；叶片卵状三角形、长圆状卵形或戟形，长3～6厘米，宽1.5～3.5厘米，先端钝圆或短渐尖，基部心形，两侧裂片圆形，下垂或稍扩展；基出脉5～7条，各级叶脉在两面均明显。花单生或2朵聚生于叶腋；花梗长1～1.5厘米；小苞片三角形，易脱落；花被长3～5.5厘米，基部膨大呈球形，向上收狭成一长管，管口扩大成漏斗状，黄绿色，口部有紫斑，内面有腺体状毛；檐部一侧极短，另一侧渐延伸成舌片；舌片卵状披针形，顶端钝；花药贴生于合蕊柱近基部；子房圆柱形，6棱；合蕊柱先端6裂，稍具乳头状凸起，裂片先端钝，向下延伸形成波状圆环。蒴果近球形，先端圆形而微凹，具6棱，成熟时由基部向上沿空间6瓣开裂；果梗长2.5～5厘米，常撕裂成6条。种子扁平，钝三角形，边线具白色膜质宽翅。花期7～8月；果期9～10月。

【生境分布】生长于山野林绿、溪流两岸或沟边阴湿处、路旁及山坡灌丛中。分布于陕西、甘肃、宁夏、山东、河南、江西、湖北等地。

【采收加工】拣去杂质，洗净泥土，闷润，切段晒干。

【性味归经】苦，温。归肝、脾、肾经。

【功能主治】行气活血，通络止痛。主治脘腹刺痛、疝气疼痛、风湿痹痛、产后腹痛。

【用量用法】3～6克，煎服；外用适量，煎水洗或捣烂敷。

【使用注意】儿童及老年人慎用；孕妇、婴幼儿及肾功能不全者禁用。

单方验方

①妊娠浮肿：天仙藤12～30克，水煎服，每日2次，连服3～5剂。②乳腺炎：鲜天仙藤适量，揉烂外敷，每日换药1次。③疝气作痛：天仙藤50克，好酒一碗煮至半碗，服用即可。④毒蛇、毒虫咬伤及痔疮肿痛：天仙藤鲜品适量，捣烂，敷患处。

天仙子

别名 莨菪子。

来源 本品为茄科植物莨菪 *Hyoscyamus niger* L. 的干燥成熟种子。

【**形态特征**】二年生草本植物，高15～70厘米，有特殊臭味，全株被黏性腺毛。根粗壮，肉质；茎直立或斜上伸，密被柔毛。单叶互生，叶片长卵形或卵状长圆形，顶端渐尖，基部抱茎，茎下部的叶具柄。花淡黄绿色，基部带紫色，花萼筒状钟形，花冠钟形，花药深紫色，子房略呈椭圆形。蒴果包藏于宿存萼内。种子多数，近圆盘形，淡黄棕色。花期5月；果期6月。

【**生境分布**】生长于海拔1700～2600米的山坡，林旁和路边。分布于华北、东北、西北诸省（区），主要分布于河南、河北、辽宁三省。

【**采收加工**】夏、秋两季果实成熟、果皮变黄色时割取全株或果枝，曝晒，打下种子，筛去枝梗、果皮，晒干。

【**性味归经**】苦、辛，温；有大毒。归心、胃、肝经。

【**功能主治**】解痉止痛，平喘，安神。主治胃脘挛痛、喘咳、癫狂风痫。

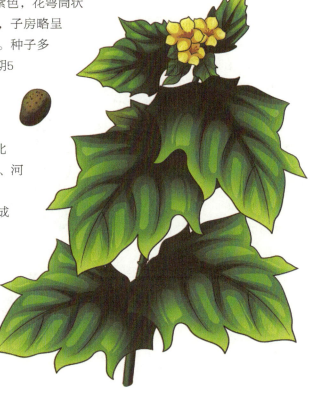

【**用量用法**】0.06～0.6克，研末服；外用适量，煎水外洗或研末调敷。

【**使用注意**】本品大毒，内服宜慎重，不能过量或持续服用。心脏病、心动过速、青光眼患者及孕妇禁用。

单方验方

①**甲沟炎**：天仙子100克，每取15克，用凉开水或蒸馏水调成糊状，敷于患处，外加纱布包扎固定，每日换药1次，直至痊愈，一般用药3日即愈。②**黄水疮**：鲜天仙子叶300克，洗净捣烂绞汁，涂敷患处，每日1次，一般2～3日可治愈。

广枣

别名 山枣、五眼果、人面子、山枣子。

来源 本品系蒙古族习用药材。为漆树科植物南酸枣 *Choerospondias axillaris* (Roxb.) Burtt et Hill 的干燥果实。

理气药

【形态特征】落叶乔木，高7～18米。茎直立，树皮灰褐色，纵裂，枝紫黑色。单数羽状复叶互生，具长柄；小叶7～15片，对生，斜长圆形至长圆状椭圆形，长4～10厘米，宽2～4.5厘米，先端长尖或渐尖，基部偏斜，全缘，两面无毛或下面叶腋有时具丛毛；小叶柄长3～5毫米。花杂性，异株，雄花和假两性花淡紫，直径3～4毫米，呈聚伞状花序；雌花较大，单生于上部叶腋，具梗；花萼杯状，钝5裂；花瓣5片；雄蕊10枚，花丝基部与10裂的花盘黏合，在假两性花中的雄蕊约与花瓣等长，在雄花中的雄蕊突出；子房上位，5室，每室有下垂的胚珠1枚，花柱5枚，分离。浆果椭圆形或卵形，长2～3厘米，宽1.4～2.5厘米，成熟时黄色；核坚硬，近先端有4～5个显明的眼点。

【生境分布】分布于浙江、福建、湖北、湖南、广东、广西、贵州、云南等地。

【采收加工】8～10月采摘成熟果实，晒干。

【性味归经】甘、酸，平。归心经。

【功能主治】行气活血，养心安神。主治气滞血瘀、胸痹作痛、心悸、胸闷气短、心神不安、失眠健忘。

【用量用法】1.5～2.5克，煎服；或入丸、散。

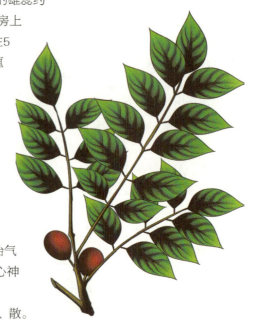

单方验方

①咽喉肿痛、气喘音哑、胸胁刺痛等症：广枣、肉豆蔻各10克，甘草、沉香各8克，丁香6克，檀香、毛诃子（或川楝子）各5克，天竺黄18克，诃子、木香各12克，余甘子（或栀子）35克，白花龙胆花30克，苦参、北沙参各11克，瞿麦13克，上15味药分别挑选，粉碎成细粉，过筛混匀，成人每次1.5～3克，每日1～2次，温开水送服。②胸闷疼痛、心悸气短、心神不安、失眠健忘：广枣450克，木香、肉豆蔻、丁香、牛心粉、枫香脂、沉香各75克，以上7味，粉碎成细粉，过筛混匀，每100克粉末加炼蜜80～100克制成大蜜丸，另取朱砂粉末包衣，即得；口服，每次1丸，每丸重6克，每日1～2次。

柿蒂

别名 柿钱、柿萼、柿丁、柿子把。

来源 本品为柿树科植物柿 *Diospyros kaki* L. F. 的干燥宿萼。

理气药

【形态特征】落叶大乔木，高约14米。树皮深灰色至灰黑色，长方块状开裂；枝开展，有深棕色皮孔，嫩枝有柔毛。单叶互生，叶片卵状椭圆形至倒卵形或近圆形，先端渐尖或钝，基部阔楔形，全缘，上面深绿色，主脉生柔毛，下面淡绿色，有短柔毛，沿脉密被褐色茸毛。花杂性，雄花成聚伞花序，雌花单生叶腋，花冠黄白色，钟形。浆果形状种种，多为卵圆球形，橙黄色或鲜黄色，基部有宿存萼片。种子褐色，椭圆形。花期4~6月；果期6~11月。

【生境分布】多为栽培种。分布于四川、广东、广西、福建等地。

【采收加工】冬季果实成熟时采摘，食用时收集，洗净，晒干。

【性味归经】苦、涩，平。归胃经。

【功能主治】降气止呃。主治呃逆。

【用量用法】5~10克，煎服。

【使用注意】脾胃泄泻、便溏、体弱多病、外感风寒者忌用。

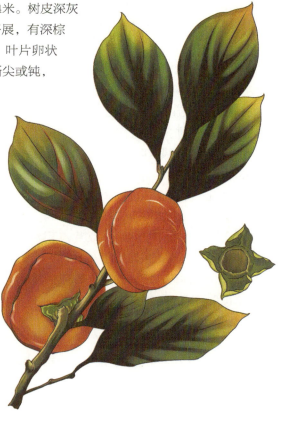

①**呃逆**：柿蒂、丁香、人参各等份，研为细末，水煎，食后服。②**呃逆不止**：柿蒂（烧灰存性）适量，为末，黄酒调服；或用姜汁、砂糖等份和匀，炖热徐服。③**伤寒呕哕不止**：干柿蒂7枚，白梅3枚，上2味，粗捣筛，只作一服，用水一盏，煎至半盏，去渣温服，不拘时。④**脑满咳逆不止**：柿蒂、丁香各30克，上细切，每服12克，水一盏半，姜五片，煎至七分，去渣热服，不拘时。

山楂

别名 酸枣、赤瓜实、棠梨子、山里红果。
来源 本品为蔷薇科植物山楂 *Crataegus pinnatifida* Bge. 等的干燥成熟果实。

消食药

【形态特征】落叶乔木或大灌木，高达8米。树皮暗棕色，多分枝，枝条无刺或具稀刺。单叶互生；具托叶，托叶卵圆形至卵状披针形，边缘具锯齿；叶柄长2～4厘米；叶片阔卵形、三角卵形至菱状卵形，长6～12厘米，宽5～8厘米，先端尖，基部楔形，边缘有5～9羽状裂片，裂片有尖锐和不整齐的锯齿，上面绿色，有光泽，下面色较淡，两面脉上均被短柔毛。花10～12朵成伞房花序；花梗被短柔毛；萼片5片，绿色，基部连合成杯状，上部5齿裂；花冠白色或带淡红色，直径8～13毫米，花瓣5片，离生，倒宽卵形，长和宽均为约6毫米；雄蕊20枚，不等长；心皮5个，子房下位，5室，各室具胚珠1枚，花柱5枚，柱头圆形。梨果球形或圆卵形，直径约2.5厘米，深红色，具多数白色斑点，果之顶端有外曲的宿存花萼。种子5枚。花期5月；果期8～10月。

【生境分布】生长于山谷或山地灌木丛中。主产于山西、河北、山东、辽宁、河南等地。

【采收加工】秋季果实成熟时采收，切片，干燥。

【性味归经】酸、甘，微温。归脾、胃、肝经。

【功能主治】消食健胃，行气散瘀。主治肉食积滞、胃脘胀满、泻痢腹痛、瘀血经闭、产后瘀阻、心腹刺痛、疝气疼痛、高脂血症。焦山楂消食导滞作用增强，主治肉食积滞、泻痢不爽。

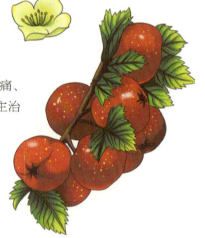

【用量用法】9～12克，大剂量可用至30克，煎服（生用消食散瘀，炒山楂收敛止泻），或入丸、散。

【使用注意】胃酸过多、胃溃疡患者慎用；脾胃虚弱无积滞者慎用。

单方验方

①**伤食腹胀、消化不良**：炒山楂、炒麦芽、炒莱菔子、陈皮各15克，水煎服。②**细菌性痢疾**：山楂、红糖各50克，红茶15克，水煎服。③**一切食积**：山楂、白术各200克，神曲100克，上为末，蒸饼丸梧子大，白汤下70丸。④**痢疾赤白相兼**：山楂肉不拘多少，炒研为末，每服5～10克；红痢蜜拌，白痢红白糖拌，红白相兼，蜜砂糖各半拌匀，白汤调空心下。⑤**顽固性呃逆**：生山楂适量，捣烂挤汁，成人每次15毫升，每日3次，口服。⑥**肾盂肾炎**：山楂90克，取上药（儿童30～45克），水煎，口服，每日1剂，14日为1个疗程。⑦**产后瘀滞腹痛**：焦山楂30～50克，水煎后加红糖适量，在盖碗中浸泡片刻，分早、晚2次分服。

使君子

别名 留球子、索子果、君子仁、五棱子。

来源 本品为使君子科植物使君子 *Quisqualis indica* L. 的干燥成熟果实。

驱虫药

【形态特征】落叶性藤本灌木，幼时各部有锈色短柔毛。叶对生，长椭圆形至椭圆状披针形，长5～15厘米，宽2～6厘米，叶成熟后两面的毛逐渐脱落；叶柄下部有关节，叶落后关节下部宿存，坚硬如刺。穗状花顶生，花芳香，两性；萼筒延长成管状。果实橄榄状，有5棱。花期5～9月；果期秋末。

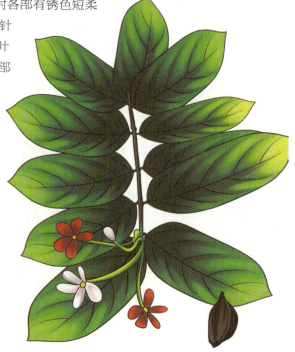

【生境分布】生长于山坡、平地、路旁等向阳灌木丛中，亦有栽培。主产于四川、福建、广东、广西等地。

【采收加工】秋季果皮变紫黑色时采收，除去杂质，干燥。

【性味归经】甘，温。归脾、胃经。

【功能主治】杀虫消积。主治蛔虫、蛲虫病、虫积腹痛、小儿疳积。

【用量用法】使君子9～12克，捣碎入煎剂；使君子仁6～9克，多入丸、散用或单用，作1～2次分服。

【使用注意】大量服用可致呃逆、眩晕、呕吐、腹泻等。若与热茶同服，也能引起呃逆、腹泻，故服用时当忌饮茶。若致呕逆，一般停药后即可缓解，必要时对证处理；或口服丁香水液、口嚼生甘草等。

单方验方

①**蛔虫病：**使君子仁适量，干燥，炒香，早饭后1～2小时1次嚼服；12岁以下儿童10克，13岁以上儿童服20克。②**肠道滴虫病：**使君子仁适量，炒黄，成人嚼服，儿童研末服；1岁以内每日3克，1～3岁每日5克，可分次服，成人每日15克，顿服；连服3～5日为1个疗程，必要时隔3～5日再服1～2个疗程。③**小儿肛管直肠脱垂：**使君子仁适量，捣烂后加入适量饴糖制成丸剂，每丸重3克，每次服1丸；同时用精瘦肉100～250克，炖熟，吃肉喝汤，每3日1次，3次为1个疗程。

苦楝皮

驱虫药

别名 楝皮、楝木皮、楝根皮、楝根木皮。

来源 本品为楝科植物苦楝 *Melia azedarach* L. 等的干燥树皮及根皮。

【**形态特征**】落叶乔木，高15～20米。树皮暗褐色，幼枝有星状毛，旋即脱落，老枝紫色，有细点状皮孔。2回羽状复叶，互生，长20～80厘米；小叶卵形至椭圆形，长3～7厘米，宽2～3厘米，基部阔楔形或圆形，先端长尖，边缘有齿缺，上面深绿，下面浅绿，幼时有星状毛，稍后除叶脉上有白毛外，余均无毛。圆锥花序腋生；花淡紫色，长约1厘米；花萼5裂，裂片披针形，两面均有毛；花瓣5片，平展或反曲，倒披针形；雄蕊管通常暗紫色，长约7毫米。核果圆卵形或近球形，长约3厘米，淡黄色，4～5室，每室具种子1枚。花期4～5月；果期10～11月。

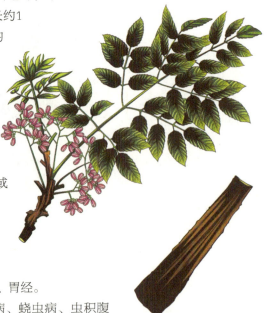

【**生境分布**】生长于土壤湿润、肥沃的杂木林和疏林内，栽培于村旁附近或公路边。主产于四川、甘肃、云南、贵州、湖北等地。

【**采收加工**】春、秋两季剥取，晒干，或除去粗皮，晒干。

【**性味归经**】苦，寒；有毒。归肝、脾、胃经。

【**功能主治**】驱虫，疗癣。主治蛔虫病、蛲虫病、虫积腹痛；外治疥癣瘙痒。

【**用量用法**】3～6克，煎服，鲜品15～30克；或入丸、散，以鲜者效果为佳；外用适量，煎水洗或研末调敷。

【**使用注意**】本品有一定的毒性，不宜过量或持续服用。体虚及脾胃虚寒者慎用。肝、肾病患者忌用。有效成分难溶于水，需小火久煎。

单方验方

①**痢疾：**苦楝树皮12克，骨碎补、椪木花各9克，荆芥、青木香各6克，水煎服。②**虫牙痛：**苦楝树皮适量，煎汤漱口。③**蛔虫性肠梗阻：**鲜苦楝根皮150克，加鲜葱白100克，共捣烂，加醋适量调匀，用细粉少量制成药饼，外敷脐周，待药干燥后换药，直到腹痛缓解，肛门排气并排出蛔虫为止。④**顽固性湿癣：**苦楝根皮适量，烧灰，研为细粉，茶油调涂，隔日洗去再涂。

鹤虱

驱虫药

别名 鹄虱、鬼虱、北鹤虱。

来源 本品为菊科植物天名精 *Carpesium abrotanoides* L. 的干燥成熟果实。

【形态特征】多年生草本，高50～100厘米。茎直立，上部多分枝，密生短柔毛，下部近无毛。叶互生，下部叶片宽椭圆形或长圆形，长10～15厘米，宽5～8厘米，先端尖或钝，基部狭成具翅的叶柄，边缘有不规则的锯齿或全缘，上面贴生短毛，下面有短柔毛和腺点，上部叶片渐小，长圆形，无柄。头状花序多数，沿茎枝腋生，有短梗或近无梗，直径6～8毫米，平立或稍下垂；总苞钟状球形，总苞片3对，外层极短，卵形，先端尖，有短柔毛，中层和内层长圆形，先端圆钝，无毛；花黄色，外围的雌花花冠丝状。花期6～8月；果期9～10月。

【生境分布】生长于沙质壤土、路边、田边，农田附近较为常见。分布于东北、华北及河南、陕西、甘肃等地。

【采收加工】秋季果实成熟时采收，晒干，除去杂质。

【性味归经】辛、苦，平；有小毒。归脾、胃经。

【功能主治】杀虫消积。主治蛔虫病、蛲虫病、绦虫病、虫积腹痛、小儿疳积。

【用量用法】3～9克，口服。

【使用注意】有小毒，服数小时或第二天可有轻微头晕、恶心、耳鸣、腹痛等反应，一般可自行消失。

单方验方

①蛔咬痛：鹤虱300克，捣筛，蜜和丸如梧子大，以蜜汤空腹吞下40丸，每日增至50丸，慎酒肉。②**大肠虫出不断，断之复生，行坐不得**：鹤虱末适量，以水调服。③**齿痛**：鹤虱1枚，擢置齿中；或鹤虱煎米醋漱口。

槟榔

别名 仁频、宾门、槟榔玉、白槟榔、橄榄子、槟榔子、大腹槟榔、海南子、宾门药饯。

来源 本品为棕榈科植物槟榔 *Areca catechu* L. 的干燥成熟种子。

【形态特征】乔木，高10～18米，不分枝，叶脱落后形成明显的环纹。叶在顶端丛生，羽状复叶，长1.3～2米，光滑，叶轴三棱形，小叶披针状线形或线形，长30～70厘米，宽2.5～6厘米，基部较狭，先端小叶愈合，有不规则分裂。花序着生于最下一叶的基部，有佛焰苞状大苞片，长倒卵形，长达40厘米，光滑，花序多分枝；花单性，雌雄同株；雄花小，多数，无柄，紧贴分枝上部，通常单生，很少对生，花萼3片，厚而细小，花瓣3片，卵状长圆形，长5～6毫米，雄蕊6枚，花丝短小，退化雌蕊3枚，丝状；雌花较大而少，无柄，着生于花序轴或分枝基部，花萼3片，长圆状卵形，长12～15毫米。坚果卵圆形或长圆形，长5～6厘米，花萼和花瓣宿存，熟时红色。每年两次开花，花期3～8月；冬花不结果，果期12月至次年2月。

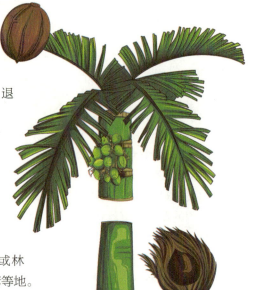

【生境分布】生长于阳光较充足的林间或林边。分布于海南、福建、云南、广西、台湾等地。

【采收加工】春末至秋初采收成熟果实，用水煮后，干燥，剥去果皮，取出种子，干燥。

【性味归经】苦、辛，温。归胃、大肠经。

【功能主治】杀虫消积，行气利水截疟。主治绦虫病、蛔虫病、姜片虫病、虫积腹痛、积滞泻痢、里急后重、水肿脚气、疟疾。

【用量用法】3～10克，煎服；驱杀绦虫、姜片虫时30～60克。

【使用注意】脾虚便溏或气虚下陷者忌用。

单方验方

①**心脾疼**：槟榔、高良姜各等份（各炒），研为细末，米饮调下。②**绦虫病**：槟榔片100克，水煎服。③**蛔虫攻痛**：槟榔60克，酒二盏，煎一盏，分2次服。④**脾胃两虚，水谷不能以时消化，腹中为胀满痛者**：槟榔、麦芽各60克，白术90克，砂仁30克，俱炒燥为末，每早服9克，白汤调服。

榧子

驱虫药

别名 彼子、榧实、柀子、赤果、玉榧、香榧、玉山果、野杉子。

来源 本品红豆杉科植物榧 *Torreya grandis* Fort. 的干燥成熟种子。

【形态特征】常绿乔木，高约25米，树皮灰褐色，枝张开，小枝无毛。叶呈假2列状排列，线状披针形，愈向上部愈狭，先端突刺尖，基部几成圆形，全缘，质坚硬，上面暗黄绿色，有光泽，下面淡绿色，中肋显明，在其两侧各有一条凹下的黄白色气孔带。花单性，通常雌雄异株；雄花序椭圆形至矩圆形，具总花梗。种子核果状、矩状椭圆形或倒卵状长圆形，长2～3厘米，先端有小短尖，红褐色，有不规则的纵沟，胚乳内缩或微内缩。花期4月；种子成熟期为次年10月。

【生境分布】生长于山坡，野生或栽培。分布于安徽、福建、江苏、浙江、湖南、湖北等地。

【采收加工】秋季种子成熟时采收，除去肉质假种皮，洗净，晒干。

【性味归经】甘，平。归肺、脾、胃、大肠经。

【功能主治】杀虫消积，润肺止咳，润燥通便。主治钩虫病、蛔虫病、绦虫病、虫积腹痛、小儿疳积、肺燥咳嗽、大便秘结。

【用量用法】9～15克，口服。

【使用注意】入煎剂宜生用，大便溏薄者不宜用。

单方验方

①**丝虫病**：榧子肉250克，血余炭50克，研为细末，混合调蜜搓成150丸，每次2丸，每日3次。②**蛲虫病**：榧子适量，每日7颗，连服7日。③**肠道寄生虫病**：榧子（切碎）、使君子仁（切细）、大蒜瓣（切细）各50克，水煎去渣，每日3次，饭前空腹时服。④**小儿疳积**：榧子肉、仙鹤草、使君子、鹤虱、槟榔各等份，研为细末，乳食前温米饮调下。

白茅根

别名 茅根、兰根、茹根、地筋、白茅菅、白花茅根。

来源 本品为禾本科植物白茅 *Imperata cylindrical* Beauv. var. *major* (Nees) C. E. Hubb. 的干燥根茎。

凉血止血药

【形态特征】多年生草本。根茎密生鳞片。秆丛生，直立，高30～90厘米，具2～3节，节上有4～10毫米长的柔毛。叶多丛集生基部；叶鞘无毛，或上部及边缘和鞘口具纤毛，老时基部或破碎呈纤维状；叶舌干膜质，钝头，长约1毫米；叶片线形或线状披针形，先端渐尖，基部渐狭，根生叶长，几与植株相等，茎生叶较短。圆锥花序穗状，长5～20厘米，宽1.5～3厘米，分枝短缩密集；小穗披针形或长圆形，长3～4毫米，基部密生长10～15毫米的丝状柔毛和长短不等的小穗柄；两颖相等或第一颖稍短，除背面下部略呈革质外，余均膜质，边缘具纤毛，背面疏生丝状柔毛，第一颖较狭，具3～4脉，第二颖较宽，具4～6脉；第一外稃卵状长圆形，长约1.5毫米，先端钝，内稃缺如；第二外稃披针形，长约1.2毫米，先端尖，两侧略呈细齿状；内稃长约1.2毫米，宽约1.5毫米，先端截平，具尖钝划、不同的数齿；雄蕊2枚，花药黄色，长约3毫米；柱头2裂，深紫色。颖果。花期夏、秋两季。

【生境分布】生长于低山带沙质草甸、平原河岸草地、荒漠与海滨。全国大部分地区均产。

【采收加工】春、秋两季采挖，洗净，晒干，除去须根及膜质叶鞘，捆成小把。

【性味归经】甘，寒。归肺、胃、膀胱经。

【功能主治】凉血止血，清热利尿。主治血热吐血、衄血、尿血、热病烦渴、肺热喘急、湿热黄疸、胃热呃逆、水肿尿少、热淋涩痛。

【用量用法】9～30克，煎服，鲜品加倍，以鲜品为佳，可捣汁服。

【使用注意】脾胃虚寒、溲多不渴者忌服。

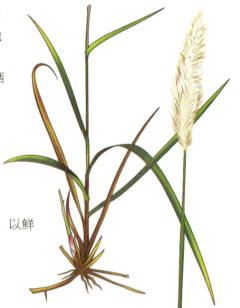

单方验方

①**鼻衄不止**：白茅根适量，为末，米泔水服6克。②**吐血不止**：白茅根1握，水煎服之。③**肾小球肾炎**：白茅根干品250克，加水500～1000毫升，水煎至200～400毫升，分早、晚2次口服。④**病毒性肝炎**：白茅根60克，水煎2次，分2次服，每日1剂。⑤**黄疸性肝硬化腹水**：鲜白茅根300克，水煎，2次分服，每日1剂。

侧柏叶

凉血止血药

别名 柏叶、丛柏叶、扁柏叶。

来源 本品为柏科植物侧柏 *Platycladus orientalis* (L.) Franco 的嫩枝叶。

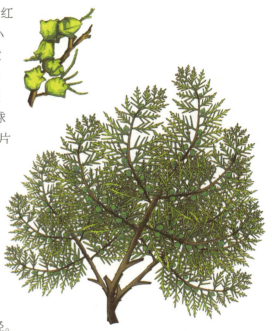

【形态特征】常绿小乔木，树皮薄，淡红褐色，常易条状剥落。树枝向上伸展，小枝扁平，排成一平面，直展。叶鳞形，质厚，紧贴在小枝上交互对生，正面的一对通常扁平。花单性，雌雄同株；雄花球长圆形，黄色，生长于上年的枝顶上；雌花球长椭圆形，单生于短枝顶端，由6～8枚鳞片组成。球果卵状椭圆形，嫩时蓝绿色，肉质，被白粉；熟后深褐色，木质。花期4月；果期9～10月。

【生境分布】生长于山地阳坡、半阳坡，以及轻盐碱地和沙地。全国各地均产。

【采收加工】多在夏、秋两季采收，阴干，切段。

【性味归经】苦、涩，寒。归肺、肝、脾经。

【功能主治】凉血止血，化痰止咳，生发乌发。主治吐血、衄血、咯血、便血、崩漏下血、肺热咳嗽、血热脱发、须发早白。

【用量用法】煎汤，6～12克；或入丸、散；外用适量，煎水洗或捣敷。生用清热凉血为好，治血热妄行之出血；炭药止血力强，主治各种出血。

【使用注意】本品多服有胃部不适及食欲缺乏等副作用，长期使用宜佐以健运脾胃药物。

单方验方

①**哮喘气逆**：侧柏叶3克，沉香1.5克，共研为粉末，临睡前顿服。②**烧伤**：鲜侧柏叶300～500克，捣烂如泥，加浓度为75％的乙醇少许调成糊状，以生理盐水冲洗创面，以膏外敷，3日换药1次。③**腮腺炎**：鲜侧柏叶200～300克，捣烂，鸡蛋清调敷患处，每日换药7～9次。④**痔疮出血**：炒侧柏叶30克，大黄炭20克，黑荆芥15克，研末，200毫升温开水搅匀，保留灌汤，每日1次。⑤**功能性子宫出血**：侧柏叶200克，水煎，分3次服。⑥**肺结核咯血**：侧柏叶25克，鲜仙鹤草50克，鲜旱莲草20克。水煎服。⑦**便血**：侧柏叶炭20克，荷叶、生地黄、百草霜各15克，水煎服。

三七

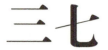

别名 田七、出漆、金不换、参三七、盘龙七、铜皮铁骨。
来源 本品为五加科植物三七 *Panax notoginseng* (Burk.) F. H. Chen 的干燥根和根茎。

化瘀止血药

【形态特征】多年生草本，高达60厘米。根茎短，茎直立，光滑无毛。掌状复叶，具长柄，3～4片轮生于茎顶；小叶3～7片，椭圆形或长圆状倒卵形，边缘有细锯齿。伞形花序顶生，花序梗从茎顶中央抽出，花小，黄绿色。核果浆果状，近肾形，熟时红色。花期6～8月；果期8～10月。

【生境分布】生长于山坡丛林下。主产云南、广西等地。

【采收加工】秋季开花前采挖，洗净，分开主根、支根及根茎，干燥。支根习称"筋条"，茎基习称"剪口"。

【性味归经】甘、微苦，温。归肝、胃经。

【功能主治】散瘀止血，消肿定痛。主治咯血、吐血、衄血、便血、妇人崩漏、胸腹刺痛、外伤出血、跌仆肿痛。

【用量用法】3～9克；研粉吞服，每次1～3克；外用适量。

【使用注意】孕妇慎用。

单方验方

①**咯血**：三七粉0.5～1克，每日2～3次。②**外伤出血**：三七适量，研极细末外敷，加压包扎。③**胃寒胃痛**：三七10克，玄胡5克，干姜3克，水煎代茶饮。④**慢性前列腺炎、阴部刺痛**：三七粉3克，水煎服，每日2次。⑤**肺、胃出血**：三七3克，研细末，淡盐汤或温开水送服。⑥**吐血**：三七3克，嚼烂，米汤送服。⑦**大肠下血**：三七适量，研末，同淡白酒调3～6克服。⑧**心绞痛**：三七粉适量，每次口服0.45克，每日3次，重症加倍。⑨**赤痢血痢**：三七9克，研末，米泔水调服。⑩**跌打损伤**：三七末9克，热黄酒90毫升，用温开水，热黄酒睡时吞服，重则每日2次，轻则1次。

白及

别名 狼牙草、龙牙草、脱力草。

来源 本品为蔷薇科植物龙芽草 *Agrimonia pilosa* Ledeb. 的干燥地上部分。

收敛止血药

【**形态特征**】多年生草本，高15～70厘米。根茎肥厚，常数个连生。叶3～5片，宽披针形，长8～30厘米，宽1.5～4厘米，基部下延成长鞘状。总状花序，花紫色或淡红色。蒴果圆柱形，具6纵肋。花期4～5月；果期7～9月。

【**生境分布**】生长于林下阴湿处或山坡草丛中。分布于四川、贵州、湖南、湖北、浙江等地。

【**采收加工**】夏、秋两季采挖，除去残茎及须根，洗净，置沸水中煮至无白心，除去外皮，晒干。

【**性味归经**】苦、甘、涩，微寒。归肺、肝、胃经。

【**功能主治**】收敛止血，消肿生肌。主治劳嗽咳血、咯血、吐血、外伤出血、疮疡肿毒、皮肤皲裂。

【**用量用法**】6～15克，煎服；或研末吞服，一次3～6克；外用适量。

【**使用注意**】不宜与川乌、制川乌、草乌、制草乌、附子同用。

单方验方

①**肺结核咳血**：白及、川贝母、百合各等量，共研为细末，每次服5克，每日2～3次。②**支气管扩张咯血、肺结核咯血**：白及、海螵蛸、三七各180克，共研为细末，每服15克，每日3次。③**胃肠道出血**：白及适量，研粉，每服10克，每日3次。④**上消化道出血**：白及适量，研成细末，每次3克，每日3次，温开水送下。

仙鹤草

化瘀止血药

别名 狼牙草、龙牙草、脱力草、龙头草、路边鸡。
来源 本品为蔷薇科植物龙芽草 *Agrimonia pilosa* Ledeb. 的干燥地上部分。

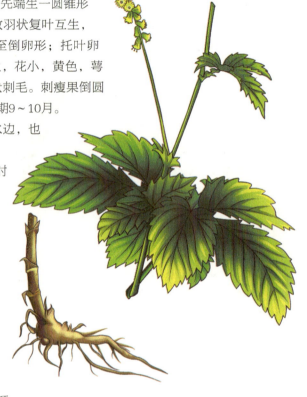

【形态特征】多年生草本，高30～90厘米，全株具白色长毛。根茎横走，圆柱形，秋末自先端生一圆锥形向上弯曲的白色冬芽。茎直立。单数羽状复叶互生，小叶大小不等，间隔排列，卵圆形至倒卵形；托叶卵形，叶缘齿裂。穗状花序顶生或腋生，花小，黄色，萼筒外面有槽并有毛，顶端生一圈钩状刺毛。刺瘦果倒圆锥形，萼裂片宿存。花期7～9月；果期9～10月。

【生境分布】生长于路旁、山坡或水边，也有栽培。全国大部分地区均有分布。

【采收加工】夏、秋两季茎叶茂盛时采割，除去杂质，干燥。

【性味归经】苦、涩，平。归心、肝经。

【功能主治】收敛止血，截疟，止痢，解毒，补虚。主治咯血、吐血、尿血、便血、崩漏下血、疟疾、血痢、痈肿疮毒、阴痒带下、脱力劳伤。

【用量用法】6～12克，煎服；外用适量。

【使用注意】仙鹤草偶可引起心悸、颜面充血与潮红等现象。

单方验方

①肺痨咯血：鲜仙鹤草（干者18克）30克，白糖50克，将仙鹤草捣烂，加冷开水入碗，搅拌，榨取液汁，再加入白糖，1次服用。②吐血：仙鹤草、鹿衔草、麦瓶草各适量，煎水服。③鼻血及大便下血：仙鹤草、蒲黄、茅草根、大蓟各适量，水煎服。④赤白痢及咯血、吐血：鲜鹤草9～18克，水煎服。⑤妇人月经或前或后，有时腰痛、发热，气胀之症：鲜鹤草6克，杭白芍9克，川芎4.5克，香附3克，红花0.06克，水煎，点酒服；如经血紫黑，加苏木、黄芩；腹痛加延胡索、小茴香。⑥赤白带或兼白浊：鲜鹤草9克，马鞭草根3克，黑锁梅根6克，点水酒服。

川芎

别名 抚芎、京芎、西川芎、炒川芎、炙川芎、酒川芎。
来源 本品为伞形科植物川芎 *Ligusticum chuanxiong* Hort. 的干燥根茎。

【**形态特征**】多年生草本。根茎呈不整齐的结节状拳形团块，有明显结节状，节盘凸出；茎下部的节明显，膨大成盘状。叶为2～3回单数羽状复叶，小叶3～5对，边缘又作不等齐的羽状全裂或深裂；叶柄基部成鞘状抱茎。复伞形花序，生长于分枝顶端，伞幅细，有短柔毛；总苞和小总苞片线形；花白色。双悬果卵形，5棱。

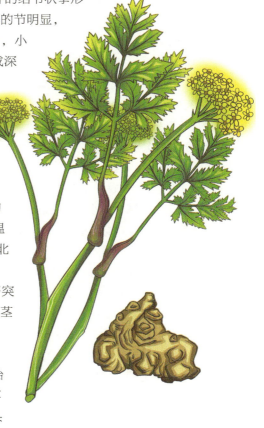

【**生境分布**】生长于向阳山坡或半阳山的荒地、水地，以及土质肥沃、排水良好的沙壤土。分布于四川省的灌县、崇州、温江，栽培历史悠久，野生者较少。西南及北方大部地区也有栽培。

【**采收加工**】5月下旬当茎上的节盘显著突出，并略带紫色时采挖根茎，除去泥沙及茎叶，晒干或烘干，再打去粗皮与须根。

【**性味归经**】辛，温。归肝、胆、心包经。

【**功能主治**】活血行气，祛风止痛。主治胸痹心痛、胸胁刺痛、跌打肿痛、月经不调、经闭痛经、癥瘕肿块、脘腹疼痛、头痛眩晕、风湿痹痛。

【**用量用法**】3～10克，煎服；或研末吞服，每次1～1.5克。

【**使用注意**】阴虚火旺、舌红津少口干者不宜应用，月经过多者慎用。

单方验方

①**月经不调**：川芎10克，当归、白芍各15克，熟地黄、香附、丹参各20克，水煎服。②**血虚头痛**：川芎、当归各15克，水煎服。③**头痛眩晕**：川芎10克，蔓荆子、菊花各15克，荆芥穗1.25克，水煎服。④**化脓性副鼻窦炎**：川芎25克，白芷、细辛、薄荷各10克，辛夷、黄连各15克，黄芩20克，水煎服，每日1剂。⑤**偏头痛**：川芎适量，鸡蛋2个，每日取15克，加水煎煮取汁，以药汁煎鸡蛋，顿服，每日1次，5～7日为1个疗程。

延胡索

 元胡、延胡、玄胡索、元胡索。
 本品为罂粟科植物延胡索 *Corydalis yanhusuo* W. T. Wang 的干燥块茎。

【形态特征】多年生草本，高10～20厘米。块茎球形。地上茎短，纤细，稍带肉质，在基部之上生1鳞片。基生叶和茎生叶同形，有柄；茎生叶互生，2回3出复叶，第2回往往分裂不完全而呈深裂状，小叶片长椭圆形、长卵圆形或线形，长约2厘米，先端钝或锐尖，全缘。总状花序，顶生或对叶生；苞片阔披针形；花红紫色，横着于纤细的小花梗上，小花梗长约6毫米；花萼早落；花瓣4片，外轮2片稍大，边缘粉红色，中央青紫色，上部1片，尾部延伸成长距，距长约占全长的一半，内轮2片比外轮2片狭小，上端青紫色，愈合，下部粉红色；雄蕊6枚，花丝连合成2束，每束具3花药；子房扁柱形，花柱细短，柱头2裂，似小蝴蝶状。果为蒴果。花期4月；果期5～6月。

【生境分布】生长于稀疏林、山地、树林边缘的草丛中。浙江、江苏、湖北、湖南、安徽、江西等地大面积有栽培。本品为浙江特产，尤以金华地区产品最佳。

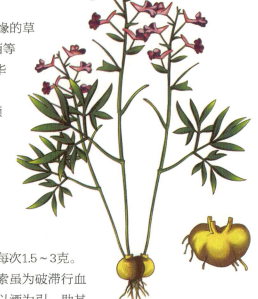

【采收加工】夏初茎叶枯萎时采挖，除去须根，洗净，置沸水中煮至无白心时，取出晒干。

【性味归经】辛、苦，温。归肝、脾经。

【功能主治】活血行气，止痛。主治胸胁及脘腹疼痛、胸痹心痛、经闭痛经、产后瘀阻、跌仆肿痛。

【用量用法】3～10克，煎汤；或研末吞服，每次1.5～3克。

【使用注意】血热气虚者及孕妇忌服。延胡索虽为破滞行血之品，但性情尚属和缓，不甚猛烈，古人必以酒为引，助其运行。

①**血瘀经闭、腹痛：**延胡索、红花各15克，三棱10克，丹参25克，赤芍、香附各20克，水煎服。②**胃病、肝区痛：**延胡索、川楝子各等量，研细粉，每服5～15克，每日2～3次，水煎服。③**心律失常：**延胡索适量，研为细粉，每次5～10克，每日3次，用开水冲服；房颤患者在复律期间可服用12克，每日3次，疗程4～8周。④**肋间神经痛、血瘀胁痛：**延胡索100克，郁金、三棱各9克，上药共研为细末，贮瓶备用；每次服6克，每日服2次，开水冲服。

郁金

别名 黄郁、黄姜、玉金、温郁金、广郁金、白丝郁金、黄丝郁金。

来源 本品为姜科植物温郁金 *Curcuma wenyujin* Y. H. Chen et C. Ling、姜黄、广西莪术或蓬莪术的干燥块根。

活血止痛药

【形态特征】多年生草本，高80～160厘米。主根茎陀螺状，侧根茎指状，内面柠檬色。须根细长，末端常膨大成纺锤形块根，内面白色。叶片4～7片，2列，叶柄短，长不及叶片的一半；叶片宽椭圆形，长35～75厘米，宽14～22厘米，先端渐尖或短尾状渐尖，基部楔形，下延至叶柄，下面无毛。穗状花序圆柱状，先叶于根茎处抽出，长20～30厘米，直径4～6厘米，上部无花的苞片长椭圆形，长5～7厘米，宽1.5～2.5厘米，蔷薇红色，中下部有花的苞片长椭圆形，长3～5厘米，宽2～4厘米，绿白色；花萼筒白色，先端具不等的3齿；花冠管漏斗状，白色，裂片3片，膜质，长椭圆形，后方一片较大，先端略成兜状，近先端处有粗糙毛；侧生退化雄蕊花瓣叛变，黄色，唇瓣倒卵形，外折，黄色，先端微凹；能育雄蕊1枚，花药基部有距；子房被长柔毛，花柱细长。花期4～6月。

【生境分布】生长于林下或栽培。分布于浙江、四川、江苏、福建、广西、广东、云南等地。

【采收加工】冬季茎叶枯萎后采挖，摘取块根，除去细根，蒸或煮至透心，干燥。切片或打碎，生用，或矾水炒用。

【性味归经】辛、苦，寒。归肝、胆、心经。

【功能主治】活血行气，解郁止痛，清心凉血，利胆退黄。主治胸胁刺痛、胸痹心痛、经闭痛经、乳房胀痛、热病神昏、癫痫发狂、血热吐衄、黄疸尿赤。

【用量用法】3～10克，煎服；研末服，2～5克。

【使用注意】畏丁香。阴虚失血及无气带血瘀者忌服。

单方验方

①**病毒性肝炎：**郁金适量，研为细粉，每次5克，每日3次，口服，连服1个月以上。②**泌尿系结石：**郁金适量，水煎，每次50克，每日2次，口服。③**化脓性中耳炎：**广郁金1枚，麻油、冰片各少许，取上药，用郁金蘸麻油放在清洁的缸片上磨取浓汁，放冰片调匀；用药棉拭净耳内脓液，清洁后用此油滴耳，每日3次。

姜黄

别名 黄姜、毛姜黄、宝鼎香、黄丝郁。

来源 本品为姜科植物姜黄 *Curcuma longa* L. 的干燥根茎。

【形态特征】多年生宿根草本。根粗壮，末端膨大成长卵形或纺锤状块根，灰褐色。根茎卵形，内面黄色，侧根茎圆柱状，红黄色。叶根生；叶片椭圆形或较狭，长20～45厘米，宽6～15厘米，先端渐尖，基部渐狭；叶柄长约为叶片的一半，有时几与叶片等长；叶鞘宽，约与叶柄等长。穗状花序稠密，长13～19厘米；总花梗长20～30厘米；苞片阔卵圆形，每苞片内含小花数朵，顶端苞片卵形或狭卵形，腋内无花；萼3钝齿；花冠管上部漏斗状，3裂；雄蕊药隔矩形，花丝扁阔，侧生退化雄蕊长卵圆形；雌蕊1，子房下位，花柱丝状，基部具2棒状体，柱头2唇形。蒴果膜质，球形，3瓣裂。种子卵状长圆形，具假种皮。花期8～11月。

【生境分布】生长于排水良好、土层深厚、疏松肥沃的沙质壤土。分布于四川、福建等地。

【采收加工】冬季茎叶枯萎时采挖，洗净，煮或蒸至透心，晒干，除去须根。

【性味归经】辛、苦，温。归肝、脾经。

【功能主治】破血行气，通经止痛。主治胸胁刺痛、胸痹心痛、痛经经闭、癥瘕、风湿肩臂疼痛、跌仆肿痛。

【用量用法】3～10克，煎服；外用适量。

【使用注意】孕妇慎服。

单方验方

①风湿肩臂关节肌肉疼痛及腰痛：姜黄、羌活、白术、当归、赤芍、海桐皮、甘草各适量，水煎服。②心疼：姜黄、延胡索、乳香、没药各适量。研为末，每服6克，不拘时温酒调服。③胆囊炎、肝胆结石、上腹痛：姜黄、郁金各9克，茵陈15克，黄连、肉桂各3克，延胡索6克，水煎服。④跌打损伤及体表脓肿疼痛属阳证者：姜黄、大黄、黄柏、陈皮、白芷、天南星、苍术、厚朴、天花粉、甘草各适量，研末外敷。

丹参

活血调经药

别名 赤参、山参、红参、郄蝉草、木羊乳、奔马草、紫丹参、活血根。
来源 本品为唇形科植物丹参 *Salvia miltiorrhiza* Bge. 的干燥根和根茎。

【形态特征】多年生草本，高30～100厘米。全株密被淡黄色柔毛及腺毛。茎四棱形，具槽，上部分枝。叶对生，单数羽状复叶；叶柄长1～7厘米；小叶通常5片，稀3片或7片，顶端小叶最大，侧生小叶较小，小叶片卵圆形至宽卵圆形，长2～7厘米，宽0.8～5厘米，先端急尖或渐尖，基部斜圆形或宽楔形，边具圆锯齿，两面密被白色柔毛。轮伞花序组成顶生或腋生的总状花序，每轮有花3～10朵，下部者疏离，上部者密集；苞片披针形，上面无毛，下面略被毛；花萼近钟状，紫色；小坚果长圆形，熟时棕色或黑色，长约3.2厘米，径约1.5毫米，包于宿萼中。花期5～10月；果期6～12月。

【生境分布】生长于海拔120～1300米的山坡、林下草地或沟边。分布于辽宁、河北、山西、陕西、宁夏、甘肃、山东、江苏、安徽、浙江、福建、江西、河南、湖北、湖南、四川、贵州等地。

【采收加工】春栽春播于当年采收；秋栽秋播于次年10～11月地上部分枯萎或次年春季萌发前将全株挖出，除去残茎叶，摊晒，使之软化，抖去泥沙（忌用水洗），运回晒至五至六成干。把根捏拔，再晒至八至九成干，又捏一次，把须根全部捏断，晒干。

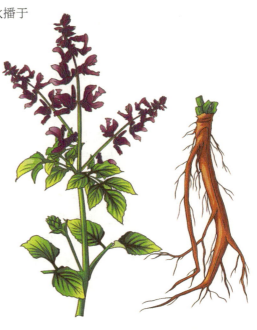

【性味归经】苦，微寒。归心、肝经。

【功能主治】活血祛瘀，通经止痛，清心除烦，凉血消痈。主治胸痹心痛、胸胁刺痛、脘腹疼痛、癥瘕积聚、热痹疼痛、心烦不眠、月经不调、痛经经闭、疮疡肿痛。

【用量用法】10～15克，煎服。

【使用注意】不宜与藜芦同用。

单方验方

①月经不调、腹痛、腰背痛：丹参适量，研末，每次6克，每日2次。②慢性胃炎、胃及十二指肠溃疡、胃神经官能症对于气滞血瘀、上腹疼痛者：丹参30克，檀香、砂仁各5克，水煎服。③盆腔炎：丹参溶液15毫升，直流电导入，每日1次，15日为1个疗程。④血小板减少性紫癜：丹参、大枣各30克，三七10克，水煎服，每日1剂，每日服2次。⑤闪挫腰痛：丹参、制乳香、制没药、牛膝各15克，水煎服，每日1剂，每日服2次。

红花

别名 草红、杜红花、刺红花、金红花。

来源 本品为菊科植物红花 *Carthamus tinctorius* L. 的干燥花。

活血调经药

【形态特征】一年生草本，高30～90厘米，全体光滑无毛。茎直立，基部木质化，上部多分枝。叶互生，质硬，近于无柄而抱茎；卵形或卵状披针形，长3.5～9厘米，宽1～3.5厘米，基部渐狭，先端尖锐，边缘具刺齿；上部叶逐渐变小，成苞片状，围绕头状花序。花序大，顶生，总苞片多列，外面2～3列呈叶状，披针形，边缘有针刺；内列呈卵形，边缘无刺而呈白色膜质；花托扁平；管状花多数，通常两性，橘红色，先端5裂，裂片线形；雄蕊5枚，花药聚合；雌蕊1枚，花柱细长，伸出花药管外面，柱头2裂，裂片短，舌状。瘦果椭圆形或倒卵形，长约5毫米，基部稍歪斜，白色，具4肋。花期6～7月；果期8～9月。

【生境分布】全国各地多有栽培。

【采收加工】5～6月，当花瓣由黄变红时采摘管状花，晒干、阴干或烘干。

【性味归经】辛，温。归心、肝经。

【功能主治】活血通经，散瘀止痛。主治经闭、痛经、恶露不行、癥瘕痞块、胸痹心痛、瘀滞腹痛、胸胁刺痛、跌仆损伤、疮疡肿痛。

【用量用法】3～10克，煎服，亦可入散剂或浸酒，鲜者捣汁；外用研末敷。

【使用注意】孕妇慎用。月经过多者忌用。

单方验方

①痛经、经闭：红花、桃仁、当归、白芍各15克，川芎10克，熟地黄20克，水煎服。②十二指肠球部溃疡：红花60克，大枣12枚，加大枣及水300毫升，煎至150毫升，过滤取液，加蜂蜜60毫升调匀，空腹温服，吃枣，每日1次，连服20剂。③儿童扁平疣：红花9～20克，药量根据患儿年龄大小而定；水煎，每日1剂，早、晚分服，连服10剂为1个疗程。

桃仁

别名 毛桃仁、扁桃仁、大桃仁、炒桃仁。

来源 本品为蔷薇科植物桃 *Prunus persica* (L.) Batsch 或山桃的干燥成熟种子。

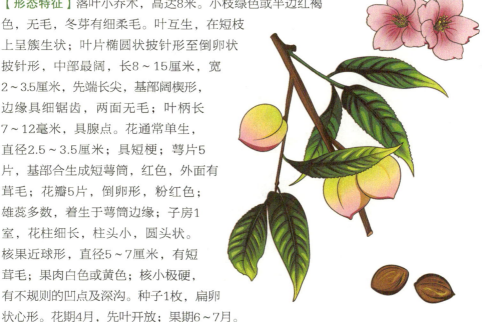

【形态特征】落叶小乔木，高达8米。小枝绿色或半边红褐色，无毛，冬芽有细柔毛。叶互生，在短枝上呈簇生状；叶片椭圆状披针形至倒卵状披针形，中部最阔，长8～15厘米，宽2～3.5厘米，先端长尖，基部阔楔形，边缘具细锯齿，两面无毛；叶柄长7～12毫米，具腺点。花通常单生，直径2.5～3.5厘米；具短梗；萼片5片，基部合生成短萼筒，红色，外面有茸毛；花瓣5片，倒卵形，粉红色；雄蕊多数，着生于萼筒边缘；子房1室，花柱细长，柱头小，圆头状。核果近球形，直径5～7厘米，有短茸毛；果肉白色或黄色；核小极硬，有不规则的凹点及深沟。种子1枚，扁卵状心形。花期4月，先叶开放；果期6～7月。

【生境分布】喜生于较温润的肥沃土壤中，多栽培于平地。全国各地均有栽培，分布于华北、东北、西北地区。

【采收加工】9～10月果实成熟时采收。除去果皮，敲破果核（内果皮），取出种子。

【性味归经】甘，温。归肾、肺、大肠经。

【功能主治】补肾益精，补肺定喘，润肠通便。主治肾阳不足、腰膝酸软、阳痿遗精、虚寒喘嗽、肠燥便秘。

【用量用法】9～30克，入汤、丸、散、膏、粥等。

【使用注意】肺热咳嗽、阴虚有热者忌服。

单方验方

①产后血闭：桃仁（去皮、尖）20枚，藕1块，水煎服。②产后恶露不净、脉弦滞涩者：桃仁、当归、砂糖（炒炭）各9克，赤芍、桂心各4.5克，水煎，去渣温服。③冬春之季风寒燥气所致的唇裂：桃仁20～30克，捣烂如泥，再以少许熟猪油和之，放干净玻璃瓶中备用；先用湿热水（或生理盐水）清洗患部，搽干，再以棉签蘸桃仁脂膏涂于患处，每日3～4次，一般3～4日即愈。

泽兰

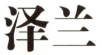

别名 地笋、地石蚕、蛇王草、地瓜儿苗。

来源 本品为唇形科植物毛叶地瓜儿苗 *Lycopus lucidus* Turcz. var. *hirtus* Regel 的干燥地上部分。

活血调经药

【形态特征】多年生草本，高60～170厘米。根茎横走，节上密生须根，先端肥大呈圆柱形，茎通常单一，少分枝，无毛或在节上疏生小硬毛。叶交互对生，长圆状披针形，先端渐尖，基部渐狭，边缘具锐尖粗牙齿状锯齿，亮绿色，两面无毛，下面密生腺点；无叶柄或短柄。轮伞花序腋生，花小，具刺尖头；花冠白色，内面在喉部具白色短柔毛。小坚果倒卵圆状四边形，褐色。花期7～9月；果期9～10月。

【生境分布】生长于沼泽地、水边；野生，有栽培。全国大部分地区均产，分布于黑龙江、辽宁、浙江、湖北等地。

【采收加工】夏、秋两季当茎叶生长茂盛时采收，割取全草，去净泥杂，晒干。

【性味归经】苦、辛，微温。归肝、脾经。

【功能主治】活血调经，祛瘀消痈，利水消肿。主治月经不调、经闭、痛经、产后瘀血腹痛、疮痈肿毒、水肿腹水。

【用量用法】6～12克，煎服；外用适量。

【使用注意】无瘀滞者慎服。切片后，不宜曝晒或烘干。

单方验方

①**经闭腹痛**：泽兰、铁刺菱各15克，马鞭草、益母草各25克，土牛膝5克，水煎服。②**小儿褥疮**：泽兰心适量，嚼生封之。③**疮肿初起，及损伤瘀肿**：泽兰适量，捣封之。④**痈疽发背、蛇咬伤**：泽兰全草100～200克，煎服；另取鲜叶1握，调冬蜜捣烂敷患处，每日2换。

益母草

【别名】坤草、益明、茺蔚、益母蒿、益母艾、红花艾。

【来源】本品为唇形科植物益母草 *Leonurus japonicus* Houtt. 的新鲜或干燥地上部分。

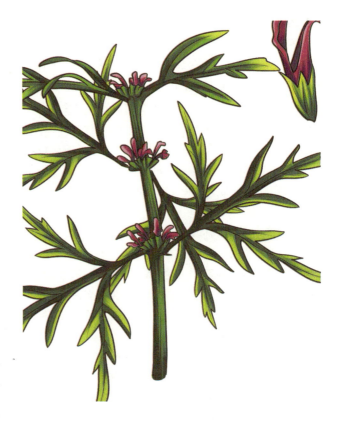

【形态特征】一年或二年生草本。叶对生；叶形多种，一年根生叶有长柄，叶片略呈圆形，直径4～8厘米，叶缘5～9浅裂，每裂片具2～3钝齿，基部心形。花多数，生于叶腋，呈轮伞状；苞片针刺状；花萼钟形，先端有5长尖齿，下方2片较上方3片为长；花冠唇形，淡红色或紫红色；雄蕊4枚，二强，着生于花冠内面近裂口的下方；子房4裂，花柱与花冠上唇几等长，柱头2裂。小坚果褐色，三棱状，长约2毫米。花期6～8月；果期7～9月。

【生境分布】生长于山野荒地、田埂、草地等。全国大部分地区均有分布。

【采收加工】鲜品春季幼苗期至初夏花前期采割；干品夏季茎叶茂盛，花未开或初开时采割，晒干或切段晒干。

【性味归经】苦、辛，微寒。归肝、心包、膀胱经。

【功能主治】活血调经，利尿消肿，清热解毒。主治月经不调、痛经经闭、恶露不尽、水肿尿少、疮疡肿毒。

【用量用法】9～30克或鲜品12～40克，煎服。

【使用注意】孕妇慎用；无瘀滞及阴虚血少者忌用。

①**瘀血块结：**益母草50克，水、酒各半煎服。②**难产：**益母草适量，捣汁七大合，煎减半，顿服；无新者，以干者一大握，水七合煎服。③**闭经：**益母草、乌豆、红糖各50克，老酒50毫升，炖服，连服1周。④**产后血运、心气绝：**益母草适量，研绞汁，服一盏。⑤**产后恶露不下：**益母草适量，捣烂取汁，每服一小盏，入酒一合，暖过。

川牛膝

活血调经药

别名 甜牛膝、大牛膝、白牛膝、拐牛膝、龙牛膝、天全牛膝。

来源 本品为苋科植物川牛膝 *Cyathula officinalis* Kuan 的干燥根。

【形态特征】多年生草本，高40～100厘米。主根圆柱形，直径0.8～1.5厘米，外皮棕色。茎下部近圆柱形，中部近四棱形，疏被糙毛，节处略膨隆。叶互生，椭圆形至狭椭圆形，长3～13厘米，宽1.5～5厘米，先端渐尖，基部楔形或宽楔形，全缘，上面密叠倒伏糙毛，下面密生长柔毛；叶柄长0.3～1.5厘米。花绿白色，头状花序数个于枝端排成穗状；苞片卵形，长3～5毫米，干膜质，先端具钩状芒刺；苞腋有花纹朵，能育花居中，不育花居两侧；不育的花被退化为2～5枚钩状芒刺，能育花的花被5片，2长3短；雄蕊5枚，花丝基部密被长柔毛；退化雄蕊5枚，长方形，狭细，长0.3～0.4毫米，宽0.1～0.2毫米，先端齿状浅裂；雄蕊基部外侧围绕子房丛生的长柔毛较退化雄蕊为长；雌蕊子房上位，1室，花柱细。胞果长椭圆状倒卵形，长2～5毫米。种子卵形。花期6～7月；果期8～9月。

【生境分布】野生于林缘、草丛中，或栽培。主产于四川、贵州、云南等地。

【采收加工】秋、冬两季采挖，栽培者以生长3年为宜，过早质量差，太晚有腐根。挖出后，除去芦头、支根及须根，去净泥土，炕干或晒至半干，堆放回润，再炕干或晒干；或趁鲜切片，晒干。

【性味归经】甘、微苦，平。归肝、肾经。

【功能主治】逐瘀通经，通利关节，利尿通淋。主治血瘀经闭、癥瘕积聚、胞衣不下、跌仆损伤、风湿痹痛、足痿筋挛、尿血血淋。

【用量用法】5～10克，煎服。

【使用注意】孕妇慎用。

单方验方

①**小儿麻痹后遗症**：川牛膝15克，土鳖虫7个，马钱子（油炸黄）1.5克，共研为细末，分为7包，每晚临睡前服1包，黄酒送下，用于瘫痪期及后遗症期。②**功能性子宫出血**：川牛膝30～45克，水煎，顿服或分2次服，一般连服2～4日后出血停止；病程较长者，血止后减量，连服5～10日，加以巩固。③**湿热腰痛**：川牛膝15克，黄柏10克，水煎服。④**回乳**：当归尾、川牛膝、赤芍、红花各9克。水煎服，每日1剂，日服2次。

凌霄花

别名 紫葳、中国霄、拿不走、大花凌霄。

来源 本品为紫葳科植物凌霄 *Campsis grandiflora* (Thunb.) K. Schum. 或美洲凌霄的干燥花。

活血调经药

【形态特征】薄叶木质藤本，借气根攀附于其服物上。茎黄褐色具棱状网裂。叶对生，单数羽状复叶；叶轴长4～3厘米；小叶柄长5～10毫米，小叶7～9片，卵形至卵状披针形，长4～6厘米，宽1.5～3厘米，先端尾状渐尖，基部阔楔形，两侧不等大，边缘有粗锯齿，两面无毛，小叶柄着生处有淡黄褐色束毛。花序顶生，圆锥状，花大，直径4～5厘米；花萼钟状，不等5裂，裂至筒之中部，裂片披针形；花冠漏斗状钟形，裂片5片，圆形，橘红色，开展；雄蕊4枚，2长2短；子房上位，2室，基部有花盘。蒴果长如豆荚，具子房柄；2瓣裂。种子多数，扁平，有透明的翅。花期7～9月；果期8～10月。

【生境分布】生长于墙根、树旁、竹篱边。全国各地均有栽培，分布于江苏、浙江等地。

【采收加工】夏、秋两季花盛开时采摘，晒干或低温干燥入药。

【性味归经】甘、酸，寒。归肝、心包经。

【功能主治】活血通经，凉血祛风。主治月经不调、经闭癥瘕、产后乳肿、风疹发红、皮肤瘙痒、痤疮。

【用量用法】5～9克，煎服。

【使用注意】本品为破血之品，孕妇及气血虚弱者忌用。

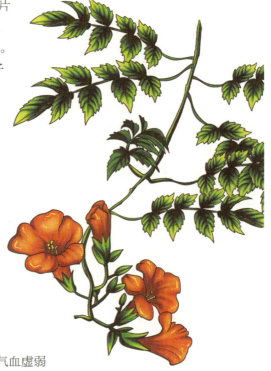

草方验方

①**月经不调、瘀血闭经**：凌霄花、月季花各15克，益母草、丹参各25克，红花10克，水煎服。②**风湿性筋骨痛、腰痛、关节痛**：凌霄花、南蛇藤（穿山龙）各120克，八角枫根6克，白酒250毫升，将上3味放入白酒中浸泡7日，每日临睡前服25毫升。③**前列腺炎**：凌霄花20克，山慈姑花30克，上药共研为细末，贮瓶备用；每次服6克，每日服3次，白开水送服。

卷柏

别名 石柏、岩柏草、黄疸卷柏、九死还魂草。

来源 本品为卷柏科植物卷柏 *Selaginella tamariscina* (Beauv.) Spring 的全草。

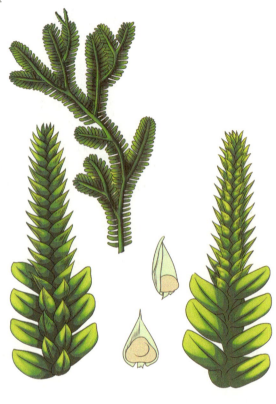

【形态特征】多年生草本，高5～15厘米。主茎短或长，直立，下着须根。各枝丛生，直立，干后卷，密被覆瓦状叶，各枝扇状分枝或2至3回羽状分枝。叶小，异型，交互排列；侧叶披针状钻形，长约3毫米，基部龙骨状，先端有长芒，近轴的一边全缘，宽膜质，远轴的一边膜质缘极狭，有微锯齿；中叶两行，卵圆披针形，长约2毫米，先端有长芒，斜向，左右两侧不等，边缘有微锯齿，中脉在叶上面下陷。孢子囊穗生于枝顶，四棱形；孢子叶三角形，先端有长芒，边缘有宽的膜质；孢子囊肾形，大小孢子的排列不规则。

【生境分布】生长于山地岩壁上。分布于广东、广西、福建、江西、浙江、湖南、河北、辽宁等地。

【采收加工】春、秋两季均可采收，但以春季采者为佳。采后剪去须根，酌留少许根茎，去净泥土，晒干。

【性味归经】辛，平。归肝、心经。

【功能主治】活血通经。主治经闭痛经、癥瘕痞块、跌仆损伤。卷柏炭化瘀止血，主治吐血、崩漏、便血、脱肛。

【用量用法】5～10克，煎服；外用适量，捣敷或研末撒。

【使用注意】孕妇忌服。民间将它全株烧成灰，内服可治疗各种出血症。

①**慢性支气管炎**：卷柏合剂（1∶2），口服。②**肝硬化腹水**：卷柏15克，红狼毒叶（切碎）、肥猪肉各30克，糯米50克，现将卷柏以水2碗煎取1碗，去卷柏，入猪肉（切碎），同红狼毒叶、糯米共煮至粥成即可；每日1剂，每日服4或5次。

急性子

别名 透骨草、凤仙花、指甲花。

来源 本品为凤仙花科植物凤仙花 *Impatiens balsamina* L. 的干燥成熟种子。

活血调经药

【形态特征】一年生草本，高60~80厘米。茎粗壮，肉质，常带红色，节略膨大。叶互生，披针形，长6~15厘米，宽1.5~2.5厘米，先端长渐尖，基部楔形，边缘有锐锯齿；叶柄两侧有腺体。花不整齐，单一或数朵簇生于叶腋，密生短柔毛，粉红色、红色、紫红色或白色；萼片3片，后面一片大，花瓣状，向后延伸成距；花瓣5片，侧瓣合生，不等大；雄蕊5枚，花药黏合；子房上位，5室。蒴果密生茸毛。种子圆形，黄褐色。花期6~8月；果期9月。

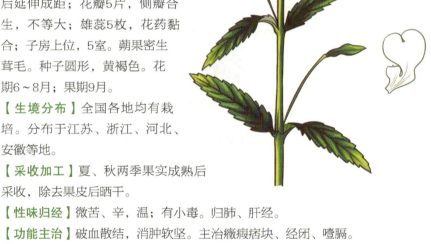

【生境分布】全国各地均有栽培。分布于江苏、浙江、河北、安徽等地。

【采收加工】夏、秋两季果实成熟后采收，除去果皮后晒干。

【性味归经】微苦、辛，温；有小毒。归肺、肝经。

【功能主治】破血散结，消肿软坚。主治癥瘕痞块、经闭、噎膈。

【用量用法】3~4.5克，水煎服，或入丸、散；外用研末吹喉，或调敷或熬膏贴。

【使用注意】阴虚血燥者及气虚孕妇慎服。

单方验方

①**胎衣不下**：急性子适量，炒黄为末，黄酒温服3克。②**肾囊烂尽，只留二睾丸**：急性子、甘草各适量，为末，麻油调敷，即生肌。③**噎食不下**：急性子适量，酒浸3宿，晒干为末，酒丸绿豆大，每服8粒，温酒下，不可多用。④**闭经**：急性子15~30克，水煎服，每日1剂。

莪术

别名 绿姜、姜七、山姜黄、蓝心姜、黑心姜。

来源 本品为姜科植物蓬莪术 *Curcuma phaeocaulis* Val.、广西莪术或温郁金的干燥根茎。后者习称"温莪术"。

破血消癥药

【形态特征】多年生宿根草本。根茎卵圆形块状，侧面有圆柱状的横走分枝，根系细长，末端膨大成长卵形块状。叶片长圆状椭圆形或狭卵形，长13～24厘米，宽7～11厘米，叶脉中部具紫色晕；叶柄长约为叶片的1/3，下延成鞘，叶耳形小。圆柱状穗状花序，长约14厘米，具总梗，花密；苞片卵圆形，顶端苞片扩展，亮红色，腋内无花；花萼白色，具3钝齿；花冠裂片3片，上面1片较大，顶端略成兜状，唇瓣圆形，淡黄色，先端3浅圆裂，中间裂瓣先端微缺。蒴果卵状三角形，光滑。种子长圆形，具假种皮。花期3～5月。

【生境分布】野生于山谷、溪旁及林边等阴湿处。分布于四川、广西、浙江等地。

【采收加工】秋、冬两季采挖其地下根茎，洗净泥土，除去须根。蒸熟或煮至透心，晒干。

【性味归经】辛、苦，温。归肝、脾经。

【功能主治】行气破血，消积止痛。主治癥瘕痞块、瘀血经闭、胸痹心痛、食积胀痛。

【用量用法】6～9克，煎服。醋制可加强止痛之功效。

【使用注意】月经过多者及孕妇忌用。

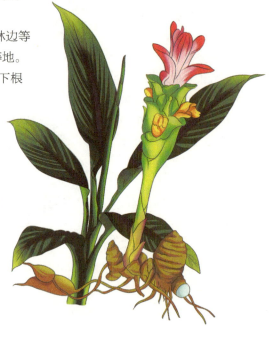

草方验方

①肝脾肿大：莪术10克，三棱、红花各15克，赤芍、香附各20克，水煎服。②腹胀、积块：莪术、三棱各10克，青皮15克，麦芽25克，水煎服。③中风：莪术、菖蒲、远志各15克，丹参30克，鼻饲、灌肠、口服等多种途径给药。④癫痫：莪术21克，白矾9克，竺黄、琥珀各6克，朱砂、苏薄荷各3克，研细末过100目筛，装胶囊，成人每服3克，小儿1.5～2克，每日3次，3周见效者续用，直至不发病，然后渐减药量再服1月左右。

水蛭

破血消癥药

别名 马蛭、蚂蟥、烫水蛭、远用蛭。
来源 本品为水蛭科动物水蛭 *Hirudo nipponica* Whitman 等的干燥全体。

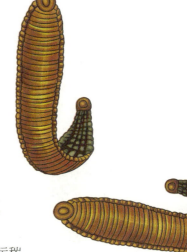

【形态特征】体长稍扁，乍视之似圆柱形，体长2~2.5厘米，宽2~3毫米。背面绿中带黑，有5条黄色纵线，腹面平坦，灰绿色，无杂色斑，整体环纹显著，体节由5环组成，每环宽度相似。眼10个，呈"∩"形排列，口内有3个半圆形的颚片围成一"Y"形，当吸着动物体时，用此颚片向皮肤钻进，吸取血液，由咽经食道而贮存于整个消化道和盲囊中。身体各节均有排泄孔，开口于腹侧。雌雄生殖孔相距4环，各开口于环与环之间。前吸盘较易见，后吸盘更显著，吸附力也强。

【生境分布】生长于稻田、沟渠、浅水污秽坑塘等处。全国大部分地区均有分布，多属野生。主要产于我国南部地区。

【采收加工】夏、秋两季捕捉，用沸水烫死，晒干或低温干燥。

【性味归经】咸、苦，平；有小毒。归肝经。

【功能主治】破血通经，逐瘀消癥。主治血瘀经闭、癥瘕痞块、腹痛、痈肿丹毒、中风偏瘫、跌仆损伤。

【用量用法】1~3克，研末服。

【使用注意】孕妇禁用。

单方验方

①**伤骨损折疼痛**：水蛭（糯米炒黄，去米）、白绵（烧灰）、没药（另研）、乳香（另研）各等份，血余（童子小发）十五团（烧灰），上为末，50岁以上服3克，20岁以下服1.5克，小儿服0.15克，温酒调下。②**妇人腹内有瘀血、月水不利或断或来、心腹满急**：水蛭（炒微黄）、虻虫（炒微黄，去翅、足）各40枚，桃仁（汤浸，去皮、尖、双仁，麸炒微黄）、川大黄（锉碎微炒）各90克，水煎服。③**小儿丹毒**：水蛭数条，放于红肿处，令吃出毒血。
④**发背、初作赤肿**：水蛭（活）适量，置肿上，令饮血。

半夏

温化寒痰药

别名 示姑、野头、白苹子、麻芋子、老鸹头、羊眼半夏、地珠半夏。

来源 本品为天南星科植物半夏 *Pinellia ternate* (Thunb.) Breit. 的干燥块茎。

【形态特征】多年生小草本，高15～30厘米。块茎近球形。叶基生，一年生的叶为单叶，卵状心形；2～3年后，叶为3小叶的复叶，小叶卵圆形至窄披针形，中间小叶较大，全缘，两面光滑无毛；叶柄长10～20厘米，下部有1株芽。花单性同株，肉穗花序，花序下部为雌花，贴生于佛焰苞，中部不育，上部为雄花，花序中轴先端附属物延伸呈鼠尾状，伸出在佛焰苞外。浆果卵状椭圆形，绿色，成熟时红色。

【生境分布】生长于山坡、溪边阴湿的草丛中或林下。我国大部分地区均有分布。

【采收加工】夏、秋两季采挖，洗净，除去外皮及须根，晒干。

【性味归经】辛、温；有毒。归脾、胃、肺经。

【功能主治】燥湿化痰，降逆止呕，消痞散结。主治湿痰寒痰、咳喘痰多、痰饮眩悸、风痰眩晕、痰厥头痛、呕吐反胃、胸脘痞闷、梅核气；生用外治痈肿痰核。姜半夏多主治降逆止呕。

【用量用法】3～9克，煎服；外用适量，磨汁涂或研末以酒调敷患处。

【使用注意】一切血证及阴虚燥咳、津伤口渴者忌服。

单方验方

①**眉棱角痛**：生半夏30～60克，鲜生姜30～50克，用沸水泡后频频饮服，或武火煎30分钟后频服，每日1剂。②**闪挫伤筋及跌打损伤表皮未破者**：生半夏30克，研为极细末，用陈醋适量调糊，敷患处，包扎固定，每日换药1次。③**顽癣**：鲜半夏适量，剥去外皮，用醋3～4滴，置碗内磨取汁，涂患处，每日3次，完后两手洗净，以免入口中毒。

天南星

温化寒痰药

别名 南星、虎掌、独角莲、野芋头、虎掌南星、独叶一枝花。

来源 本品为天南星科植物天南星*Arisaema erubescens* (Wall.) Schott. 的干燥块茎。

【形态特征】多年生草本，株高 40～90厘米。叶1片基生，叶片放射状分裂，披针形至椭圆形，顶端具线形长尾尖，全缘；叶柄长，圆柱形，肉质，下部成鞘，具白色和散生的紫色纹斑。总花梗比叶柄短，佛焰苞绿色和紫色，肉穗花序单性，雌雄异株；雌花序具棒状附属器，且序下具多数中性花，无花被，子房卵圆形；雄花序的附属器下部光滑和有少数中性花。浆果红色，球形。

【生境分布】生长于丛林之下或山野阴湿处。主产于河南、河北、四川等地。

【采收加工】秋、冬两季茎叶枯萎时采挖，除去须根及外皮，干燥。

【性味归经】苦、辛，温；有毒。归肺、肝、脾经。

【功能主治】燥湿化痰，祛风止痉，散结消肿。主治顽痰咳嗽、风痰眩晕、中风痰壅、口眼㖞斜、半身不遂、癫痫、惊风、破伤风；生用外治痈肿、蛇虫咬伤。

【用量用法】3～9克，一般炮制后用；外用生品适量，研末，以醋或酒调敷患处。

【使用注意】孕妇慎用；生品内服宜慎。

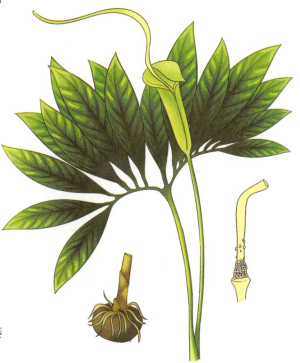

单方验方

①**中风**：天南星3克，冰片1.5克，乌梅6克，共研为细末擦牙齿。②**面神经麻痹**：鲜天南星适量，磨醋取汁，于睡前涂擦患侧，覆盖纱布，次晨去之，每晚1次。③**神经性皮炎**：天南星适量，研为细粉，加煤油调成糊状，涂擦患处，每日1～2次。④**腮腺炎**：生天南星适量，研为细粉，加入食醋中，5日后外擦患处，每日3～4次。⑤**小儿流涎**：天南星30克，捣烂，用醋调，于晚间外敷足心，男左女右，外以布条缠扎，每次敷12小时，连敷2～4次。

旋覆花

别名 金钱花、金沸花、满天星、全福花、金盏花、猫耳朵花。
来源 本品为菊科植物旋覆花 *Inula japonica* Thunb. 等的干燥头状花序。

温化寒痰药

【**形态特征**】多年生草本，高30～80厘米。根状茎短，横走或斜升，具须根。茎单生或簇生，绿色或紫色，有细纵沟，被长伏毛。基部叶花期枯萎，中部叶长圆形或长圆状披针形，长4～13厘米，宽1.5～4.5厘米，先端尖，基部渐狭，常有圆形半抱茎的小耳，无柄，全缘或有疏齿，上面具疏毛或近无毛，下面具疏伏毛和腺点，中脉和侧脉有较密的长毛；上部叶渐小，线状披针形。头状花序，径3～4厘米，多数或少数排列成疏散的伞房花序；花序梗细长；总苞半球形。瘦果圆柱形，有10条纵沟，被疏短毛。花期6～10月；果期9～11月。

【**生境分布**】生长于山坡路旁、湿润草地、河岸和田埂上。主产于东北、华北、华东、华中，以及广西等地。

【**采收加工**】夏、秋两季花开放时采收，除去杂质，阴干或晒干。

【**性味归经**】苦、辛、咸，微温。归肺、脾、胃、大肠经。

【**功能主治**】降气，消痰，行水，止呕。主治风寒咳嗽、痰饮蓄结、胸膈痞满、喘咳痰多、呕吐噫气、心下痞硬。

【**用量用法**】3～9克，煎服。

【**使用注意**】阴虚燥咳、大便泄泻者不宜用。

单方验方

①呕吐（肝气犯胃型）：旋覆花、赭石、柿蒂、竹茹各9克，水煎服；或用灶心土60克，煎汤代水饮。②乳岩、乳痈：旋覆花6克，白芷、青皮、蒲公英各3克，甘草节2.4克，水酒为引，水煎服。③小便不行，因痰饮留闭者：旋覆花1握，捣汁，和生白酒服。④月食耳疮：旋覆花适量，烧研。羊脂和涂之。

白前

别名 嗽药、石蓝、草白前、空白前、鹅管白前、竹叶白前。

来源 本品为萝藦科植物柳叶白前 *Cynanchum stauntonii* (Decne.) Schltr.ex Levl. 等的干燥根茎及根。

【形态特征】多年生草本，高30～60厘米。根茎匍匐；茎直立，单一，下部木质化。单叶对生，具短柄；叶片披针形至线状披针形，先端渐尖，基部渐狭，边缘反卷，下部的叶较短而宽，顶端的叶渐短而狭。聚伞花序腋生，总花梗长8～15毫米，中部以上着生多数小苞片，花萼黄绿色，裂片卵状披针形。蓇葖果角状，长约7厘米。种子多数，顶端具白色细茸毛。花期6月；果期10月。

【生境分布】生长于山谷中阴湿处、江边沙碛之上或溪滩。主产于浙江、安徽、福建、江西、湖北、湖南、广西等地。

【采收加工】秋季采收，去地上部分及泥土，晒干，即为白前；如将节部的根除去而留根茎则为鹅管白前。

【性味归经】辛、苦，微温。归肺经。

【功能主治】降气，消痰，止咳。主治肺气壅实、咳嗽痰多、胸满喘急。

【用量用法】3～10克，煎服。

【使用注意】咳喘属气虚不归元者，不宜应用。

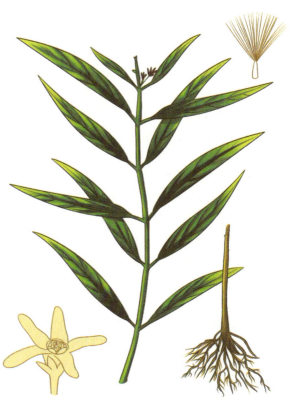

单方验方

①久患暇呷咳嗽，喉中作声，不得眠：白前适量，捣为末，温酒调6克服。②百日咳：白前6克，百部、川贝母、沙参各10克，水煎服，每日1剂，水煎2次，早、晚各服1次。③小儿肺炎风温证：白前、紫苏子、款冬花、杏仁各10克，莱菔子8克，炙麻黄6克，水煎服，3岁者每日1剂，随年龄增减剂量。

川贝母

别名 贝母、川贝、贝壳母、京川贝。

来源 本品为百合科植物川贝母 *Fritillaria cirrhosa* D. Don 的干燥鳞茎。

【**形态特征**】多年生草本。鳞茎圆锥形，茎直立，高15～40厘米。叶2～3对，常对生，少数在中部间有散生或轮生，披针形至线形，先端稍卷曲或不卷曲，无柄。花单生茎顶，钟状，下垂，每花具狭长形叶状苞片3对，先端多少弯曲成钩状；花被通常紫色，较少绿黄色，具紫色斑点或小方格，蜜腺窝在背面明显凸出。

【**生境分布**】生长于高寒地区、土壤比较湿润的向阳山坡。主产于四川、西藏、云南等地。

【**采收加工**】夏、秋两季或积雪融化时采挖，除去须根、粗皮及泥沙，晒干或低温干燥。

【**性味归经**】苦、甘，微寒。归肺、心经。

【**功能主治**】清热润肺，化痰止咳，散结消痈。主治肺热燥咳、干咳少痰、阴虚劳嗽、痰中带血、乳痈、瘰疬。

【**用量用法**】3～10克，煎服；或研末冲服，每次1～2克。

【**使用注意**】不宜与川乌、制川乌、草乌、制草乌、附子同用。

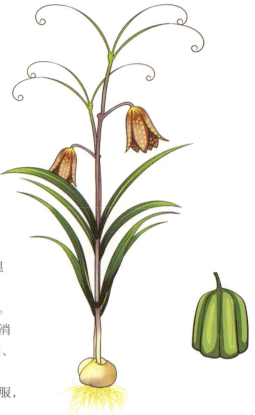

单方验方

①**肺阴虚咳嗽**：川贝母3克，冰糖6克，梨1个，将川贝母、冰糖置于去核梨中，文火炖服。

②**乳头皲裂**：川贝母10克，黑、白芝麻各20克，炒黄研细，用香油调成糊状，涂敷。③**百日咳、肺虚者**：川贝母3克，鸡蛋1个，川贝母研成粉，鸡蛋敲一分钱大小的孔，将川贝粉掺入鸡蛋中，外用湿纸封闭，放饭上蒸熟，每次吃1个，每日早、晚各吃1个。④**婴幼儿消化不良**：川贝母适量，粉碎，过80～100目筛后，备用；每日按每千克体重0.1克计量，分3次服。

前胡

清化热痰药

别名 土当归、水前胡、野当归、野芹菜、鸭巴片、鸡脚前胡。

来源 本品为伞形科植物白花前胡 *Peucedanum praeruptorum* Dunn 等的干燥根。

【形态特征】多年生草本，高30～120厘米。主根粗壮，根圆锥形。茎直立，上部呈叉状分枝。基生叶为2至3回3出式羽状分裂，最终裂片菱状倒卵形，不规则羽状分裂，有圆锯齿；叶柄长，基部有宽鞘，抱茎；茎生叶较小，有短柄。复伞形花序，无总苞片，小总苞片呈线状披针形，花瓣白色。双悬果椭圆形或卵圆形，光滑无毛，背棱和中棱线状，侧棱有窄翅。花期8～10月；果期10～11月。

【生境分布】生长于向阳山坡、草丛中。主产于浙江、江西、四川等地。

【采收加工】冬季至次春茎叶枯萎或未抽花茎时采挖，除去须根，洗净，晒干或低温干燥。

【性味归经】苦、辛，微寒。归肺经。

【功能主治】散风清热，降气化痰。主治风热咳嗽痰多、痰热喘满、咳痰黄稠。

【用量用法】3～10克，煎服。

【使用注意】阴虚气弱咳嗽者慎服。前胡半夏为之使，恶皂荚、畏藜芦。

单方验方

①**小儿腹泻**：前胡4～8克，麻黄2～4克，用水煎取300毫升左右，加白糖适量频服，每日1剂。②**喘息性支气管炎**：前胡、桂枝、芍药、杏仁各9克，炙甘草、厚朴各6克，每日1剂，水煎温服。③**咳嗽外感风寒证**：前胡、杏仁、桔梗、枳壳、麦冬、桑白皮、茯苓各15克，紫苏叶、甘草各10克，姜枣为引，水煎服，每日1剂。

桔梗

别名 白药、梗草、卢茹、苦梗、大药、铃铛花、土人参、苦菜根。
来源 本品为桔梗科植物桔梗 *Platycodon grandiflorum* (Jacq.) A. DC. 的干燥根。

清化热痰药

【形态特征】多年生草本，体内有白色乳汁，全株光滑无毛。茎直立，有分枝。叶多互生，少数对生，近无柄，叶片长卵形。花大型，单生于茎顶或数朵成疏生的总状花序；花冠钟形，颜色多样，有蓝紫色、蓝白色、白色、粉红色。蒴果卵形，熟时顶部5瓣裂。种子卵形，有3棱。花期7～9月；果期8～10月。

【生境分布】生长于山地草坡、林缘，或人工栽培。全国大部分地区均有分布，东北、华北地区产量较大，华东地区产者质量较优。

【采收加工】春、秋两季采挖，洗净，除去须根，趁鲜剥去外皮或不去外皮，干燥。

【性味归经】苦、辛，平。归肺经。

【功能主治】宣肺利咽，祛痰排脓。主治咳嗽痰多、胸闷不畅、咽痛音哑、肺痈吐脓、疮疡脓成不溃。

【用量用法】3～10克，煎服。

【使用注意】凡阴虚久咳及有咳血倾向者均不宜用。

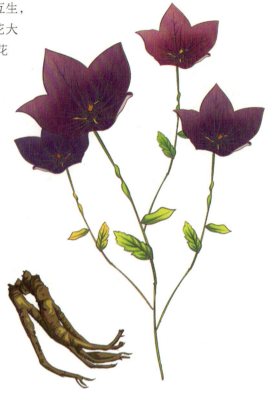

草方验方

①**急性腰扭伤：**桔梗30克，研为末，分为2份，每日黄酒冲服1份；重症者每日服2次，服后卧床休息，使局部微出汗。②**尿潴留：**桔梗5～10克，琥珀3～5克（冲服），先将桔梗水煎取汁约100毫升，加入琥珀冲服，每日1剂，每日服1或2次。③**月经过少：**桔梗10克，红糖15克，鲜橘叶20克，将上3味放入保温杯中，冲入沸水，加盖焖15分钟，每日1剂，不拘时，代茶饮用。④**变应性鼻炎：**桔梗、前胡、甘草各6克，杏仁、紫苏叶各9克，水煎服，每日1剂，每日服2次。

胖大海

别名 大海榄、大海子、大洞果、安南子。
来源 本品为梧桐科植物胖大海 *Sterculia lychnophora* Hance 的干燥成熟种子。

清化热痰药

【形态特征】落叶乔木，高可达40米。单叶互生，叶片革质，卵形或椭圆状披针形，通常3裂，全缘，光滑无毛。圆锥花序顶生或腋生，花杂性同株；花萼钟状，深裂。蓇葖果1～5枚，着生于果梗，呈船形，长可达24厘米。种子菱形或倒卵形，深褐色。

【生境分布】生长于热带地区。产于泰国、柬埔寨、马来西亚等国，我国海南、广西有引种。

【采收加工】4～6月果实成熟开裂时，采收种子，晒干用。

【性味归经】甘，寒。归肺、大肠经。

【功能主治】清热润肺，利咽开音，润肠通便。主治肺热声哑、干咳无痰、咽喉干痛、热结便闭、头痛目赤。

【用量用法】2～3枚，沸水泡服或煎服。

【使用注意】感冒患者禁用。脾虚寒泻者慎服。

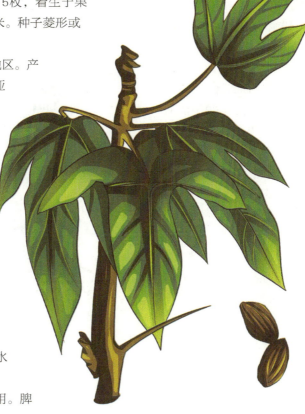

单方验方

①**肺热音哑**：胖大海3枚，金银花、麦冬各10克，蝉蜕5克，水煎服。②**干咳失音**：胖大海5枚，冰糖30克，洗净，冰糖放入碗内冲入开水，浸泡半小时，当茶饮用，每日2次。③**慢性咽炎**：胖大海5枚，杭菊花、生甘草各15克，水煎服。④**菌痢**：胖大海15克，放入碗中，用开水200毫升冲开，红痢加白糖15克，白痢加红糖15克，服汁并食胖大海肉，一般1～3剂可愈。⑤**婴幼儿便秘**：胖大海3枚，泡饮。

白附子

别名 剪刀草、野半夏、玉如意、犁头尖、野慈姑。

来源 本品为天南星科植物独角莲 *Typhonium giganteum* Engl. 的干燥块茎。

【形态特征】多年生草本。块茎卵圆形，长2～5厘米，直径1～3厘米，表面白色或黄白色，有环纹及根痕，顶端显茎痕或芽痕。叶根生，1～4片，戟状箭形，依生长年限大小不等，长9～45厘米，宽7～35厘米；叶柄肉质，基部鞘状。花葶7～17厘米，有紫斑；肉穗花序，有佛焰苞；花单性，雌雄同株，雄花位于花序上部，雌花位于下部。浆果熟时红色。

【生境分布】生长于山野阴湿处。分布于河南、甘肃、湖北等地。河南产品称禹白附，品质最优。

【采收加工】秋季采挖，除去须根及外皮，用硫黄熏1～2次，晒干。

【性味归经】辛，温；有毒。归胃、肝经。

【功能主治】祛风痰，定惊搐，解毒散结，止痛。主治中风痰壅、口眼㖞斜、语言謇涩、惊风癫痫、破伤风、痰厥头痛、偏正头痛、瘰疬痰核、痈疽肿毒、毒蛇咬伤。

【用量用法】3～6克，一般炮制后用；外用生品适量，捣烂，熬膏，或研末以酒调敷患处。

【使用注意】孕妇慎用。生品内服宜慎。

草方验方

①**雀斑、蝴蝶斑**：白附子适量，研末加白蜜调匀，涂于纸上，每晚睡前洗净面，贴纸。②**黄褐斑、粉刺**：白附子30克，白面粉2克，蜂蜜适量，白附子研为细粉，备用；每次取1克，同白面粉与水调成浆，晚间反复搽面部，干后再涂蜂蜜1次，次晨洗去。③**腮腺炎**：生白附子适量，研粉浸于食醋中，5日后涂患处，每日3～4次，症状减轻，3～4日后肿胀逐渐消退。④**花斑癣**：白附子、硫黄各50克，茄蒂、生姜汁各适量，前2味研粉，以生姜汁调糊，茄蒂蘸搽，每日数次。⑤**诸风抽搐、口眼㖞斜**：白附子、僵蚕、全蝎各等量，共研为细末，每服6克，黄酒送下。

紫花前胡

清化热痰药

别名 土当归、鸭脚七、野辣菜、山芫荽、鸭脚板、桑根子苗、鸭脚前胡。

来源 本品为伞形科植物紫花前胡 *Peucedanum decursivum* (Miq.) Maxim. 的干燥根。

【形态特征】多年生草本，高70～140厘米。根圆锥形，棕黄色至棕褐色，浓香。茎直立，单一，圆形，表面有棱，上部少分枝。基生叶和下部叶纸质，三角状宽卵形，1～2回羽状全裂，1回裂片3～5片，再3～5裂，叶轴翅状，顶生裂片和侧生裂片基部连合，基部下延成翅状，最终裂片狭卵形或长椭圆形，有尖齿；茎上部叶简化成叶鞘。复伞形花序顶生，总伞梗12～20枚，不等长；总苞片1～2对，卵形，紫色；小伞梗多数；小总苞片披针形；萼齿5齿，三角形；花瓣深紫色，长卵形，先端渐尖，有1条中肋；雄蕊5枚，花药卵形；子房无毛，花柱2枚，极短。双悬果椭圆形，长4～7毫米，背棱和中棱较尖锐，呈丝线状，侧棱发展成狭翅。花期8～9月；果期9～10月。

【生境分布】生长于草甸、沟边草丛、灌丛草甸、灌丛中、林缘湿草甸、山坡林缘、山坡林中、山坡林中溪边、山坡疏林中、湿地、溪边、阳坡。分布于黑龙江、吉林、辽宁、陕西、甘肃、江苏、安徽、浙江、江西、福建、河南、湖北、湖南、广东、广西、重庆、四川、云南等地。

【采收加工】秋、冬两季地上部分枯萎时采挖，除去须根，晒干。

【性味归经】苦、辛，微寒。归肺经。

【功能主治】降气化痰，散风清热。主治痰热喘满、咳痰黄稠、风热咳嗽痰多。

【用量用法】3～9克，煎服；或入丸、散。

【使用注意】不可施诸气虚血少之病。

单方验方

①白癜风：紫花前胡20克，防风10克，补骨脂30克，研为细末，加入75%乙醇100毫升中浸泡7日，过滤取汁，用棉签蘸药液涂搽患处，每次5～15分钟，每日早、晚各1次。②急性细菌性痢疾：前胡30～60克，研为细末，每次6克，每日3次，用温开水送服。③慢性呼吸衰竭：前胡、款冬花、射干、紫菀、半夏、杏仁、陈皮各10克，桂枝、麻黄、五味子各6克，细辛3克，水煎，分3次口服，每日1剂，半月为1个疗程。

苦杏仁

止咳平喘药

别名 杏仁、北杏、杏子、光北杏、木落子、光中杏。

来源 本品为蔷薇科植物山杏 *Prunus armeniaca* L. var. *ansu* Maxim. 的干燥成熟种子。

【**形态特征**】一年生草本，高30~200厘米，具有特殊芳香。茎直立，多分枝。叶对生；叶柄长3~5厘米，紫红色或绿色，被长节毛；叶片阔卵形、卵状圆形或卵状三角形。轮伞花序，由2花组成，偏向一侧成假总状花序，顶生和腋生，花序密被长柔毛；苞片卵形、卵状三角形或披针形，全缘，具缘毛，外面有腺点，边缘膜质。小坚果近球形，灰棕色或褐色，直径1~1.3毫米，有网纹，果萼长约10毫米。花期6~8月；果期7~9月。

【**生境分布**】多为栽培。分布于湖北、江苏、河南、山东、江西、浙江、四川等地。

【**采收加工**】秋季果实成熟时采收，除去杂质，晒干。

【**性味归经**】辛，温。归肺经。

【**功能主治**】降气化痰，止咳平喘，润肠通便。主治痰壅气逆、咳嗽气喘、肠燥便秘。

【**用量用法**】3~10克，煎服。

【**使用注意**】气虚久嗽、阴虚喘逆、脾虚便滑者皆不可用。

草方验方

①**气喘咳嗽**：杏仁、冰糖各3克，共研为细面，每日3次，每次1.5~3克，白开水送下。②**慢性咽炎**：杏仁、红糖各适量，杏仁炒干粉碎，加红糖搅匀，口服，每次6克，每日3次。③**带状疱疹**：苦杏仁10枚，把适量芝麻油倒在生锈的铁板上，在其上研磨，取搽患处。④**黄水疮**：苦杏仁若干枚，火煅存性，然后压磨成黑色油状，在常规消毒下，揭去患部痂皮，用盐水棉球将患部渗出液蘸干净，然后涂以苦杏仁油，每日换药1次。⑤**足癣**：苦杏仁100克，陈醋300毫升，两者共煎沸，然后慢火续煎15~20分钟，冷却后装瓶密封，备用；用时先洗患处，涂药液，每日3次。

紫菀

别名 青菀、紫茜、紫菀茸、夜牵牛、小辫儿、返魂草根。

来源 本品为菊科植物紫菀 *Aster tataricus* L. F. 的干燥根及根茎。

【形态特征】多年生草本，高1～1.5米。茎直立，上部分枝，表面有沟槽。根生叶丛生，开花时脱落；叶片篦状长椭圆形至椭圆状披针形，长20～40厘米，宽6～12厘米，先端钝，基部渐狭，延长成翼状的叶柄，边缘具锐齿，两面疏生小刚毛；茎生叶互生，几无柄，叶片狭长椭圆形或披针形，长18～35厘米，宽5～10厘米，先端锐尖，常带小尖头，中部以下渐狭缩成一狭长基部。头状花序多数，伞房状排列，直径2.5～3.5厘米，有长梗，梗上密被刚毛。瘦果扁平，一侧弯曲，长约3毫米，被短毛；冠毛白色或淡褐色，较瘦果长3～4倍。花期8月；果期9～10月。

【生境分布】生长于山地或河边草地。分布于东北、华北、西北等地区，以河北、安徽产品质优。

【采收加工】春、秋两季采挖，除去有节的根茎（习称"母根"）和泥沙，编成瓣状晒干，或直接晒干。

【性味归经】辛、甘、苦，温。归肺经。

【功能主治】润肺，化痰，止咳。主治痰多喘咳、新久咳嗽、劳嗽咳血。

【用量用法】5～10克，煎服。外感暴咳多生用，肺虚久咳蜜炙用。

【使用注意】有实热者忌服。恶天雄、瞿麦、雷丸、远志。畏茵陈蒿。

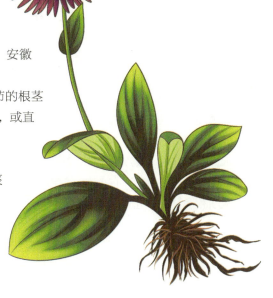

①**久嗽不止**：紫菀、款冬花各150克，粗捣罗为散，每次15克，以水100毫升，入生姜0.5克，煎至60毫升，去渣温服，每日3～4次。②**慢性气管炎**：紫茶片（每片含紫菀乙醚沉出物64毫克，矮地茶甲醇提出物65毫克，穿地龙乙醇提出物44毫克，猪胆酸24毫克），每次5片，每日3次，10日为1个疗程。③**吐血、咯血、嗽血**：真紫菀、茜根各等份，为细末，炼蜜为丸如樱桃子大，含化1丸，不拘时。④**妇人卒不得小便**：紫菀末适量，井华水服3指撮。⑤**肺伤咳嗽**：紫菀花25克，加水1碗，煎至七成，温服，每日3次。

紫苏子

止咳平喘药

别名 苏子、任子、黑苏子、铁苏子。

来源 本品为唇形科植物紫苏 *Perilla frutescens* (L.) Britt. 的干燥成熟果实。

【形态特征】灌木或小乔木，高2～5米。叶片卵形或近圆形，长5～10厘米，宽4～7厘米，先端长渐尖至尾尖，基部圆形至近心形，叶缘有细钝锯齿，两面无毛，稀下面脉腋间具短柔毛；叶柄长2～3.5厘米，无毛，有或无小腺体。花单生，直径1.5～2厘米，先于叶开放；花梗长1～2毫米；花萼紫红色；萼筒钟形，基部微被短柔毛或无毛；萼片长圆状椭圆形，先端尖，花后反折；花瓣近圆形或倒卵形，白色或粉红色；雄蕊几与花瓣等长；子房被短柔毛。果实扁球形，直径1.5～2.5厘米，黄色或橘红色，有时具红晕，被短柔毛。花期3～4月；果期6～7月。

【生境分布】多栽培于低山地或丘陵山地。主产于华北、东北、西北，内蒙古、吉林、辽宁、河北、山西、陕西产量多。

【采收加工】夏季采收成熟果实，除去果肉及核壳，取出种子，晒干。

【性味归经】苦，微温；有小毒。归肺、大肠经。

【功能主治】降气，止咳，平喘，润肠通便。主治咳嗽气喘、胸满痰多、血虚津枯、肠燥便秘。

【用量用法】5～10克，生品入煎剂宜后下。

【使用注意】阴虚咳喘及大便溏泻者忌用。内服不宜过量，以免中毒。婴儿慎用。

草方验方

①**咳嗽气喘**：紫苏子、杏仁各15克，麻黄、贝母、甘草各10克，水煎服。②**习惯性便秘**：紫苏子10克，炒焦碾碎，清晨空腹用蜂蜜30毫升送服，连服10日。③**支气管肺炎风寒闭肺证**：紫苏子、杏仁各9克，前胡6克，麻黄、生甘草各3克，水煎服；无汗恶寒加葱白9克；咳痰不爽加桔梗3克；寒包热郁加石膏31克。④**小儿迁延性肺炎**：紫苏子、瓜蒌、沙参、白芥子各15克，水煎浓缩后分3～4次服用，疗程2～3周。⑤**哮喘（痰浊型）**：紫苏子15克，杏仁、白芥子各10克，蜂蜜适量，水煎服，每日1剂，每日服2次（蜂蜜兑入药液内）；或共捣碎研末，放入杯内，冲入沸水，加盖焖10～15分钟，调入蜂蜜，代茶饮用。

款冬花

别名 冬花、款花、看灯花、九九花、艾冬花。
来源 本品为菊科植物款冬 *Tussilago farfara* L. 的干燥花蕾。

止咳平喘药

【形态特征】多年生草本，高10～25厘米。叶基生，具长柄；叶片圆心形，先端近圆形或钝尖，基部心形，边缘有波状疏齿，下面密生白色茸毛。花冬季先于叶开放，头状花序单一顶生，黄色，外具多数被茸毛的总苞片，边缘具多层舌状花，雌性，中央管状花两性。

【生境分布】栽培与野生均有。主产于河南、甘肃、山西、内蒙古、陕西等地，湖北、青海、新疆、西藏等地也有分布。

【采收加工】12月或地冻前花尚未出土时采挖，除去花梗及泥沙，阴干。

【性味归经】辛、微苦，温。归肺经。

【功能主治】润肺下气，止咳化痰。主治新久咳嗽、喘咳痰多、劳嗽、咳血。

【用量用法】5～10克，煎服（也可烧烟吸之）；外感暴咳宜生用；内伤久咳宜炙用。

【使用注意】大便溏泄者不宜用。

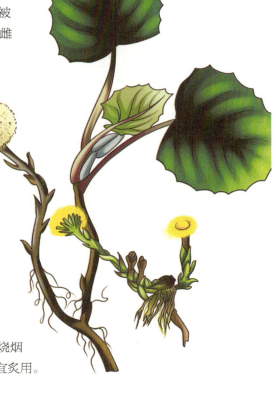

单方验方

①**感冒咳嗽：**款冬花10克，冰糖适量，款冬花放入茶杯中，加冰糖，沸水冲泡，代茶频饮。
②**咯血、痰中带血：**款冬花、百合、百部（蒸焙）各等份，研为末，蜜丸龙眼大，每卧时以姜汤送服1丸。③**支气管扩张咳嗽：**款冬花、冰糖（即晶糖）各9克，上药用开水冲泡，频频服之，每日1剂。④**百日咳：**款冬花15克，蜂蜜50毫升，款冬花放入蜂蜜浸渍后，再加水煎，每日1剂，分3～5次饮用。⑤**声音嘶哑：**款冬花、知母、厚朴各6～9克。每日1剂，水煎，分2～3次服。

马兜铃

别名 兜苓、臭铃铛、都淋藤、水马香果。

来源 本品为马兜铃科植物北马兜铃 *Aristolochia contorta* Bge. 等的干燥成熟果实。

【形态特征】多年生缠绕草本，长达1米余，全株无毛。根细长，圆柱形，外皮黄褐色，有香气，断面有油点。茎有棱，缠绕成团，捻揉有特殊臭气。叶互生；柄细长；叶片三角状心形，长3～10厘米，长宽近相等，先端钝或钝尖，基部深心形，全缘，主直脉5～7条，下面灰绿色。夏日叶腋簇生数朵绿紫色花；花被喇叭状，长2～3.5厘米，花被管基部膨大成球形，中部为管状，上端逐渐扩大向一侧平展成一先端具长尖尾的花被片（侧片）；雄蕊6枚，贴生于肉质花柱体周围；子房下位，6室。蒴果近圆形或宽倒卵形，长3～7厘米，直径2～4厘米，果梗下垂，成熟时果沿室开裂为6瓣，果梗亦裂成6条丝状。种子多数，扁平三角形，周围有宽翅。花期7～8月；果期9月。

【生境分布】生长于郊野林缘、路边、灌丛中。主产于黑龙江、吉林、河北等地。

【采收加工】秋季果实由绿变黄时采收，干燥。

【性味归经】苦，微寒；有毒。归肺、大肠经。

【功能主治】清肺降气，止咳平喘，清肠消痔。主治肺热喘咳、痰中带血、肠热痔血、痔疮肿痛。

【用量用法】3～9克，煎服；外用适量，煎汤熏洗。一般生用，肺虚久咳炙用。

【使用注意】本品含马兜铃酸，可引起肾损害等不良反应，儿童及老人慎用；孕妇、婴幼儿及肾功能不全者禁用。

单方验方

①**肺热咳嗽**：马兜铃、桑白皮、杏仁、甘草各10克，水煎服。②**百日咳**：马兜铃、百部各10克，大蒜3头，放碗内加水适量，蒸后取汁、去渣服。③**高血压**：马兜铃15克，加水500毫升，煎至250毫升，分3次食后服。④**梅核气**：马兜铃12克，水煎服。⑤**慢性咽炎（咽中有异物感）**：马兜铃9克，加水煎汤，含咽。

桑白皮

止咳平喘药

别名 桑皮、桑根皮、白桑皮、桑根白皮。

来源 本品为桑科植物桑 *Morus alba* L. 的干燥根皮。

【**形态特征**】落叶灌木或小乔木，高3～15米。树皮灰白色，有条状浅裂；根皮黄棕色或红黄色，纤维性强。单叶互生，叶柄长1～2.5厘米；叶片卵形或宽卵形，先端锐尖或渐尖，基部圆形或近心形，边缘有粗锯齿或圆齿，有时有不规则的分裂，上面无毛，有光泽，下面脉上有短毛，腋间有毛，基出脉3条，与细脉交织成网状，背面较明显；托叶披针形，早落。花单性，雌雄异株；雌、雄花序均排列成穗状葇荑花序，腋生。瘦果多数密集成一卵圆形或长圆形的聚合果，长1～2.5厘米，初时绿色，成熟后变肉质，黑紫色或红色。种子小。花期4～5月；果期5～6月。

【**生境分布**】全国大部分地区均产。

【**采收加工**】秋末叶落时至次春发芽前采挖根部，刮去黄棕色粗皮，纵向削开，剥取根皮，晒干。

【**性味归经**】甘，寒。归肺经。

【**功能主治**】泻肺平喘，利水消肿。主治肺热喘咳、水肿胀满尿少、面目肌肤浮肿。

【**用量用法**】6～12克，煎服。

单方验方

①**顽固性鼻衄**：桑白皮30～100克，加水煎2次，每次20分钟左右，取2次煎汁500～800毫升混匀，装入保温瓶内，每次服100～200毫升，1日服完。②**小儿流涎**：桑白皮20克（不足1岁用10克），加水适量，中火煎，每日1剂，分2～3次，连服3～7日。③**小儿鼻衄**：桑白皮30～40克（每日量），加水煎煮2次，每次煎煮20分钟左右，取2次煎汁500～800毫升混匀，每次服100～200毫升，1日服完。④**咳嗽**：桑白皮12克，蜂蜜12毫升，每日1剂，水煎，分2次服。⑤**肺热哮喘**：桑白皮12克，桔梗6～9克，杏仁3克，每日1剂，水煎，分2次服。

枇杷叶

别名 杷叶、巴叶、芦橘叶。

来源 本品为蔷薇科植物枇杷 *Eriobotrya japonica* (Thunb.) Lindl. 的干燥叶。

止咳平喘药

【形态特征】常绿小乔木，小枝密生锈色茸毛。叶互生，革质，具短柄或近无柄；叶片长倒卵形至长椭圆形，边缘上部有疏锯齿；表面多皱，深绿色，背面及叶柄密被锈色茸毛。圆锥花序顶生，长7～16厘米，具淡黄色茸毛；花芳香，萼片5片，花瓣5片，白色；雄蕊20枚；子房下位，柱头5裂，离生。梨果卵圆形、长圆形或扁圆形，黄色至橙黄色，果肉甜。种子棕褐色，有光泽，圆形或扁圆形。花期9～10月；果期次年4～5月。

【生境分布】常栽种于村边、平地或坡边。分布于广东、江苏、浙江、福建、湖北等南方各地，均为栽培。

【采收加工】幼嫩叶片全年均可采收，一般多在4～5月间采叶，将叶采摘后，晒至七八成干时扎成小把再晒干。

【性味归经】苦，微寒。归肺、胃经。

【功能主治】清肺止咳，降逆止呕。主治肺热咳嗽、气逆喘急、胃热呕吐、烦热口渴。

【用量用法】6～10克，煎服。

【使用注意】本品清降苦泄，凡寒嗽及胃寒作呕者不宜用。枇杷叶背面茸毛甚多，应刷去毛或用布包煎。化痰止咳宜炙用，和胃止呕宜生用或姜汁拌炒。

单方验方

①**咳嗽：**枇杷叶7～8片（或100克），去毛包煎，口服。②**痱疹：**枇杷叶适量，煎汤，加入浴水中沐浴。③**断乳、乳房胀痛：**老枇杷叶鲜品11～17张（或干品60克），去毛洗净切碎，加水700毫升，用文火煎至350～400毫升，1日内分3次服完，每日1剂，服至停乳。④**支气管炎：**枇杷叶、野菊花各25克，白茅根、旱莲草、柏子仁各15克，水煎服，每日1剂。⑤**梅核气：**枇杷叶30克，刷去茸毛，用水洗净，切丝晒干，第一次加水200毫升，煎至100毫升，滤汁；再加水160毫升，煎至100毫升，滤汁，将2次药汁混合，早、晚分服。

百部

止咳平喘药

别名 嗽药、百条根、山百根、药虱药、野天门冬。

来源 本品为百部科植物蔓生百部 *Stemona japonica* (Bi.) Miq. 或直立百部 *Stemona sessilifolia* (Miq.) Miq. 的干燥块根。

【形态特征】多年生草本，高60~90厘米，全体平滑无毛。根肉质，通常作纺锤形，数个至数十个簇生。茎上部蔓状，具纵纹。叶通常4片轮生；卵形或卵状披针形，长3~9厘米，宽1.5~4厘米，先端锐尖或渐尖，全缘或带微波状，基部圆形或近于截形，偶为浅心形，中脉5~9条；叶柄线形，长1.5~2.5厘米。花梗丝状，长1.5~2.5厘米，其基部贴生于叶片中脉上，每梗通常单生1花；花被4片，淡绿色，卵状披针形至卵形；雄蕊4枚，紫色，花丝短，花药内向，线形，顶端有一线形附属体；子房卵形，甚小，无花柱。蒴果广卵形而扁；内有长椭圆形的种子数枚。花期5月；果期7月。

【生境分布】生长于阳坡灌木林下或竹林下。主产于安徽、江苏、浙江、湖北、山东等地。

【采收加工】春、秋两季采挖，除去须根，洗净，置沸水中略烫或蒸至无白心，取出，晒干。

【性味归经】甘、苦，微温。归肺经。

【功能主治】润肺下气止咳，杀虫灭虱。主治新久咳嗽、肺痨咳嗽、百日咳；外治头虱、体虱、蛲虫病、阴痒。蜜百部润肺止咳，主治阴虚劳嗽。

【用量用法】3~9克，煎服；外用适量，水煎或酒浸。

【使用注意】易伤胃滑肠，脾虚便溏者慎服。本品且有小毒，若服用过量，可引起呼吸中枢麻痹。

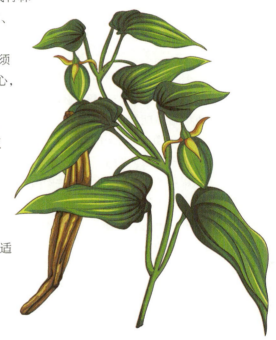

单方验方

①**卒得咳嗽**：百部汁、生姜汁各适量，合煎服120毫升。②**慢性支气管炎**：百部20克，水煎2次，合并煎液约60毫升，每次口服20毫升，每日3次。③**肺结核咳嗽**：百部500克，加水4升煎膏，每次1匙，每日2次，连服半月。④**皮肤瘙痒症**：百部30克，放入浓度为75%的乙醇100毫升中浸泡，1周后去渣备用；外涂患处。⑤**蛲虫病**：生百部30克，放入浓度为55%的乙醇150毫升中浸泡3日，收集药液备用；用棉球蘸药液搽肛门附近皱褶，每晚1次，7日为1个疗程。

白果

别名 灵眼、银杏核、公孙树子、鸭脚树子。

来源 本品为银杏科植物银杏 *Ginkgo biloba* L. 的干燥成熟种子。

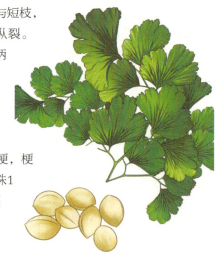

【**形态特征**】落叶乔木，高可达40米。枝有长枝与短枝，幼树树皮淡灰褐色，浅纵裂，老则灰褐色，深纵裂。叶在长枝上螺旋状散生，在短枝上3～8簇生；柄长3～10厘米；叶片扇形，淡绿色，无毛，有多数2叉状并列的细脉，上缘宽5～8厘米，浅波状，有时中央浅裂或深裂。雌雄异株，花单性，稀同株；球花生于短枝顶端的鳞片状叶的腋内；雄球花成葇黄花序状，下垂；雌球花有长梗，梗端常分2叉，每叉顶生一盘状珠座，每珠座生胚珠1枚，仅一个发育成种子。种子核果状，椭圆形至近球形，长2.5～3.5厘米，径约2厘米；外种皮肉质，有白粉，熟时淡黄色或橙黄色；中种皮骨质，白色，具2～3棱；内种皮膜质，胚乳丰富。花期3～4月；种子成熟期9～10月。

【**生境分布**】生长于海拔500～1000米的酸性土壤、排水良好地带的天然林中。全国各地均有栽培，分布于广西、四川、河南、山东等地。以广西产者品质最优。

【**采收加工**】秋季种子成熟时采收，除去肉质外种皮，洗净，稍蒸或略煮后，烘干。

【**性味归经**】甘、苦、涩，平；有毒。归肺、肾经。

【**功能主治**】敛肺定喘，止带缩尿。主治痰多喘咳、带下白浊、尿频遗尿。

【**用量用法**】5～10克，捣碎煎服，或入丸、散。入煎剂可生用，制散剂或嚼食宜煨熟用。

【**使用注意**】生食有毒。白果中毒，可出现头疼、发热、抽筋、烦躁不安、呕吐、呼吸困难等现象。

单方验方

①**粉刺**：白果适量，去壳切开，频搓患部，边搓边削去用过部分，每次用白果仁1～3粒，连搓5次。②**癫痫**：白果（连壳）适量，烧炭存性，研末，每次3克，每日3次，用酒吞服，发病后连续服完。③**肾气虚弱所致早泄**：白果9～12克，腐皮45～80克，白米适量，白果去壳和蕊，与腐皮、白米同置砂锅内，加水适量煮粥，每日1次，当早点吃。④**头癣**：生白果仁适量，切开，用其剖面频涂搓患处。⑤**带下**：白果适量，焙黄研细，黄酒冲服，每日3次，每次3克。

罗汉果

别名 拉汗果、金不换、假苦瓜、光果木鳖。

来源 本品为葫芦科植物罗汉果 *Momordica grosvenori* Swingle 的干燥果实。

【形态特征】一年生草质藤本，长2～5米。根块状。茎纤细，具纵棱，暗紫色，被白色或黄色柔毛。卷须2分叉。叶互生，叶柄长2～7厘米，稍扭曲，被短柔毛；叶片心状卵形，膜质，先端急尖或渐尖，基部耳状心形，全缘，两面均被白色柔毛，背面尚有红棕色腺毛。花单性，雌雄异株；雄花腋生，数朵排成总状花序，长达12厘米，花萼漏斗状，被柔毛。种子淡黄色，扁长圆形，边缘具不规则缺刻，中央稍凹。花期6～8月；果期8～10月。

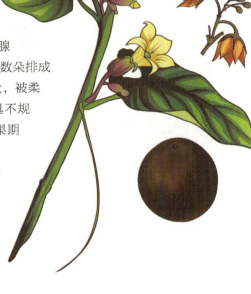

【生境分布】生长于海拔300～500米的山区；也有栽培。主产于广西、江西、广东等地。

【采收加工】秋季果实由嫩绿色变为深绿色时采收，晾数日后，低温干燥。

【性味归经】甘，凉。归肺、大肠经。

【功能主治】清热润肺，利咽开音，滑肠通便。主治肺火燥咳、咽痛失音、肠燥便秘。

【用量用法】9～15克，煎服；或泡水服用。

【使用注意】脾胃虚寒者忌服。

单方验方

①**失眠阴虚火旺证：**罗汉果、银耳、党参、山药、龙眼肉、莲子、大枣各10克，瘦猪肉50～100克，水煎，晚上临睡前顿服。②**肺结核气阴两虚证：**罗汉果半个，陈皮6克，怀山药9克，瘦猪肉100克，先将陈皮浸泡刮白，共煎汤，每日2次，连服半月以上。

洋金花

止咳平喘药

别名 虎茄花、胡茄花、风茄花、洋喇叭花、曼陀罗花。

来源 本品为茄科植物白曼陀罗 *Datura metel* L. 的干燥花。

【形态特征】一年生草本，全体近于无毛。茎直立，圆柱形，高25～60厘米，基部木质化，上部呈叉状分枝。叶互生，上部的叶近于对生；叶柄长2～6厘米，表面被疏短毛；叶片卵形、长卵形或心脏形，长8～14厘米，宽6～9厘米，先端渐尖或锐尖，基部不对称，圆形或近于阔楔形，全缘或具三角状短齿，两面无毛，或被疏短毛；叶脉背面隆起。花单生于叶腋或上部分枝间；花梗短，直立或斜伸，被白色短柔毛。蒴果圆球形，表面有疏短刺，成熟后由绿变为淡褐色。种子多数，略呈三角状。花期3～11月；果期4～11月。

【生境分布】多为栽培，也有野生。分布于全国大部分地区，主产于江苏、浙江、福建、广东等地。

【采收加工】4～11月花初开时采收，晒干或低温干燥。

【性味归经】辛，温；有毒。归肺、肝经。

【功能主治】平喘止咳，镇痛，解痉。主治哮喘咳嗽、脘腹冷痛、风湿痹痛、小儿慢惊以及外科麻醉。

【用量用法】0.3～0.6克，宜入丸、散；亦可作卷烟分次燃吸（每日量不超过1.5克）；外用适量。

【使用注意】本品有剧毒，应严格控制剂量，以免中毒。心脏病、高血压患者及孕妇慎用；表证未解、痰多黏稠者忌用。

单方验方

①**哮喘**：洋金花、烟叶各等份，搓碎作烟吸，喘止即停；此法限于成年人、老年人哮喘，作为临时平喘用，用量最多0.1～0.4克，不可过量，以防中毒；儿童忌用。②**慢性气管炎**：洋金花0.09克，金银花、远志、甘草各0.48克（每丸含量），共研为细末，加适量蜂蜜制成蜜丸，每次服1丸，每日2次，连服30日。③**实证哮喘**：洋金花、艾叶、生甘草各等份，上药共研为细末，哮喘发作时取适量药末，装入纸烟内，点燃吸纸烟，缓解即止；洋金花有毒，勿多用。

柏子仁

别名 柏仁、柏子、柏实、柏子仁、侧柏仁、柏子仁霜。

来源 本品为柏科植物侧柏 *Platycladus orientalis* (L.) Franco 的干燥成熟种仁。

【形态特征】常绿乔木，高达20米，胸径可达1米，树皮薄，浅灰褐色，纵裂成条片。小枝扁平，直展，排成一平面。叶鳞形，交互对生，长1～3毫米，先端微钝，位于小枝上下两面之叶露出部分倒卵状菱形或斜方形，两侧的叶舌覆着上下之叶的基部两侧，呈龙骨状；叶背中部均有腺槽。雌雄同株；球花单生于短枝顶端；雄球花黄色，卵圆形，长约2毫米。球果当年成熟，卵圆形，长1.5～2厘米，熟前肉质，蓝绿色，被白粉；熟后木质，张开，红褐色；种鳞4对，扁平，背部近先端有反曲的尖头，中部种鳞各有种子1～2枚。种子卵圆形或长卵形，长4～6毫米，灰褐色或紫褐色，无翅或有棱脊，种脐大而明显。花期3～4月；果期9～11月。

【生境分布】生长于山地阳地、半阳坡，以及轻盐碱地和沙地。全国大部分地区均产。主要分布于山东、河南、河北、江苏等省。

【采收加工】秋、冬两季采收成熟种子，晒干，除去种皮，收集种仁。

【性味归经】甘，平。归心、肾、大肠经。

【功能主治】养心安神，润肠通便，止汗。主治阴血不足、虚烦失眠、心悸怔忡、肠燥便秘、阴虚盗汗。

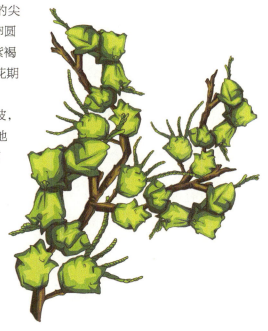

【用量用法】3～10克，煎服。

【使用注意】柏子仁易走油，不宜曝晒。便溏及痰多者不宜用。

单方验方

①**老人虚秘：**柏子仁、大麻子仁、松子仁各等份，同研，熔白蜡丸桐子大，以少黄丹汤服二三十丸，餐前服。②**肠风下血：**柏子仁14枚，燃破，纱囊贮，以好酒3盏，煎至八分服用；初服反觉加多，再服立止；非饮酒而致斯疾，以艾叶煎汤服之。③**脱发：**柏子仁、当归各300克，共研为细末，炼蜜为丸，每日3次，每次饭后服6～9克。

合欢皮

安神药

别名 合昏皮、马缨花、夜合皮、合欢木皮。
来源 本品为豆科植物合欢 *Albizia julibrissin* Durazz. 的干燥树皮。

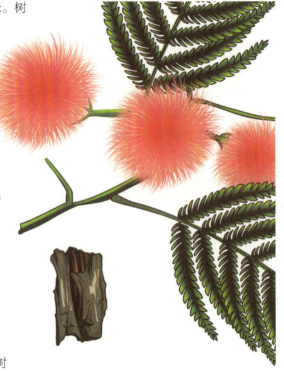

【形态特征】落叶乔木，高可达16米。树皮灰褐色，小枝带棱角。2回双数羽状复叶互生，叶片4～12对；小叶10～30对，镰状长圆形，两侧极偏斜，长6～12毫米，宽1～4毫米，先端急尖，基部楔形。花序头状，多数，伞房状排列，腋生或顶生；花萼筒状，5齿裂；花冠漏斗状，均5裂，淡红色；雄蕊多数而细长，花丝基部连合。荚果扁平，长椭圆形，长9～15厘米。花期6～7月；果期9～11月。

【生境分布】生长于林边、路旁及山坡上。全国大部分地区均有分布，主产于江苏、浙江、安徽等地。

【采收加工】夏、秋间采收，剥下树皮，晒干。用清水浸泡洗净，捞出，闷润后再切块或切丝，干燥。

【性味归经】甘，平。归心、肝、肺经。

【功能主治】解郁安神，活血消肿。主治心神不安、忧郁失眠、肺痈、疮肿、跌打肿痛。

【用量用法】6～12克，煎服；外用适量，研末调敷。

【使用注意】阴虚津伤者慎用。合欢皮气微香，味微涩，嚼之有刺舌感。

单方验方

①矽肺：合欢皮手掌大1块，水煎，每日1剂；服药期间忌食辛、辣、煎、炒等刺激性食物。
②肺脓肿久吐脓血不净者：合欢皮25克，水煎，每日1剂，连服数日。③少白发：合欢皮、松树皮、熟地黄各30克，水煎服。④神经衰弱：合欢皮15克，蝉蜕、姜黄各6克，天竹黄3克，僵蚕、远志各10克，水煎服，每日1剂，每日服2次。

合欢花

别名 绒花树、夜合欢、乌绒树、夜合树、苦情花。

来源 本品为豆科植物合欢 *Albizia julibrissin* Durazz. 的干燥花序或花蕾。

【形态特征】落叶乔木，高可达16米。树皮灰褐色，小枝带棱角。2回羽状复叶互生，叶片4～12对；小叶10～30对，镰状长圆形，两侧极偏斜，长6～12毫米，宽1～4毫米，先端急尖，基部楔形。花序头状，多数，伞房状排列，腋生或顶生；花萼筒状，5齿裂；花冠漏斗状，5裂，淡红色；雄蕊多数而细长，花丝基部连合。荚果扁平，长椭圆形，长9～15厘米。花期6～7月；果期9～11月。

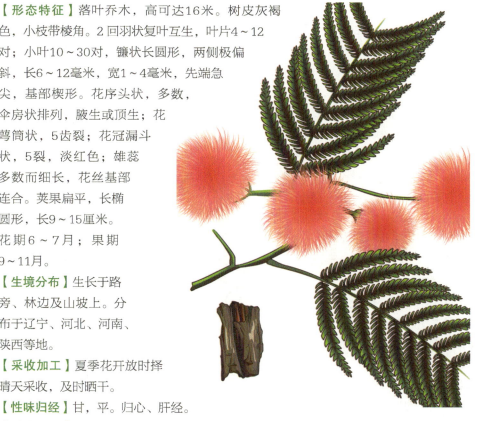

【生境分布】生长于路旁、林边及山坡上。分布于辽宁、河北、河南、陕西等地。

【采收加工】夏季花开放时择晴天采收，及时晒干。

【性味归经】甘，平。归心、肝经。

【功能主治】解郁安神。主治心神不安、忧郁失眠。

【用量用法】5～10克，煎服；或入丸、散。

【使用注意】阴虚津伤者慎用。将合欢花晾干，研为细末调酒服用，可治跌打损伤疼痛。

单方验方

①**乳鹅**：合欢花20克，白糖15克，将2味放入杯中，用沸水冲泡即可；每日1剂，代茶饮用。

②**风湿性心脏病**：合欢花10克，葡萄藤20克，冰糖10～20克，每日1剂，水煎，分2～3次服。

③**扁桃体周围脓肿（喉痈）**：合欢花9～15克，每日1剂，水煎，调入少许白糖搅匀饮。

远志

别名 细草、棘菀、苦远志、小草根、关远志。
来源 本品为远志科植物远志 *Polygala tenuifolia* Willd. 等的干燥根。

安神药

【形态特征】多年生草本，高25～40厘米。根圆柱形，长而微弯。茎直立或斜生，多数，由基部丛生，细柱形，质坚硬。带绿色，上部多分枝。单叶互生，叶柄短或近于无柄；叶片线形，长1～3厘米，宽1.5～3毫米，先端尖，基部渐狭，全缘，中脉在上面下陷，下面隆起，无毛或稍被柔毛。春季茎顶抽出总状花序，长5～12厘米，花小，稀疏；萼片5片，其中2片呈花瓣状，绿白色；花瓣3片，淡紫色，其中1片较大，呈龙骨瓣状，先端着生流苏状附属物；雄蕊8，花丝基部合生；雌蕊1枚，子房倒卵形，扁平，2室，花柱弯曲，柱头2裂。蒴果扁平，圆状倒心形，长、宽各4～5毫米，绿色，光滑，边缘狭翅状，无睫毛，基部有宿存的萼片，成熟时边缘开裂。种子卵形，微扁，棕黑色，密被白色茸毛。花期5～7月；果期6～8月。

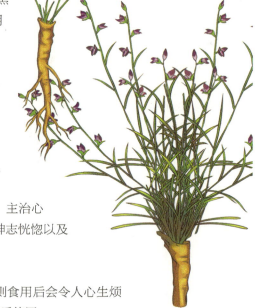

【生境分布】生长于海拔400～1000米的路旁或山坡草地。主产于山西、陕西、吉林、河南等地。

【采收加工】春、秋两季采挖，除去须根及泥沙，晒干。

【性味归经】苦、辛，温。归心、肾、肺经。

【功能主治】安神益智，祛痰，消肿。主治心肾不交引起的失眠多梦、健忘惊悸、神志恍惚以及咳痰不爽、疮疡肿毒、乳房肿痛。

【用量用法】3～10克，煎服。

【使用注意】使用时需将芯去掉，否则食用后会令人心生烦闷。可用甘草汤浸泡一夜，晒干或焙干后使用。

单方验方

①**心悸失眠**：远志5克，珍珠母25克，酸枣仁15克，炙甘草1.25克，水煎服。②**神经性头痛**：远志9克，大枣7枚，水煎服。③**神经衰弱肝肾阴虚证**：远志、酸枣仁各9克，虾壳15克，水煎服。④**偏头痛**：炙远志、川芎、白芷各50克，冰片7克，药共研极细末，贮瓶密封备用；用时以布一小块，包少许药末，塞入鼻孔，右侧头痛塞左鼻，左侧头痛塞右鼻。

酸枣仁

别名 枣仁、山枣仁、酸枣核。

来源 本品为鼠李科植物酸枣 *Ziziphus jujuba* Mill.var. *spinosa* (Bunge) Hu ex H.F.Chou 的干燥成熟种子。

【形态特征】落叶灌木，稀为小乔木，高1～3米。老枝灰褐色，幼枝绿色；于分枝基部处具刺1对，1枚针形直立，长约3厘米，另1枚向下弯曲，长约0.7厘米。单叶互生，托叶针状，叶片长圆状卵形至卵状披针形，先端钝，基部圆形，稍偏斜，边缘具细锯齿。花小，2～3朵簇生于叶腋；花萼5裂，裂片卵状三角形；花瓣5片，黄绿色，与萼片互生，雄蕊5枚，与花瓣对生；花盘明显，10浅裂；子房椭圆形，埋于花盘中，花柱2枚。核果肉质，近球形，成熟时暗红褐色，果皮薄，有酸味。花期6～7月；果期9～10月。

【生境分布】生长于向阳或干燥的山坡、山谷、丘陵、平原、路旁以及荒地。性耐干旱，常形成灌木丛。分布于华北、西北及辽宁、江苏、河南、湖北、四川等地。

【采收加工】秋末冬初采收成熟果实，除去果肉和核壳，收集种子，晒干。

【性味归经】甘、酸，平。归肝、胆、心经。

【功能主治】养心补肝，宁心安神，敛汗，生津。主治虚烦不眠、惊悸多梦、体虚多汗、津伤口渴。

【用量用法】10～15克，煎服；或入丸、散。

【使用注意】凡有实邪郁火及患有滑泄症者慎服。

单方验方

①**心悸不眠**：酸枣仁适量，研末，每次6克，每日2次，淡竹叶煎汤送服，宜连服1周。②**气虚自汗**：酸枣仁、党参各15克，黄芪30克，白术12克，五味子9克，大枣4枚，水煎，分3次服。③**胆气不足所致的惊悸、恐惧、虚烦不寐**：酸枣仁、川贝母、知母各9克，茯苓15克，甘草6克，水煎服，每日1剂。④**心气亏虚、神志不安者**：酸枣仁、朱砂、人参、乳香各适量，共研为细末，炼蜜为丸服，每次9克，每日2～3次。

罗布麻叶

平抑肝阳药

别名 红麻、野麻、吉吉麻、泽漆麻、红柳子、小花罗布麻。

来源 本品为夹竹桃科植物罗布麻 *Apocynum venetum* L. 的干燥叶。

【形态特征】半灌木，高1.5～4米，全株有白色乳汁，枝条常对生，无毛，紫红色或淡红色，背阴部分为绿色。叶对生，在中上部分枝处或互生。单歧聚伞花序顶生，花萼5深裂；花冠紫红色或粉红色，钟状，上部5裂，花冠内有明显3条紫红色脉纹，基部内侧有副花冠及花盘。果长角状，叉生。种子多数，顶生一簇白色细长毛。

【生境分布】生长于河岸沙质地、山沟沙地、多石的山坡、盐碱地。主产于东北、华北、西北等地。

【采收加工】夏季采收，除去杂质，干燥。

【性味归经】甘、苦，凉。归肝经。

【功能主治】平肝安神，清热利水。主治肝阳眩晕、心悸失眠、浮肿尿少、高血压、神经衰弱、肾炎浮肿。

【用量用法】6～12克，煎服或开水泡服。

【使用注意】脾胃虚寒者不宜长期服用。

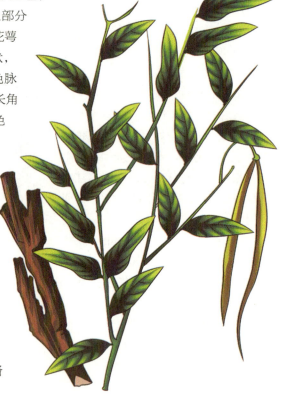

单方验方

①**防治感冒：**罗布麻叶500克，加水5000毫升煎至2500毫升，再加苯甲酸0.25克，每日100毫升，分2次服，每周连服2日。②**高血压、头痛、头晕、失眠：**罗布麻叶3～5克，每日泡水代茶饮。③**高血压初、中期：**罗布麻叶30克，煎汤代茶饮，每日3次，每日1～2剂。④**单纯性肥胖症伴有高血压者：**罗布麻叶、山楂各10克，上药共研为粗末，放入保温杯中，用沸水冲泡，每日1剂，代茶饮。

牡蛎

别名 蛎蛤、牡蛤、左牡蛎、海蛎子、海蛎子壳、海蛎子皮。
来源 本品为牡蛎科动物长牡蛎 *Ostrea gigas* Thunberg 的贝壳。

平抑肝阳药

【**形态特征**】贝壳大型，坚厚，呈长条形，背腹几乎平行，一般壳长比壳高大3倍。左壳附着。右壳较平如盖，鳞片环生，呈波纹状，排列稀疏，层次甚少。壳面淡紫色、灰白色或黄褐色。壳内面瓷白色。闭壳肌痕马蹄形，棕黄色，位于壳的后部背侧。左壳凹下，鳞片较右壳粗大。肉质部软，鳃成直条状，不弯至背后角。

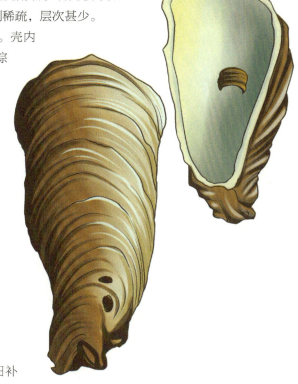

【**生境分布**】生活于低潮线附近至水深7米左右的江河入海近处，适盐度为10%～25%。我国沿海均有分布，山东、福建、广东沿海已人工养殖。

【**采收加工**】全年均可捕捞，去肉，洗净，晒干。

【**性味归经**】咸，微寒。归肝、胆、肾经。

【**功能主治**】重镇安神，潜阳补阴，软坚散结。主治惊悸失眠、眩晕耳鸣、瘰疬痰核、癥瘕痞块。煅牡蛎收敛固涩，制酸止痛。主治自汗盗汗、遗精滑精、崩漏带下、胃痛吞酸。

【**用量用法**】9～30克，煎服。

【**使用注意**】本品多服久服，易引起消化不良。

单方验方

①**眩晕**：牡蛎、龙骨各18克，菊花9克，枸杞子、何首乌各12克，水煎服。②**百合病、渴不瘥者**：牡蛎（熬）、瓜蒌根各等份，为细末，饮服方寸匕，每日3服。③**疟疾寒热**：牡蛎粉、杜仲各等份，为末，加蜜做成丸子，如梧子大，每次服50丸，温水送下。④**崩中漏下赤白不止、气虚竭**：牡蛎、鳖甲各90克，上2味，治下筛，酒服方寸匕，每日3次。

天麻

别名 赤箭、赤箭芝、明天麻、水洋芋、定风草根。

来源 本品为兰科植物天麻 *Gastrodia elata* Bl. 的干燥块茎。

【形态特征】多年生寄生植物。寄主为密环菌，以密环菌的菌丝或菌丝的分泌物为营养源。块茎横生，椭圆形或卵圆形，肉质；茎单一，直立，黄红色。叶退化成膜质鳞片状，互生，下部鞘状抱茎。总状花序顶生；苞片膜质，披针形或狭叶披针形，膜质，具细脉。花淡绿黄色或橙红色，花被下部合生成歪壶状，顶端5裂；唇瓣高于花被管2/3，能育冠状雄蕊1枚，着生于雄蕊上端，子房柄扭转。蒴果长圆形或倒卵形。种子多而极小，呈粉末状。花期6~7月；果期7~8月。

【生境分布】生长于腐殖质较多且湿润的林下，向阳灌木丛及草坡也有分布。主产于安徽、陕西、四川、云南、贵州等地。

【采收加工】立冬后至次年清明前采挖，立即洗净，蒸透，敞开，低温干燥。

【性味归经】甘，平。归肝经。

【功能主治】平抑肝阳，息风止痉，祛风通络。主治头痛眩晕、肢体麻木、小儿惊风、癫痫抽搐、破伤风、风湿痹痛。

【用量用法】3~10克，煎服。

【使用注意】津液衰少、血虚、阴虚者慎用天麻；不可与御风草根同用，否则有令人肠结的危险。

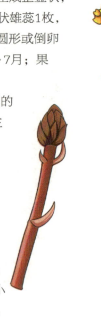
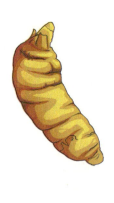

单方验方

①**高血压：**天麻茎50克，水煎服。②**骨肉瘤：**天麻9克，鸭蛋1个，天麻为末；鸭蛋放盐水中浸泡7日后取出，开一个小孔，倒出适量（相当于天麻的容积）蛋清，把天麻末装入蛋中，麦面和饼密封鸭蛋，置火中煨熟，每晨空腹服1个。③**耳聋：**天麻适量，研成细末，用纸卷成锥子状，塞入耳内，每日或隔日换塞1次。④**眩晕：**天麻30克，用酒泡透，切片焙干，压碾成细末，每日1次，每次服9克。⑤**气血虚眩晕：**天麻12~15克，牛脑或猪脑1个，共蒸熟吃。

钩藤

息风止痉药

别名 钩藤、钩丁、大钩丁、双钩藤。

来源 本品为茜草科植物钩藤 *Uncaria rhynchophylla* (Miq.) Jacks. 等的干燥带钩茎枝。

【形态特征】藤本。干燥的带钩茎枝，茎枝略呈方柱形，长约2厘米，直径约2毫米，表面红棕色或棕褐色，一端有一环状的茎节，稍突起，节上有对生的2个弯钩，形如船锚，尖端向内卷曲，也有单钩的，钩大小不一，基部稍圆，径2～3毫米，全体光滑，可见纵纹理。叶对生，卵状披针形或椭圆形，纸质。头状花序。蒴果倒卵椭圆形，疏被柔毛。花期6～7月；果期10～11月。

华钩藤：性状与钩藤大致相同。唯茎枝呈方柱形，径2～3毫米，表面灰棕色，钩基部稍阔。

【生境分布】生长于灌木林或杂木林中。主产于云南、广西、广东等地。

【采收加工】秋、冬两季采收，去叶，切段，晒干。

【性味归经】甘，凉。归肝、心包经。

【功能主治】清热平肝，息风定惊。主治头痛眩晕、感冒夹惊、惊痫抽搐、妊娠子痫、高血压。

【用量用法】3～12克，煎服，宜后下。

【使用注意】无风热及实热者慎用。其有效成分钩藤碱加热后易被破坏，故不宜久煎。一般以煎煮10～20分钟为宜。

单方验方

①**高血压**：钩藤30克，加100毫升水煎10分钟，早、晚分服。②**肺热咳嗽**：钩藤、露蜂房各9克，每日1剂，水煎服。③**小儿急惊风**：钩藤3～5克，僵蚕、薄荷叶各3克，每日1剂，水煎，分3～5次服，连服3日。④**小儿盗汗**：钩藤、麦冬各6～9克，连翘3克，每日1剂，水煎，分2～3次服。⑤**风热感冒**：钩藤12克，地栗梗15克，水煎分2次服。

石菖蒲

开窍药

别名 菖蒲、山菖蒲、药菖蒲、菖蒲叶、水剑草、剑叶菖蒲。
来源 本品为天南星科植物石菖蒲 *Acorus tatarinowii* Schott 的干燥根茎。

【形态特征】多年生草本。根茎横卧，具分枝，因而植株成丛生状，分枝常被纤维状宿存叶基。叶基生，剑状线形，无中脉，平行脉多数，稍隆起。花茎扁三棱形，肉穗花序圆柱状，佛焰苞片叶状，较短，为肉穗花序长度的1～2倍，花黄绿色。浆果倒卵形。

【生境分布】生长于阴湿环境，密度较大的树下也能生长。主产于黄河流域以南各地。

【采收加工】秋、冬两季采挖，除去须根及泥沙，晒干。

【性味归经】辛、苦，温。归心、胃经。

【功能主治】化湿开胃，开窍豁痰，醒神益智。主治脘痞不饥、噤口下痢、神昏癫、健忘失眠、耳鸣耳聋。

【用量用法】3～10克，煎服，鲜品加倍；外用适量。

【使用注意】凡阴亏血虚及精滑多汗者不宜用。

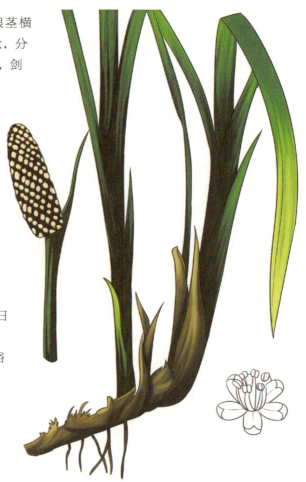

单方验方

①癫痫：石菖蒲（去毛，焙干）适量，以木臼杵细末，不可犯铁器；用黑猫猪心以竹刀劈开，砂罐蘸汤送下，每日空心服6～9克。②类风湿性关节炎、风湿性关节炎：石菖蒲15克，水煎服。③痰迷心窍：石菖蒲、生姜各适量，共捣汁灌下。④神经性耳聋：石菖蒲根6～15克，每日1剂，水煎顿服，连服数日。⑤食巴豆中毒：石菖蒲适量，捣成汁液，饮服。

安息香

别名 拙贝罗香、野茉莉。

来源 本品为安息香科植物白花树 *Styrax tonkinensis* (Pierre) Craib ex Hart. 的干燥树脂。

【形态特征】乔木，高5～12米。叶纸质，卵形或长圆状卵形，长6～12(～18)厘米，宽2.5～9厘米，先端渐尖，基部圆形或略成楔形，全缘或上部具疏离锯齿，叶面无毛，具光泽，叶背被灰白色星状微茸毛，沿中脉和侧脉被黄褐色星状毛。花序聚伞总状或圆锥状，不分枝或多分枝，顶生或侧生，长6～18厘米，被淡黄色星状毛。果卵形，外面被灰黄色星状茸毛；种子褐色，表面密生微硬毛和小疣状突起。

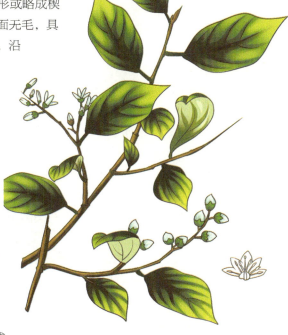

【生境分布】生长于山谷、山坡、疏林或林缘。进口安息香分布于印度尼西亚的苏门答腊及爪哇；国产安息香分布于江西、福建、湖南、广东、海南、广西、贵州、云南等地。

【采收加工】树干经自然损伤或于夏、秋两季割裂树干，收集流出的树脂，阴干。

【性味归经】辛、苦，平。归心、脾经。

【功能主治】开窍醒神，行气活血，止痛。主治中风痰厥、气郁暴厥、中恶昏迷、心腹疼痛、产后血晕、小儿惊风。

【用量用法】0.6～1.5克，多入丸、散服。

【使用注意】凡气虚少食、阴虚火旺者禁服。

单方验方

①大人及小儿卒中风、恶气：安息香、石菖蒲、生姜各3克，鬼臼6克，水牛角0.24克，牛黄0.15克，丹砂、乳香、雄黄各3.6克，研极细末，石菖蒲、生姜泡汤调服1.5克。②卒然心痛或经年频发：安息香适量，研细末，沸汤服1.5克。

人参

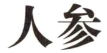

别名 地精、黄参、园参、棒锤、神草。

来源 本品为五加科植物人参 Panax ginseng C. A. Mey. 的干燥根及根茎。

补气药

【形态特征】多年生草本。根状茎（芦头）短，上有茎痕（芦碗）和芽苞；茎单生，直立，高40~60厘米。叶为掌状复叶，2~6枚轮生茎顶，小叶3~5片，中部的1片最大，卵形或椭圆形，基部楔形，先端渐尖，边缘有细尖锯齿，上面沿中脉疏被刚毛。伞形花序顶生，花小；花萼钟形；花瓣淡黄绿色。浆果扁球形或肾形，成熟时鲜红色。种子2枚，扁圆形，黄白色。

【生境分布】生长于昼夜温差小且海拔500~1100米的山地缓坡或斜坡地的针阔混交林或杂木林中。主产于吉林、辽宁、黑龙江、河北等地。多为栽培品，习称"园参"；野生品产量少，习称"野山参"。

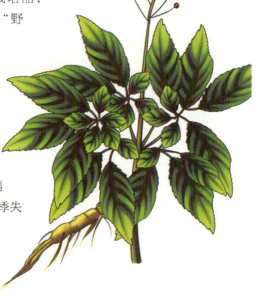

【采收加工】多于秋季采挖，洗净晒干或烘干。

【性味归经】甘、微苦，微温。归脾、肺、心、肾经。

【功能主治】大补元气，复脉固脱，补脾益肺，生津养血，安神益智。主治体虚欲脱、肢冷脉微、脾虚食少、肺虚喘咳、津伤口渴、内热消渴、久病虚羸、惊悸失眠、阳痿宫冷、心力衰竭、心源性休克。

【用量用法】3~9克，另煎兑入汤剂服；也可研粉吞服，每次2克，每日2次。

【使用注意】实证、热证而正气不虚者忌服。反藜芦，畏五灵脂、萝卜。服人参时不宜喝茶、食萝卜，以免影响药力。

单方验方

①**完全性房室传导阻滞**：人参15~20克，浓煎，每日2~3次，口服，每日1剂。②**神经衰弱症**：人参30克，粉碎成粗末，加浓度为40%的乙醇配成1000毫升，搅匀，浸泡1周，过滤，即得人参酊；口服，每次5毫升，每日3次，连用1个月。③**气虚呃逆**：人参15克，研为细末，分3次用温开水送服，每日1剂。④**糖尿病属气阴两伤者**：人参流浸膏，每次5毫升，每日2次，口服，疗程视病情而定。⑤**老年病属老年瘀血证者**：人参口服液，每次10毫升，每日2次，口服，连服2个月。⑥**恶性肿瘤**：人参皂苷片，每日3次，每次3片，疗程4周。

党参

别名 台党、潞党参、汶党参、上党参、仙草根、叶子菜、防风党参。
来源 本品为桔梗科植物党参 *Codonopsis pilosula* (Franch.) Nannf. 等的干燥根。

补气药

【形态特征】多年生草本。根长圆柱形。茎缠绕，长而多分歧。叶对生、互生或假轮生；具柄，叶柄长0.5～4厘米，被疏柔毛：叶片卵形或广卵形，长1～7厘米，宽0.8～5.5厘米，先端钝或尖，基部截形或浅心形，全缘或微波状。花单生，具细花梗；花萼绿色，具5裂片，裂片长圆状披针形，先端钝，光滑或稍被茸毛；花冠广钟形，直径2～2.5厘米，淡黄绿色，且有淡紫堇色斑点，先端5裂，裂片三角形至广三角形，直立；雄蕊5枚，花丝中部以下扩大；子房上位，3室，胚珠多数，花柱短，柱头3裂，极阔，呈漏斗状。蒴果圆锥形，3室。种子小，褐色，有光泽。花期8～9月；果期9～10月。

【生境分布】生长于山地林边及灌丛中，主产于山西、陕西、甘肃、四川、云南、贵州、湖北、河南、内蒙古及东北等地，现大量栽培。

【采收加工】秋季采挖，洗净，晒干。

【性味归经】甘，平。归脾、肺经。

【功能主治】养血生津，健脾益肺。主治脾肺虚弱、气短心悸、食少便溏、虚喘咳嗽、内热消渴。

【用量用法】9～30克，大剂量可用至30克，水煎服；或入丸、散。

【使用注意】本品虽药性平和，但味甘能补气生热助邪，虚弱无实邪者宜用。气滞者禁用，正虚邪实者不宜单独用。反藜芦，畏五灵脂。

单方验方

①**慢性腹泻（脾胃虚型）**：党参、茯苓、白术、炙甘草、山药、诃子、莲肉各15克，赤石脂25克，水煎服。②**功能性子宫出血**：党参30～60克，水煎2次，早、晚各服1次，每日1剂，于月经期或行经第1日开始连续服药5日。③**低血压症**：党参20克，麦冬10克，五味子3～5克，每日1剂，水煎，分2～3次服。④**脱肛**：党参30克，升麻9克，甘草5克，每日1剂，水煎，分2次服。⑤**神经衰弱**：党参12克，五味子6克，每日1剂，晚上睡前2小时水煎服，连服5日为1个疗程。

西洋参

别名 洋参、西参、花旗参、西洋人参。

来源 本品为五加科植物西洋参 *Panax quinquefolium* L. 的干燥根。

补气药

【形态特征】多年生草本。茎单一，时有分枝。一年生无茎，生3出复叶1，二年生有2枚3出或5出复叶；三至五年轮生3、5枚掌状复叶，复叶中两侧小叶较小，中间一片小叶较大，小叶倒卵形，边缘具粗锯齿，但小叶下半部边缘的锯齿不明显；总叶柄长4～7厘米。伞状花序顶生，总花梗常较叶柄略长；花6～20朵，花萼绿色。浆果状核果，扁球形，成熟时鲜红色，种子2枚。花期5～6月；果期6～7月。

【生境分布】均系栽培品，生长于土质疏松、土层较厚、肥沃、富含腐殖质的森林沙质壤土上。原产于加拿大和美国。我国东北、华北、西北等地引种栽培。

【采收加工】秋季采挖，洗净，晒干或低温干燥。

【性味归经】甘、微苦，凉。归心、肺、肾经。

【功能主治】补气养阴，清热生津。主治气虚阴亏、内热、咳喘痰血、虚热烦倦、内热消渴、口燥咽干。

【用量用法】3～6克，另煎兑服。

【使用注意】中阳虚衰、寒湿中阻及气郁化火等一切实证、火郁之证患者均忌服。反藜芦，忌铁器及火炒炮制本品。

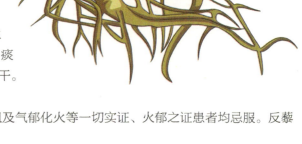

单方验方

①**肠红**：西洋参适量，蒸龙眼肉服之。②**冠状动脉粥样硬化性心脏病（简称冠心病）（气阴两虚、瘀浊留滞型）**：西洋参、三七、鸡内金各等份，上药共研为细末，贮瓶备用；每次服2克，口服3次，空腹温开水送下。③**肺结核（骨蒸劳瘵）**：西洋参6～9克，团鱼1只（250克），将团鱼洗净抹干，去肠杂；西洋参切片，共置大瓷器内（不另加水），放锅内隔水蒸取自然汁，饮之（可入酱油少许），每月服1次，每日1剂。

黄芪

别名 黄耆、箭芪、北芪、绵芪、绵黄芪。

来源 本品为豆科植物蒙古黄芪 *Astragalus membranaceus* (Fisch.) Bge. var. *mongholicus* (Bge.) Hsiao 的干燥根。

补气药

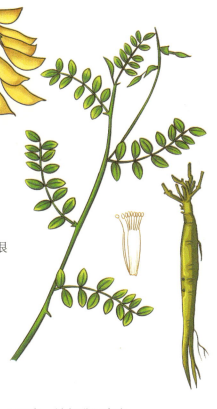

【形态特征】多年生草本。茎直立。托叶呈三角状卵形，小叶较多，25～37片，小叶片短小而宽，呈椭圆形。单数羽状复叶互生，花冠黄色，长不及2厘米。荚果无毛，有显著网纹。种子5～6枚，肾形，棕褐色。花期6～7月；果期8～9月。

【生境分布】生长于土层深厚、土质疏松、肥沃、排水良好、向阳干燥的中性或微酸性沙质壤土中，平地或向阳的山坡均可种植。主产于山西、黑龙江、辽宁、河北、四川、内蒙古等地。

【采收加工】春、秋两季采挖，除去须根及根头，晒干。

【性味归经】甘，微温。归肺、脾经。

【功能主治】补气升阳，固表止汗，利水消肿，生津养血，利尿托毒，排脓，敛疮生肌。主治气虚乏力、食少便溏、中气下陷、久泻脱肛、便血崩漏、表虚自汗、气虚水肿、痈疽难溃、久溃不敛、血虚萎黄。

【用量用法】9～30克，煎服，大剂量可用至30～120克。补气升阳蜜炙用，其他方面多生用。

【使用注意】疮疡初起、表实邪盛及阴虚阳亢者不宜用。

 单方验方

①**小便不通**：黄芪6克，加水二碗煎成一碗，温服；小儿减半。②**酒疸黄疾（醉后感寒，身上发赤、黑、黄斑）**：黄芪60克，木兰30克，共研为细末，每服少许，每日3次，酒送下。③**白浊**：盐炒黄芪15克，茯苓30克，共研为细末，每服3克。④**病毒性心肌炎并发室性早搏**：黄芪30克，水煎，口服，每日3次，连服60日。⑤**系统性红斑狼疮**：黄芪适量，每日取大剂量黄芪30～90克，水煎，口服，连服2～12个月。⑥**慢性溃疡久不收口者**：黄芪适量，研为极细粉，取适量外敷溃疡处。

白术

别名 于术、浙术、天蓟、山姜、山连、冬白术。

来源 本品为菊科植物白术 *Atractylodes macrocephala* Koidz. 的干燥根茎。

补气药

【形态特征】多年生草本，高30～60厘米。根状茎肥厚，略呈拳状。茎直立，上部分枝。叶互生，叶片3片，深裂或上部茎的叶片不分裂，裂片椭圆形，边缘有刺。头状花序顶生，总苞钟状，花冠紫红色。瘦果椭圆形，稍扁。花期12月至次年4月；果期7～8月。

【生境分布】多为栽培。主产于安徽、浙江、湖北、湖南、江西等地。

【采收加工】冬季下部叶枯黄、上部叶变脆时采挖，除去泥沙，烘干或晒干，再除去须根。

【性味归经】苦、甘、温。归脾、胃经。

【功能主治】健脾益气，燥湿利水，止汗，安胎。主治脾虚食少、腹胀泄泻、痰饮眩悸、水肿、自汗、胎动不安。

【用量用法】6～12克，煎服。

【使用注意】本品燥湿伤阴，阴虚内热、津液亏耗者忌用。

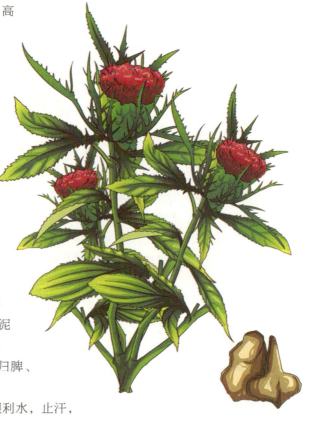

单方验方

①**便秘（对妇科、外科手术后便秘也有效）**：生白术适量，每日取60克，水煎取汁，分早、晚2次服；或用生白术300克，粉碎成极细末，每次服10克，每日3次，开水调服。②**白细胞减少症**：白术30克，水煎，口服，早、晚各服1次，每日1剂。③**妊娠呕吐**：白术10～15克，每日1剂，水煎，分2次服。④**耳鸣**：白术10～15克，白糖15～20克，每日1剂，水煎，分2次服。⑤**水泻**：土炒白术30克，车前子15克（包），每日1剂，水煎，分2～3次服。

太子参

别名 孩子参、双批七、异叶假繁缕。

来源 本品为石竹科植物孩儿参 *Pseudostellaria heterophylla* (Miq.) Paxex Pax et Hoffm. 的干燥块根。

补气药

【形态特征】多年生草本，块根纺锤形。茎多单生直立，节部膨大。叶对生，下部的叶片窄小，长倒披针形，叶基渐狭，全缘；上部的叶片较大，卵状披针形或菱状卵形，叶基渐狭成楔形，叶缘微波状，茎顶端2对叶稍密集，叶大，呈十字型排列。花两型，茎下部腋生小的闭锁花，5花瓣；茎端的花大型，披针形。蒴果近球形。

【生境分布】生长于林下富腐殖质的深厚土壤中。分布于江苏、安徽、山东等地。

【采收加工】大暑前后采挖，过迟则易腐烂。洗净泥土，晒干；或入篓内，置开水中焯一下（3～5分钟）取出晒干。当支根已干、主根尚润时，搓去细小支根。

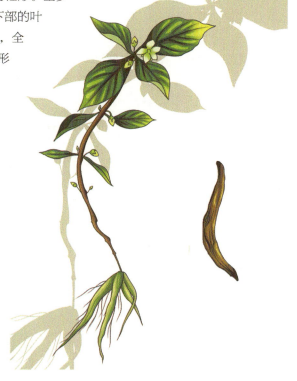

【性味归经】甘、微苦，平。归脾、肺经。

【功能主治】益气健脾，生津润肺。主治脾虚体倦、食欲不振、病后虚弱、气阴不足、自汗口渴、心悸怔忡、肺燥干咳。

【用量用法】9～30克，煎服。

【使用注意】邪实之证患者慎用。

单方验方

①胁痛：太子参、黄芪、绵茵陈、金钱草、茜草各15克，丹参、郁金、白术各12克，茯苓、川楝子、玄胡、神曲各10克，厚朴9克，鸡内金6克，甘草3克，水煎服。②肺癌：太子参15克，鱼腥草、白英各30克，北沙参、海藻、麦冬各12克，桔梗9克，水煎服，每日1剂。③劳力损伤、神疲乏力、食少纳呆、脉细弱：太子参15～18克，黄酒、红糖各适量，太子参放入碗中，加黄酒、红糖，隔水蒸汁，每日3次，口服，每日1剂。

山药

别名 土薯、薯药、薯蓣、淮山、山芋、玉延、怀山药。

来源 本品为薯蓣科植物薯蓣 *Dioscorea opposita* Thunb. 的干燥根茎。

补气药

【形态特征】多年生缠绕性宿根草质藤本。块茎长而粗壮，外皮灰褐色，有须根，茎常带紫色。单叶在茎下部互生，中部以上对生；少数为3叶轮生，叶片三角形至宽卵形或戟形，变异大。花极小，单性，雌雄异株；穗状花序，雄花序直立，聚生于叶腋内。蒴果扁圆形，具三棱翅状，表面被白粉。种子扁圆形，四周有膜质宽翅。花期7～8月；果期9～10月。

【生境分布】生长于排水良好、疏松肥沃的土壤中。主产于河南、山西等地，全国各地均有栽培。

【采收加工】冬季茎叶枯萎后采挖，切去根头，洗净，除去外皮及须根，干燥；也有选择肥大顺直的干燥山药，置清水中，浸至无干心，闷透，切齐两端，用木板搓成圆柱状，晒干，打光，习称"光山药"。

【性味归经】甘，平。归脾、肺、肾经。

【功能主治】补脾养胃，生津益肺，补肾涩精。主治脾虚食少、久泻不止、肺虚喘咳、肾虚遗精、带下、尿频、虚热消渴。麸炒山药补脾健胃，主治脾虚食少、泄泻便溏、白带过多。

【用量用法】15～30克，煎服；或研末吞服，每次6～10克。外用鲜品适量，捣敷。

【使用注意】本品养阴而兼涩性，能助湿，故湿盛中满或有积滞者不宜单独使用。实热邪实者忌用。

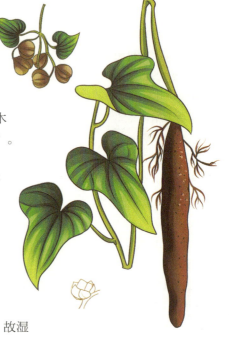

单方验方

①**肺结核高热**：生山药120克，水煎频服，每日1剂，连用1～2周。②**小儿遗尿属脾肾气虚型**：炒山药500克，研成细末，备用；每次6克，每日3次，温开水冲服；遗尿重者可加太子参30克，焙干研末，与山药粉调匀服用。③**溃疡性口腔炎**：怀山药20克，冰糖30克，共置容器内，兑适量温水，用武火煮沸后再用文火煎30分钟，渣重复煎1次，2次药液混匀，分早、晚2次服，每日1剂，连服2～3日。④**更年期综合征**：山药30克，女贞子15克，五味子6克，每日1剂，水煎，分2～3次服。

黄精

别名 菟竹、鹿竹、重楼、鸡头参、白及黄精、玉竹黄精。

来源 本品为百合科植物黄精 *Polygonatum sibiricum* Red. 等的干燥根茎。

【形态特征】多年生草本。根茎横生，肥大肉质，黄白色，略呈扁圆形，有数个茎痕，茎痕处较粗大，最粗处直径可达2.5厘米，生少数须根。茎直立，圆柱形，单一，高50～80厘米，光滑无毛。叶无柄；叶片线状披针形至线形，长7～11厘米，宽5～12毫米，先端渐尖并卷曲，上面绿色，下面淡绿色。花腋生，下垂；花被筒状。浆果球形，直径7～10毫米，成熟时黑色。花期5～6月；果期6～7月。

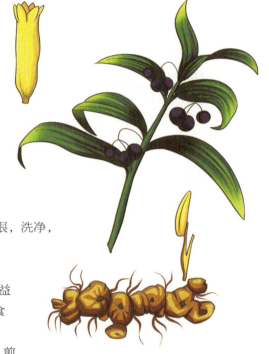

【生境分布】生长于土层较深厚、疏松肥沃、排水和保水性能较好的土壤中。主产于河北、陕西、内蒙古等地。

【采收加工】春、秋两季采挖，除去须根，洗净，置沸水中略烫或蒸至透心，干燥。

【性味归经】甘，平。归脾、肺、肾经。

【功能主治】补气养阴，健脾，润肺，益肾。主治脾胃虚弱、体倦乏力、口干食少、肺虚燥咳、精血不足、内热消渴。

【用量用法】9～15克，鲜品30～60克，煎汤；或入丸、散；或熬膏；外用适量，煎水洗；或以酒、醋泡搽。

【使用注意】脾胃功能减退者慎用。脾虚有湿、咳嗽有痰及中寒泄泻者忌用。

单方验方

①**动脉粥样硬化、肝硬化：**黄精干品15克（或鲜品30克），陈皮末2克，大米50克，冰糖适量，黄精切细，与大米、冰糖一同以水500毫升同煮，小火煮至米熟开花、粥稠见油，调入陈皮末，再煮片刻即可；每日早、晚温热服之。②**小儿蛲虫病：**黄精适量，冰糖30克，每日取药30克（成人加倍），水煎2次，得煎液约100毫升，加入冰糖溶化，每日1剂，分3次服，连服2日。③**药物中毒性耳聋：**黄精10克，水煎服，每日1剂，连续用药2个月以上，可同时应用10%黄精注射液肌内注射和黄精片口服。

白扁豆

别名 眉豆、树豆、藤豆、沿篱豆、蛾眉豆、火镰扁豆。
来源 本品为豆科植物扁豆 *Dolichos lablab* L. 的干燥成熟种子。

补气药

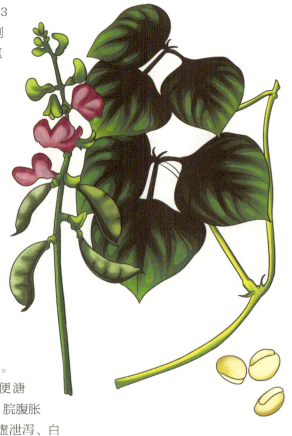

【形态特征】一年生缠绕草本。3出复叶，先生小叶菱状广卵形，侧生小叶斜菱状广卵形，长6～11厘米，宽4.5～10.5厘米，顶端短尖或渐尖，两面沿叶脉处有白色短柔毛。总状花序腋生，花2～4朵丛生于花序轴的节上；花冠白色或紫红色；子房有绢毛，基部有腺体，花柱近顶端有白色髯毛。花期7～8月；果期9月。

【生境分布】均为栽培品，主产于湖南、安徽、河南等地。

【采收加工】秋、冬两季采收成熟果实，晒干，取出种子，再晒干。

【性味归经】甘，微温。归脾、胃经。

【功能主治】健脾化湿，和中消暑。主治脾胃虚弱、食欲不振、大便溏泻、白带过多、暑湿吐泻、胸闷、脘腹胀痛。炒白扁豆健脾化湿。主治脾虚泄泻、白带过多。

【用量用法】9～15克，煎服；或入丸、散。

【使用注意】白扁豆多食能壅气，伤寒邪热者禁服。患疟者忌用。因含毒性蛋白质，生用有毒，加热毒性大减，故生用研末服宜慎。

单方验方

①**恶疮连痂痒痛**：白扁豆适量，捣封，痂落即瘥。②**霍乱**：扁豆、香薷各300克，以水6升煮取2升，分服；单用亦可。③**中砒霜毒**：白扁豆适量。生研，水绞汁饮。④**消渴饮水**：白扁豆适量。浸去皮，研为末，以天花粉汁同蜜和丸梧子大，金箔为衣，每服二三十丸，天花粉汁下，每日2次；忌炙煿酒色，次服滋肾药。

甘草

别名 美草、密甘、密草、国老、粉草、甜根子、甜草根、粉甘草、红甘草。

来源 本品为豆科植物甘草 *Glycyrrhiza uralensis* Fisch.、胀果甘草或光果甘草的干燥根及根茎。

补气药

【形态特征】多年生草本，高30～100厘米。茎直立，基部带木质，被白色短毛和刺毛状腺体。单数羽状复叶互生，叶柄长约6厘米，托叶早落；小叶7～17片，卵状椭圆形，长2～5.5厘米，宽1～3厘米，先端钝圆，基部浑圆，两面被腺体及短毛。夏日叶腋抽出总状花序，花密集；花萼钟状，被短毛和刺毛状腺体；蝶形花冠淡红紫色。荚果条状长圆形，常密集，有时呈镰状至环状弯曲，宽6～9毫米，密被棕色刺毛状腺体；种子2～8枚，扁圆形或稍肾形。花期6～7月；果期7～9月。

【生境分布】生长于干旱、半干旱的荒漠草原、沙漠边缘和黄土丘陵地带。分布于内蒙古、山西、甘肃、新疆等地，以内蒙古鄂尔多斯杭锦旗所产品质最优。

【采收加工】春、秋两季均可采挖，但以春季为佳。将挖取的根和根茎切去茎基的幼芽串条、枝杈、须根，洗净。截成适当的长短段，按粗细、大小分等，晒至半干，打成小捆，再晒至全干。去掉栓皮者，称"粉甘草"。

【性味归经】甘，平。归心、肺、脾、胃经。

【功能主治】补脾益气，清热解毒，祛痰止咳，缓急止痛，调和诸药。主治脾胃虚弱，倦怠乏力，心悸气短，咳嗽痰多，脘腹、四肢挛急疼痛，痈肿疮毒，缓解药物毒性和烈性。

【用量用法】2～10克，煎服。

【使用注意】不宜与海藻、京大戟、红大戟、甘遂、芫花同用。

单方验方

①**便秘**：生甘草2～3克，放入15～20毫升开水中冲泡，每日1次，一般连服7～15日。②**尿崩症**：甘草适量。洗净焙干，研为细粉，备用；每次5克，每日4次，口服。③**变应性紫癜**：生甘草30克，加水煎煮2次，分2次服，每日1剂。④**链霉素中毒**：生甘草15克，水煎代茶饮，每日1剂。⑤**臁疮**：炙甘草适量，研为极细末，加麻油调匀，外敷患处，每日换药1次。⑥**慢性咽炎**：生甘草5克，用开水浸泡，当茶饮用，不拘时服，每日1剂。⑦**婴儿口疮**：生甘草5克，水煎频服，每日1剂。

莲子

别名 莲肉、莲实、藕实、莲米、泽芝、莲蓬子、水芝丹。
来源 本品为睡莲科植物莲 *Nelumbo nucifera* Gaertn. 的干燥成熟种子。

补气药

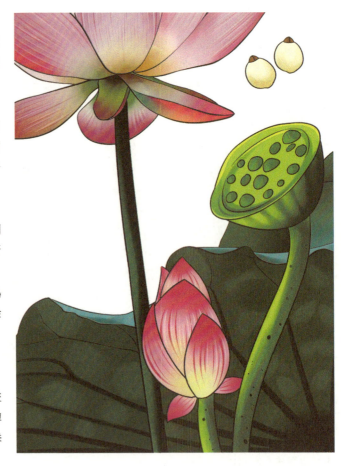

【形态特征】一年生草本，全体无毛。茎多分枝，且对生，方形。叶对生，长椭圆形。圆锥花序顶生和腋生，有多数小花，花淡紫色，花冠2唇形，上唇2裂，有紫色斑点，下唇深3裂。蒴果长椭圆形至线形。种子多数。

【生境分布】生长于池塘、湿润的田野中。主产于湖南、湖北、福建、江苏、浙江、江西等地，多为栽培。

【采收加工】秋季果实成熟时采割莲房，取出果实，除去果皮，干燥。

【性味归经】甘、涩，平。归脾、肾、心经。

【功能主治】补脾止泻，益肾涩精，养心安神。主治脾虚久泻、遗精、带下、心悸失眠。

【用量用法】6～15克，煎服。

【使用注意】中满痞胀及大便燥结者忌服。

单方验方

①**脾肾虚所致遗精**：莲子、大米各适量，磨成粉；将大米洗净放锅内，加适量水煮沸，煮至五成熟时加入莲子粉，再继续煮至熟，佐餐食。②**下痢饮食不入，俗名噤口痢**：鲜莲肉30克，黄连、人参各15克，水煎浓，细细品呷。③**口舌生疮**：莲子心3～5克，灯心草1～2克，每日1剂，水煎，分2次服。④**失眠**：莲子心20～30个，盐少许，每日1剂，水煎，睡前服。⑤**神经衰弱头痛**：生鱼1条，莲子60克，鸡蛋3个，煎煮食之，每日1剂，3次分服。

刺五加

别名 五谷皮、南五加皮、红五加皮。

来源 本品为五加科植物刺五加 *Acanthopanax senticosus* (Rupr. et Maxim.) Harms 的干燥根和根茎或茎。

【形态特征】落叶灌木，高1～6米。茎密生细长倒刺。掌状复叶互生，小叶5片，稀4片或3片，边缘具尖锐重锯齿或锯齿。伞形花序顶生，单一或2～4个聚生，花多而密；花萼具5齿；花瓣5片，卵形；雄蕊5枚，子房5室。浆果状核果近球形或卵形，干后具5棱，有宿存花柱。花期6～7月；果期7～9月。

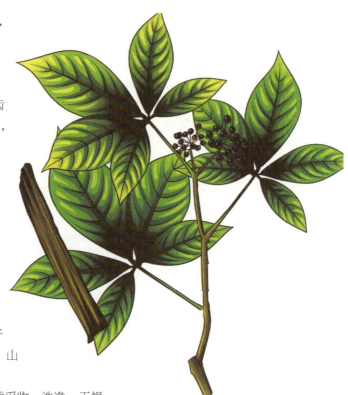

【生境分布】生长于山地林下及林缘。主产于东北地区及河北、北京、山西、河南等地。

【采收加工】春、秋两季采收，洗净，干燥。

【性味归经】辛、微苦，温。归脾、肾、心经。

【功能主治】益气健脾，补肾安神。主治脾肺气虚、体虚乏力、食欲不振、肺肾两虚、久咳虚喘、肾虚腰膝酸痛、心脾不足、失眠多梦。

【用量用法】9～27克，煎服。

【使用注意】阴虚火旺者慎服。

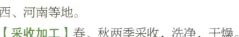

①**冠心病**：刺五加全草注射液，静脉滴注；或口服刺五加片，每次1.5克，每日3次，可改善心电图及一般症状。②**风湿骨痛**：刺五加、狗脊、威灵仙、金樱子各15克，半枫荷20克，枸杞子、四块瓦、大血藤各10克，泡酒内服。③**帕金森病（阴阳两虚型、气血两虚型、肝肾不足型）**：刺五加10克，枸杞叶30克，将上2药洗净干炒，搓卷包装，开水冲泡代茶饮，每日1剂。

当归

别名 秦归、云归、干归、西当归、岷当归、马尾归。

来源 本品为伞形科植物当归 *Angelica sinensis* (Oliv.) Diels 的干燥根。

【形态特征】多年生草本。茎带紫色，有纵直槽纹。叶为2至3回单数羽状复叶，叶柄基部膨大呈鞘；叶片卵形，小叶片呈卵形或卵状披针形，近顶端1对无柄，1～2回分裂，裂片边缘有缺刻。复伞形花序顶生，无总苞或有2片。双悬果椭圆形，分果有5棱，侧棱有翅，每个棱槽有1个油管，结合面2个油管。花期6～7月；果期7～8月。

【生境分布】生长于高寒多雨的山区中；多栽培。主产于甘肃、云南、四川等地。

【采收加工】秋末采挖，除去须根及泥沙，待水分稍蒸发后，捆成小把，上棚，用烟火慢慢熏干。

【性味归经】甘、辛，温。归肝、心、脾经。

【功能主治】补血活血，调经止痛，润肠通便。主治血虚萎黄、眩晕心悸、月经不调、经闭痛经、虚寒腹痛、肠燥便秘、风湿痹痛、跌打损伤、痈疽疮疡。酒当归活血通经，主治经闭痛经、风湿痹痛、跌打损伤。

【用量用法】6～12克，煎服。

【使用注意】易伤胃滑肠，脾虚便溏者慎服。本品且有小毒，若服用过量，可引起呼吸中枢麻痹。

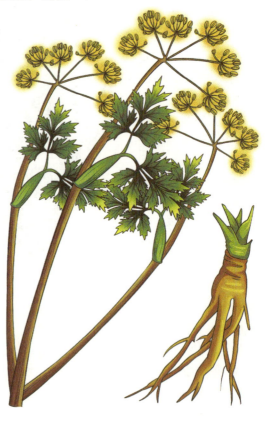

单方验方

①**带状疱疹：** 当归适量，烘干，研为细粉，备用；按年龄大小每次服0.5～1克，每隔4～6小时1次，吞服。②**血崩：** 当归30克，龙骨60克（炒赤），香附子9克（炒），棕毛灰15克，上研为末，米饮调9～12克，空心服。③**急性乳腺炎早期：** 当归60克，水煎2次，共煎取药液200毫升，每次服50毫升，每隔6小时服1次，共服4次。④**口腔溃疡：** 当归15克，黑豆50克，鸡蛋1个，加水200毫升共煎，至黑豆熟烂为止，连同黑豆、鸡蛋1次温服，每日1剂。

白芍

别名 金芍药、白芍药。
来源 本品为毛茛科植物芍药 *Paeonia lactiflora* Pall. 的干燥根。

补血药

【形态特征】多年生草本植物。根肥大。叶互生，下部叶为2回3出复叶，小叶片长卵圆形至披针形，先端渐尖，基部楔形，叶缘具骨质小齿，上部叶为3出复叶。花大，花瓣白色、粉红色或红色。蓇葖果3~5枚，卵形，先端钩状向外弯。花期5~7月；果期6~7月。

【生境分布】生长于山坡、山谷的灌木丛或草丛中。全国各地均有栽培。

【采收加工】夏、秋两季采挖，洗净，除去头尾及细根，置沸水中煮后除去外皮或去皮后再煮，晒干。

【性味归经】苦、酸，微寒。归肝、脾经。

【功能主治】平肝止痛，养血调经，敛阴止汗。主治头痛眩晕、胁痛、腹痛、四肢挛痛、血虚萎黄、月经不调、自汗、盗汗。

【用量用法】6~15克，煎服。

【使用注意】不宜与藜芦同用。

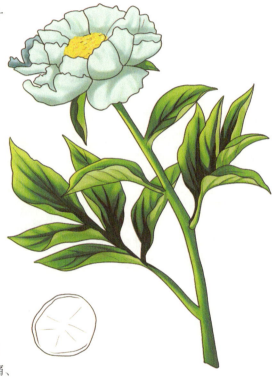

单方验方

①**支气管哮喘**：白芍、甘草2:1剂量，混合，共研为细末，每以30克细末加开水100~150毫升，煮沸3~5分钟，澄清后温服，每日1~2次，一般药后30~120分钟即可显效。②**胃脘痛**：白芍15克，甘草3~5克，每日1剂，水煎，分2次服。③**十二指肠溃疡**：白芍、地榆各30克，甘草15克，黄连6克，水煎服（宜久煎），每日1剂，每日服2次。④**不安腿综合征**：白芍、炙甘草各15克，加水3杯，煎成1杯，分2次服，日暮1杯，2小时后再服1杯。⑤**肝硬化腹水**：白芍、山药各100克，甘草50克，水煎服，每日1剂，每日服2次。

何首乌

别名 首乌、生首乌、夜合、地精、赤葛、赤首乌、首乌藤。
来源 本品为蓼科植物何首乌 *Polygonum multiflorum* Thunb. 的干燥块根。

补血药

【形态特征】缠绕草本。根细长，末端成肥大的块根，外表红褐色至暗褐色。茎基部略呈木质，中空。叶互生，具长柄，叶片狭卵形或心形，长4~8厘米，宽2.5~5厘米，先端渐尖，基部心形或箭形，全缘或微带波状，上面深绿色，下面浅绿色，两面均光滑无毛。托叶膜质，鞘状，褐色，抱茎，长5~7毫米。花小，直径约2毫米，多数，密聚成大型圆锥花序，小花梗具节，基部具膜质苞片；花被绿白色，花瓣状，5裂，裂片倒卵形，大小不等，外面3片的背部有翅；雄蕊8枚，比花被短；雌蕊1枚，子房三角形，花柱短，柱头3裂，头状。瘦果卵形，有3棱，长2~3.5毫米，黑色光亮，外包宿存花被，花被成明显的3翅，成熟时褐色。花期10月；果期11月。

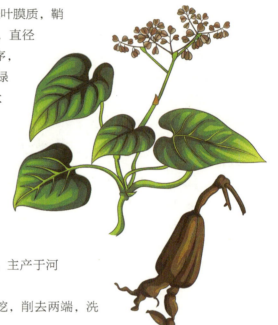

【生境分布】生长于墙垣、叠石之旁。主产于河南、湖北、安徽、四川等地。

【采收加工】秋、冬两季叶枯萎时采挖，削去两端，洗净，个大的切成片，干燥。

【性味归经】苦、甘、涩，温。归肝、心、肾经。

【功能主治】解毒消痈，润肠通便。主治瘰疬、疮痈、风疹瘙痒、肠燥便秘、高脂血症。

【用量用法】3~6克，煎服。

【使用注意】大便溏泻及有痰湿者不宜用。

单方验方

①**血虚发白：**何首乌、熟地黄各25克，水煎服。②**腰膝酸痛、遗精：**何首乌25克，牛膝、菟丝子、补骨脂、枸杞子各15克，水煎服。③**心肌梗死阴虚型：**何首乌、沙参各25克，麦冬、玉竹、五味子各15克，水煎服。④**破伤血出：**何首乌末适量，外敷，即止血。⑤**虚性便秘：**生何首乌15~30克，每日1剂，水煎，分2~3次服；或何首乌水煎，冲适量蜂蜜饮。⑥**自汗不止：**何首乌末适量，调水封脐中。

灵芝

别名 木灵芝、菌灵芝、灵芝草。

来源 本品为多孔菌科真菌赤芝 *Ganoderma lucidum* (Leyss. ex Fr.) Karst. 或紫芝的干燥子实体。

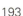

【形态特征】真菌赤芝的担子果一年生，有柄，栓质。菌盖半圆形或肾形，直径10～20厘米，盖肉厚1.5～2厘米，盖表褐黄色或红褐色，盖边渐趋淡黄，有同心环纹，微皱或平滑，有亮漆状光泽，边缘微钝。菌肉乳白色，近管处淡褐色。菌管长达1厘米，每一毫米间4～5个。管口近圆形，初白色，后呈淡黄色或黄褐色。菌柄圆柱形，侧生或偏生，偶中生，长10～19厘米，粗1.5～4厘米，与菌盖色泽相似。皮壳部菌丝呈棒状，顶端膨大。菌丝系统三体型，生殖菌丝透明，薄壁；骨架菌丝黄褐色，厚壁，近乎实心；缠绕菌丝无色，厚壁弯曲，均分枝。孢子卵形，双层壁，顶端平截，外壁透明，内壁淡褐色，有小刺，大小（9～11）微米×（6～7）微米。担子果多在秋季成熟，华南及西南可延至冬季成熟。

【生境分布】生长于栎树及其他阔叶树的枯干、腐朽的木桩旁，喜生于植被密度大、光照短、表土肥沃、潮湿疏松之处。主产于华东、西南及河北、山西、江西、广西、广东等地。

【采收加工】全年采收，除去杂质，剪除附有朽木、泥沙或培养基质的下端菌柄，阴干或40～50℃烘干。

【性味归经】甘，平。归心、肺、肝、肾经。

【功能主治】补气安神，止咳平喘。主治心神不宁、眩晕不眠、心悸气短、虚劳咳喘。

【用量用法】6～12克，煎服。

【使用注意】凡外感初起者不宜使用。

单方验方

①**失眠：**灵芝15克，西洋参3克，水煎代茶饮。②**功能性子宫出血：**赤灵芝25～30克，每日1剂，水煎服，留渣复煎2次，每日服3次。③**慢性肝炎：**灵芝、五味子、水飞蓟各等份，以上药共研为细末（或制成为水丸），每次服6～10克，每日服2次，开水送服。④**神经衰弱：**灵芝300克，用白酒1000毫升浸泡20日后即可饮用，每日早、晚各服15毫升。⑤**慢性支气管炎咳嗽、咳痰：**灵芝20克，连续煎3日，第1日稍煎片刻，分2次服用，第2、3日再用其渣加水煎服。

阿胶

别名 驴皮胶、傅致胶、盆覆胶。

来源 本品为马科动物驴 *Equus asinus* L. 的干燥皮或鲜皮经煎煮、浓缩制成的固体胶。

【形态特征】驴为我国的主要役用家畜之一，一般体重约200千克。头大，眼圆，耳长。面部平直，头颈高扬，颈部较宽厚，肌肉结实，鬣毛稀少。四肢粗短，蹄质坚硬。尾基部粗而末梢细。体形呈横的长方形，毛色有黑色、栗色、灰色三种，毛厚而短。全身背部及四肢外侧、面颊部如同身色，唯颈背部有一条短的深色横纹。嘴部有明显的白色嘴圈。耳郭背面如同身色，内面色较浅，尖端色较深，几呈黑褐色。腹部及四肢内侧均为白色。

【生境分布】主产于山东、河南、浙江、河北、江苏等地。

【采收加工】将驴皮浸泡去毛，切块洗净，分次水煎，滤过，合并滤液，浓缩（可分别加入适量的黄酒、冰糖和豆油）至稠膏状，冷凝，切块，晾干，即得。

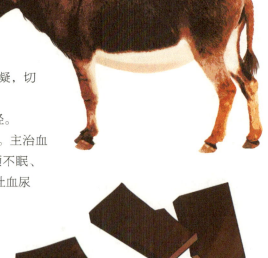

【性味归经】甘，平。归肺、肝、肾经。

【功能主治】补血滋阴，润燥，止血。主治血虚萎黄、眩晕心悸、肌痿无力、心烦不眠、虚风内动、肺燥咳嗽、肺结核咯血、吐血尿血、便血崩漏、妊娠胎漏。

【用量用法】3～9克，烊化兑服。

【使用注意】脾胃虚弱、食少便溏者不宜用。

①**肺结核咳血**：阿胶适量，研成细末，每次20～30克，每日2～3次，温开水送下，或熬成糊状饮下；均配用常量西药抗结核药。②**胎动不安、滑胎**：阿胶12克，鸡子2枚，红糖30克，打荷包蛋服。③**老人、虚人大便秘涩**：阿胶（炒）6克，连根葱白3片，蜜2匙新水煎，去葱，入阿胶、蜜溶开，食前温服。④**各种类型贫血**：阿胶3～5克，用滚水冲化，搅匀服下。⑤**肾虚火旺型牙龈出血**：阿胶、紫草各10～15克，每日1剂，水煎，分2～3次服。

龙眼肉

别名 蜜脾、龙眼、益智、比目、桂圆肉、龙眼干。

来源 本品为无患子科植物龙眼 *Dimocarpus longan* Lour. 的假种皮。

补血药

【形态特征】常绿乔木，高10米以上。幼枝被锈色柔毛。双数羽状复叶，互生，长15～20厘米；小叶2～5对，通常互生，革质，椭圆形至卵状披针形，长6～15厘米；先端短尖或钝，基部偏斜，全缘或波浪形，暗绿色，嫩时褐色，下面通常粉绿色。花两性，或单性花与两性花共存；为顶生或腋生的圆锥花序；花小，黄白色，直径4～5毫米，被锈色星状小柔毛；花萼5深裂，裂片卵形；花瓣5片，匙形，内面有毛；雄蕊通常8枚；子房2～3室，柱头2裂。核果球形，直径1.5～2厘米，外皮黄褐色，粗糙，假种皮白色肉质，内有黑褐色种子1枚。花期3～4月；果期7～9月。

【生境分布】生长于低山丘陵台地的半常绿季雨林。主产于广西、福建、广东、四川等地。

【采收加工】夏、秋两季采收成熟果实，干燥，除去壳、核，晒至干爽不黏。

【性味归经】甘，温。归心、脾经。

【功能主治】补益心脾，养血安神。主治气血不足、心悸怔忡、健忘失眠、血虚萎黄。

【用量用法】9～15克，煎服。

【使用注意】湿阻中满及有停饮者不宜用。

单方验方

①**神经衰弱**：龙眼肉15克，栗子10枚，上药共研为细末，放入杯中，冲入沸水即可；每日1剂，代茶饮用。②**失眠、健忘**：龙眼肉15克，枸杞子10克，大枣4枚，粳米100克，先将上4味洗净，加水煮成粥，每日服2次（晨起空腹和晚睡前各服1次），常服效佳。③**心悸（气血亏虚型）**：人参5克，龙眼肉30克，水煎服，每日1剂，每日服2次。④**胃下垂**：龙眼肉适量，猪肚1个，用龙眼肉炖猪肚，吃肉喝汤。

鹿茸

补阳药

别名 斑龙珠。

来源 本品为鹿科动物梅花鹿 *Cervus nippon* Temminck 或马鹿雄鹿未骨化密生茸毛的幼角。前者称"梅花茸"，后者称"马鹿茸"。

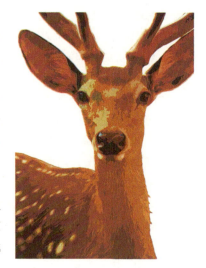

【形态特征】梅花鹿为一种中型的鹿。体长约1.5米，肩高约90厘米。雄鹿有角，生长完全的共有4叉，眉叉斜向前伸；第2叉与眉叉相距较远，主干末端再分1叉。雌鹿无角。眶下腺明显，呈裂缝状。耳大直立。颈细长，颈和胸部下方有长毛。尾短，臀部有明显白斑。四肢细长，后肢外侧跗关节下有褐色腺体，名为跖腺；主蹄狭尖，侧蹄小。雄鹿每年4～5月脱落旧角，随后长出茸角，外被天鹅绒状的茸皮。

【生境分布】大都人工饲养。野生者栖息于混交林、山地草原和森林边缘附近；冬季多在山地南坡，春秋多在旷野，夏季常在密林。晨昏活动较多。我国东北、西北及西南山区均有分布。主产于吉林、黑龙江、内蒙古、新疆、青海等地。

【采收加工】分锯茸和砍茸两种方法。锯茸，一般从第三年的鹿开始锯茸。二杠茸每年可采收2次，第一次在清明后45～50日（头茬茸），采后50～60日采第二次（二茬茸）；三茬茸则采1次，约在7月下旬。锯时应迅速将茸锯下，伤口敷上止血药。锯下的鹿茸立即进行烫炸等加工，至积血排尽为度，阴干或烘干。砍茸，将鹿头砍下，再将茸连脑盖骨锯下，刮净残肉，绷紧头皮，进行烫炸等加工，阴干。

【性味归经】甘、咸，温。归肝、肾经。

【功能主治】壮肾阳，益精血，强筋骨，调冲任，托疮毒。主治肾阳不足、精血亏虚、阳痿滑精、宫冷不孕、羸瘦、神疲、畏寒、眩晕、耳鸣、耳聋、腰脊冷痛、筋骨痿软、崩漏带下、阴疽不敛。

【用量用法】1～2克，研末服；或入丸、散。

【使用注意】高血压、肝炎、肾炎患者忌用。不宜与降糖药、水杨酸类药合用。

单方验方

①**地中海贫血**：鹿茸3克，人参6克，炖服，每日1剂。②**体虚阳痿**：鹿茸9克，研末，每服1～1.5克，每日服3次。③**因骨髓空虚所致的精液少而清冷**：鹿茸156克，清酒1500毫升，将鹿茸去毛、炙黄、捣为细末，以清酒调和，放入银器中用慢火熬成膏，盛入瓷器中，每次服半匙5～6克，每日服3次，空腹饭前服，温水送下。④**小儿齿迟**：鹿茸（炙）15克，生地黄、当归各9克，雄鼠骨（微火炒）3克，研为末，搽牙3～4次。

淫羊藿

别名 羊藿、仙灵脾、黄连祖、牛角花、羊藿叶、羊角风。
来源 本品为小檗科植物淫羊藿 *Epimedium brevicornum* Maxim. 的干燥地上部分。

补阳药

【**形态特征**】多年生草本，高30～40厘米。叶为2回3出复叶，小叶片卵圆形或近圆形，基部深心形，中小叶片对称，两边小叶片不对称，表面无毛，有光泽。花期4～5月；果期5～6月。

【**生境分布**】生长于山坡阴湿处或山谷林下或沟岸。主产于山西、河南、安徽、湖南、广西及西北等地。

【**采收加工**】夏、秋两季茎叶茂盛时采割，除去粗梗及杂质，晒干或阴干。

【**性味归经**】辛、甘，温。归肝、肾经。

【**功能主治**】补肾阳，强筋骨，祛风湿。主治阳痿遗精、筋骨痿软、风湿痹痛、麻木拘挛、更年期高血压。

【**用量用法**】6～10克，煎服；或浸酒、熬膏，入丸、散。

【**使用注意**】阴虚火旺者不宜服。

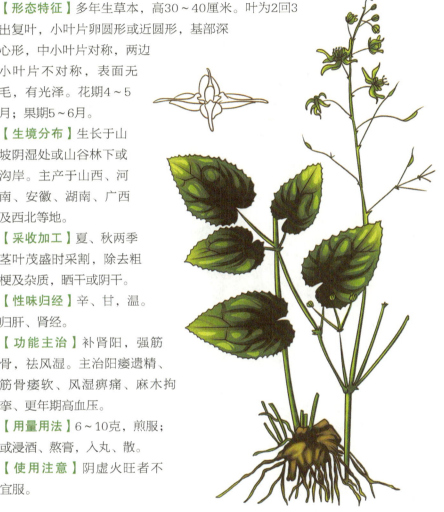

单方验方

①**骨鲠在喉**：淫羊藿20克，焙焦，加水煎汤，冲白糖搅匀，慢慢服下。②**哮喘**：淫羊藿12克，紫苏子6克，每日1剂，水煎，分2～3次服。③**早泄**：淫羊藿30克，纳入500毫升酒中泡3～7日，随时取少量饮用。④**小儿麻痹症后期**：淫羊藿、锁阳各9克，每日1剂，水煎，分3次服。⑤**闭经、气血虚弱证**：淫羊藿25克，山茱萸肉10克，罗布麻12克，水煎服。

巴戟天

别名 巴戟、鸡肠风、鸡眼藤、兔儿肠、三角藤。

来源 本品为茜草科植物巴戟天 *Morinda officinalis* How 的干燥根。

【形态特征】多年生缠绕或攀缘藤本。根肉质肥厚，圆柱形，呈结节状，茎有纵棱，小枝幼时有褐色粗毛。叶对生，叶片长椭圆形，全缘，叶缘常有稀疏的短缘毛，下面中脉被短粗毛，托叶鞘状。头状花序有花2～10朵，排列于枝端，花序梗被污黄色短粗毛，花萼先端有不规则的齿裂或近平截，花冠白色，肉质。核果近球形，种子4枚。花期4～5月；果期9～10月。

【生境分布】生长于山谷、溪边或林下。主产于广东、广西等地。

【采收加工】全年均可采挖，洗净，除去须根，晒至六七成干，轻轻捶扁，晒干。

【性味归经】甘、辛，微温。归肾、肝经。

【功能主治】补肾阳，强筋骨，祛风湿。主治阳痿遗精、宫冷不孕、月经不调、少腹冷痛、风湿痹痛、筋骨痿软。

【用量用法】3～10克，煎服；或入丸、散。

【使用注意】阴虚火旺者不宜单用。

单方验方

①**不射精症：**巴戟天、淫羊藿各20克，山茱萸、枸杞子、菟丝子、桑椹、生地黄各12克，远志、炙甘草各10克，水煎服，每日1剂，每日服2或3次，20日为1个疗程。②**阳痿：**巴戟天10克，胡芦巴6～9克，每日1剂，水煎，分2次服。③**再生障碍性贫血：**巴戟天、陈皮各15克，仙茅10克，淫羊藿12克，黄芪20克，人参3克，每日1剂，水煎2次，早、晚分服。

杜仲

别名 思仙、木绵、思仲、丝连皮、扯丝片、丝棉皮。

来源 本品为杜仲科植物杜仲 *Eucommia ulmoides* Oliv. 的干燥树皮。

补阳药

【形态特征】落叶乔木，高达20米。树皮和叶舌断后均有银白色细丝。叶椭圆形或椭圆状卵形，先端长渐尖，基部圆形或宽楔形，边缘有锯齿。花单性，雌雄异株，无花被，先叶或与叶同时开放，单生于小枝基部。翅果长椭圆形而扁，长约3.5厘米，先端凹陷。种子1枚。花期4～5月；果期9月。

【生境分布】生长于山地林中或栽培。分布于长江中游及南部各省，河南、陕西、甘肃等地均有栽培。

【采收加工】4～6月局部剥取，刮去粗皮，堆置"发汗"至内皮呈紫褐色，晒干。

【性味归经】甘，温。归肝、肾经。

【功能主治】补肝肾，强筋骨，安胎。主治肾虚腰痛、筋骨无力、妊娠漏血、胎动不安、高血压。

【用量用法】6～10克，煎服；或入丸、散。

【使用注意】孕妇慎用。煎汁忌铁器，否则色黯。

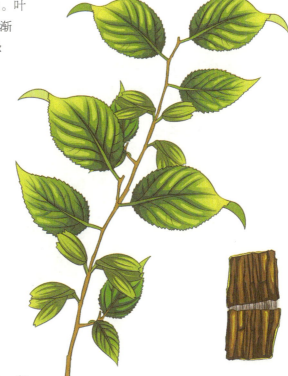

单方验方

①**早期高血压**：生杜仲20克，桑寄生25克，生牡蛎30克，白菊花、枸杞子各15克，水煎服。

②**习惯性流产**：杜仲、阿胶各30克，共研成细面，每次2克，每日服1～2次。③**睾丸炎**：杜仲15克，元胡、仙灵脾各10克，每日1剂，水煎，分2次服。④**肾虚腰腿痛**：杜仲15克，猪肾1对，水煎服食，每日1剂，连服3剂。⑤**闪挫腰痛**：杜仲、石榴皮各15克，三七6克，白酒500毫升，将上药入白酒中密封浸泡半个月，即可饮用；每日服2次，早、晚各服15～30毫升。

续断

补阳药

别名 南草、龙豆、属折、川断、接骨草、续断藤、川萝卜根。
来源 本品为川续断科植物川续断 *Dipsacus asper* Wall. ex Henry 的干燥根。

【**形态特征**】多年生草本，高60～90厘米。根长锥形，主根明显，或数条并生。茎直立，多分枝，具棱和浅槽。叶对生；基生叶有长柄，叶片羽状深裂，先端裂片较大，叶端渐尖，边缘有粗锯齿；茎生叶多为3裂，中央裂片最大，椭圆形至卵状披针形，长11～13厘米，宽4～6厘米，两侧裂片较小，边缘有粗锯齿，两面被白色贴伏柔毛。花小，多数，成球形头状花序；总苞片数枚，狭披针形，每花外有一苞片，阔倒卵形；副萼具4钝齿，密生柔毛；萼浅盘状具4齿，略呈卵状三角形；花冠白色或浅黄色，具4枚较深的裂片；雄蕊4枚，着生于花冠管之上部；雌蕊1枚，柱头短杆状而扁。瘦果椭圆楔形，淡褐色。花期8～9月；果期9～10月。

【**生境分布**】生长于土壤肥沃、潮湿的山坡、草地中。主产于湖北、四川、重庆、湖南等地。

【**采收加工**】秋季采挖，除去根头及须根，用微火烘至半干，堆置"发汗"至内部变绿色时再烘干。

【**性味归经**】苦、辛，微温。归肝、肾经。

【**功能主治**】补肝肾，强筋骨，续折伤，止崩漏。主治腰膝酸软、风湿痹痛、崩漏、胎漏、跌打损伤。酒续断多主治风湿痹痛、跌打损伤；盐续断多治腰膝酸软。

【**用量用法**】10～15克，煎服；或入丸、散；外用适量，捣烂外敷。治崩漏下血宜炒用。

【**使用注意**】恶雷丸，初痢勿用，怒气郁者禁用。

单方验方

①**腰痛并脚酸腿软：** 续断60克，破故纸、木瓜、萆薢、杜仲、牛膝各30克，上药为细末，炼蜜为丸梧桐子大，空心无灰酒下50～60丸。②**妊娠胎动两三月堕：** 川续断（酒浸）、杜仲（姜汁炒去丝）各60克，研为末，枣肉煮烂，杵和丸梧桐子大，每服30丸，米饮调下。
③**习惯性流产属于肾虚者：** 川续断、桑寄生、阿胶块、菟丝子各45克，椿根白皮15克，共研为细末，每服9克，每月逢1、2、3、11、12、13、21、22、23日各服1次。

补骨脂

别名 骨脂、故子、故纸、故脂子、破故脂、破故纸、破骨子。
来源 本品为豆科植物补骨脂 *Psoralea corylifolia* L. 的干燥成熟果实。

【**形态特征**】一年生草本，高60～150厘米，全株有白色毛及黑褐色腺点。茎直立。叶互生，多为单叶，仅枝端的叶有时侧生1枚小叶；叶片阔卵形至三角状卵形，先端钝或圆，基部圆或心形，边缘有不整齐的锯齿。花多数，密集成近头状的总状花序，腋生；花冠蝶形，淡紫色或白色。荚果近椭圆形，果皮黑色，与种子粘贴。花期7～8月；果期9～10月。

【**生境分布**】生长于山坡、溪边、田边。主要分布于河南、四川两省，陕西、山西、江西、安徽、广东、贵州等地也有分布。

【**采收加工**】秋季果实成熟时采收，晒干。

【**性味归经**】辛、苦，温。归肾、脾经。

【**功能主治**】温肾助阳，纳气平喘，温脾止泻；外用消风祛斑。主治肾阳不足、阳痿遗精、遗尿尿频、腰膝冷痛、肾虚作喘、五更泄泻；外用治白癜风、斑秃。

【**用量用法**】6～10克，煎服；或入丸、散；外用适量，20%～30%酊剂搽患处。

【**使用注意**】本品温燥，伤阴助火，故阴虚火旺、大便秘结者不宜使用。外用治白癜风，在局部用药后，应照射日光5～10分钟，弱光可照20分钟，紫外线可照2～5分钟，之后洗去药液，以防起疱，可连续使用数月；如发生红斑、水疱，应暂停用药，待恢复后可继续使用。

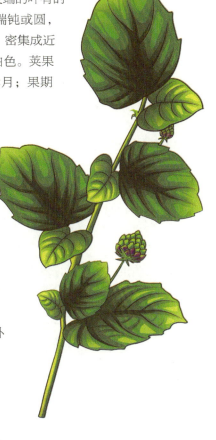

草方验方

① **慢性腹泻：**补骨脂、神曲各15克，党参、白术各20克，炙甘草、炮姜各10克，水煎服。

② **腰膝酸软、遗精：**补骨脂、炒杜仲、枸杞子各15克，菟丝子、沙苑子各25克，水煎服。

③ **脾肾虚寒泄泻：**补骨脂、肉豆蔻各15克，水煎服；或为末制成丸，每日2次，每次服15克。

④ **虚火牙痛：**补骨脂9克，白蒺藜6～9克，每日1剂，水煎，分2次服。

益智

别名 益智仁、益智子。

来源 本品为姜科植物益智 *Alpinia oxyphylla* Miq. 的干燥成熟果实。

补阳药

【形态特征】多年生草本，高1～3米。根茎延长。茎直立，丛生。叶2列，具短柄；叶片披针形。总状花序顶生，在花蕾时包藏于鞘状的总状苞片内；花序轴被极短的柔毛。蒴果球形或椭圆形，干时纺锤形，果皮上有明显的纵向维管束条纹，长约1.2厘米，直径约1厘米，不开裂，果熟时黄绿色或乳黄色。种子多数，不规则扁圆形，被淡黄色假种皮。花期2～4月；果期5～8月。

【生境分布】生长于林下阴湿处或栽培。主产于海南，广西、云南、福建等地有栽培。

【采收加工】夏、秋间果实由绿变红时采收，晒干或低温干燥。

【性味归经】辛，温。归脾、肾经。

【功能主治】温脾止泻，摄唾涎，暖肾，固精缩尿。主治脾寒泄泻、腹中冷痛、口多唾涎、肾虚遗尿、小便频数、遗精白浊。

【用量用法】3～10克，煎汤；或入丸、散。

【使用注意】阴虚火旺者忌服；因热而致遗尿、尿频、崩漏者忌用。

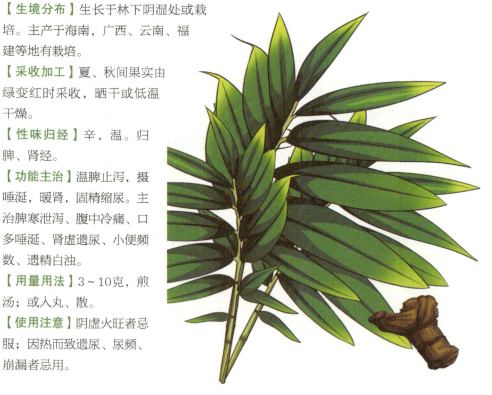

单方验方

①**小便赤浊**：益智仁、茯神各60克，远志、甘草（水煮）各150克，为末，酒糊丸如梧子大，空心姜汤下50丸。②**寒泻**：益智仁15～30克，每日1剂，水煎分2次服。③**低血压症**：益智仁10～15克，大枣10克，红糖15～20克，每日1剂，水煎分2～3次服。④**小便不禁**：益智仁20个，压碎，食盐少许，每日1剂，水煎服。⑤**子宫脱垂**：益智仁20克，山药60克，每日1剂，水煎，分3次服。

骨碎补

别名 猴姜、毛姜、申姜、肉碎补、石岩姜、爬岩姜、岩连姜。

来源 本品为水龙骨科植物槲蕨 *Drynaria fortunei* (Kunze) J. Sm. 的干燥根茎。

【形态特征】附生草本，高20～40厘米。根状茎肉质粗壮，长而横走，密被棕黄色线状凿形鳞片。叶2型，营养叶厚革质，红棕色或灰褐色，卵形，无柄，边缘羽状浅裂，很像槲树叶；孢子叶绿色，具短柄，柄有翅，叶片矩圆形或长椭圆形。孢子囊群圆形，黄褐色，在中脉两侧各排列成2～4行，每个长方形的叶脉网眼中着生1枚，无囊群盖。

【生境分布】附生于树上、山林石壁上或墙上。分布于浙江、湖北、广东、广西、四川等地。

【采收加工】全年均可采挖，除去泥沙，干燥，或再燎去茸毛（鳞片）。

【性味归经】苦，温。归肝、肾经。

【功能主治】活血续伤，补肾强骨。主治跌仆闪挫、筋骨折伤、肾虚腰痛、筋骨痿软、耳鸣耳聋、牙齿松动；外治斑秃、白癜风。

【用量用法】3～9克，煎服；外用适量，研末调敷或鲜品捣敷，也可浸酒涂搽患处。

【使用注意】阴虚内热及无瘀血者不宜服。

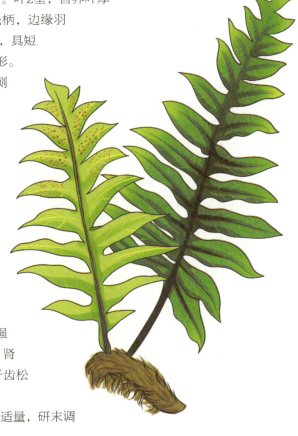

单方验方

①**风湿性关节炎**：骨碎补、宽筋藤、山苍子根、大血藤各25克，水煎服。②**跌打损伤**：骨碎补15克，仙桃草20克，水煎兑甜酒服。③**挫闪**：骨碎补100克。杵烂，同生姜、菜油、茹粉少许，炒敷患处。④**斑秃**：骨碎补适量，压碾成细末，用醋调匀，涂患处；或鲜骨碎补50～100克，切成片，蘸盐搽患处，每日2～3次。⑤**传染性软疣**：骨碎补20克，浓度为70％的乙醇100毫升，将骨碎补浸于酒精内，48小时后过滤，取液外涂疣体，每日2次。

沙苑子

别名 潼蒺藜、夏黄草、蔓黄芪、沙苑蒺藜。

来源 本品为豆科植物扁茎黄芪 *Astragalus complanatus* R.Br. 的干燥成熟种子。

补阳药

【形态特征】多年生高大草本，高可达1米以上。主根粗长，茎略扁。单数羽状复叶，互生，具短柄；托叶小，披针形；叶柄短，叶片椭圆形，长6～14毫米，宽3～7毫米，先端钝或微缺，有细尖，基部钝形至钝圆形，全缘，上面绿色，无毛，下面灰绿色。总状花序腋生；总花梗细长；小花3～9朵，小花梗基部有一线状披针形的小苞片；花萼钟形，绿色，先端5裂，外侧被黑色短硬毛；花冠蝶形，黄色，旗瓣近圆形，先端微凹，基部有爪，翼瓣稍短，龙骨瓣与旗瓣等长；雄蕊10枚，9枚合生，1枚分离；雌蕊超出雄蕊之外，子房上位，密被白色柔毛，有子房柄。荚果纺锤形，内含种子20～30枚。种子圆肾形。花期8～9月；果期9～10月。

【生境分布】生长于山野、路旁；多栽培。主产于陕西大荔、兴平等地，四川也有出产。

【采收加工】秋末冬初，种子成熟时采收，连茎割取，晒干后，打下种子，除去杂质。

【性味归经】甘，温。归肝、肾经。

【功能主治】补肾助阳，固精缩尿，养肝明目。主治肾虚腰痛、遗精早泄、遗尿尿频、白浊带下、眩晕、目暗，视物昏花。

【用量用法】9～15克，煎服；或入丸、散。

【使用注意】本品为温补固涩之品，阴虚火旺及小便不利者忌服。

单方验方

①**精滑不禁**：沙苑子（炒）、芡实（蒸）、莲须各100克，龙骨（酥炙）、牡蛎（盐水煮24小时，煅粉）各50克，共研为末，莲子粉糊为丸，盐汤下。②**脾胃虚，饮食不消，湿热成臌胀者**：沙苑子60克（酒拌炒），苍术240克（米泔水浸1日，晒干，炒），共研为末，每服9克，米汤调服。③**阳痿**：沙苑子15～20克，杜仲10～15克，每日1剂，水煎，分3次服。

冬虫夏草

补阳药

别名 虫草、冬虫草、夏草冬虫。
来源 本品为麦角菌科真菌冬虫夏草菌 *Cordyceps sinensis* (Berk.) Sacc.寄生在蝙蝠蛾科昆虫幼虫上的子座及幼虫尸体的干燥复合体。

【形态特征】冬虫夏草菌子囊菌的子座出自寄主幼虫的头部，单生，细长如棒球棍状，长4~11厘米。上部为子座头部，稍膨大，呈圆柱形，褐色，密生多数子囊壳。子囊壳大部分陷入子座中，先端突出于子座之外，卵形或椭圆形；每一子囊壳内有多数细长的子囊，每一子囊内有8个具有隔膜的子囊孢子，一般只有2个成活，线形。寄主为鳞翅目、鞘翅目等昆虫的幼虫，冬季菌丝侵入蛰居于土中的幼虫体内，使虫体充满菌丝而死亡。夏季长出子座。

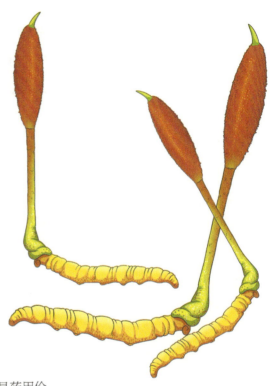

【生境分布】生长于海拔3000~4500米的高山草甸区。主产于四川、青海、西藏等地。

【采收加工】夏初子座出土、孢子未发散时挖取，晒至六七成干，除去似纤维状的附着物及杂质，晒干或低温干燥。

【性味归经】甘，平。归肺、肾经。

【功能主治】补肺益肾，止血化痰。主治久咳虚喘、劳嗽咯血、阳痿遗精、腰膝酸痛、肾虚精亏。

【用量用法】3~9克，煎汤；或入丸、散。

【使用注意】有表邪者慎用。冬虫夏草最具药用价值的食用方式为常温生服，炖煮会破坏其中的重要精华成分，功效明显降低。

单方验方

①**体虚感冒**：冬虫夏草6~9克，水煎代茶饮，并可将煎剩的渣攒起来焙干，压碾成细末，每次送服5~6克。②**虚喘**：冬虫夏草10~15克，猪肺250克，洗净切块共煮熟，每日1剂，分2~3次饮汤吃肺。③**再障脾肾阳虚证**：鲜胎盘半个，冬虫夏草10~15克，龙眼肉30克，水煎服。④**高脂血症**：冬虫夏草适量，焙干研成细末，装入胶囊，每粒含药0.33克，每次3粒（1克），每日3次，连服1~2个月。

核桃仁

别名　胡桃仁、胡桃肉。
来源　本品为胡桃科植物胡桃 *Juglans regia* L. 的干燥成熟种子。

补阳药

【形态特征】落叶乔木。羽状复叶互生；小叶5～9，对生，卵形、椭圆形或椭圆状卵形，长6～15厘米，宽3～6厘米，先端尖，全缘。花单性同株，与叶同时开放；雄葇荑花序下垂，花密生，雄蕊6～30枚；雌花序簇生，直立，生于幼枝的顶端，有花1～3朵，子房下位，密被毛。核果近球形，外果皮肉质，绿色；内果皮骨质，坚硬，有不规则的浅沟。花期5月；果期10月。

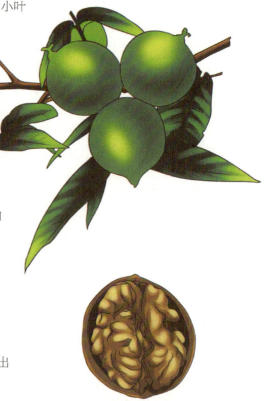

【生境分布】喜生于较湿润的肥沃土壤中，多栽培于平地。各地均有栽培，分布于华北、东北、西北地区。

【采收加工】9～10月果实成熟时采收。除去果皮，敲破果核（内果皮），取出种子。

【性味归经】甘，温。归肾、肺、大肠经。

【功能主治】补肾益精，补肺定喘，润肠通便。主治肾阳不足、腰膝酸软、阳痿遗精、虚寒喘嗽、肠燥便秘。

【用量用法】9～30克，入汤、丸、散、膏、粥等。

【使用注意】肺热咳嗽、阴虚有热者忌服。

单方验方

①**闭经（气血虚阴型）**：核桃仁、黑木耳各120克，红糖240克，黄酒适量，将黑木耳、核桃仁研为细末，加入红糖拌匀，瓷罐装封，每次服30克，每日服2次，用黄酒送服。②**牙酸（牙质过敏）**：核桃仁适量，反复在嘴里嚼至细烂咽下。③**低血压症**：核桃仁30克，陈皮9～12克，甘草3～5克，每日1剂，水煎，分2～3次服。④**耳鸣、遗精**：核桃仁30克，猪肾2只（切片），猪油少许，将上药炒熟，每日1剂，于每晚睡前趁热服，连服3日。

菟丝子

别名 萝丝子、豆寄生、豆须子、巴钱天、黄鳞藤、金黄丝子。
来源 本品为旋花科植物菟丝子 *Cuscuta chinensis* Lam. 的干燥成熟种子。

【形态特征】一年生寄生草本。茎缠绕，黄色，纤细，直径约1毫米，多分枝，随处可生出寄生根，伸入寄主体内。叶稀少，鳞片状，三角状卵形。花两性，多数和簇生成小伞形或小团伞花序；苞片小，鳞片状；花梗稍粗壮，长约1毫米；花萼长约2毫米，中部以下连合，裂片5片；花冠白色，壶形；雄蕊5枚，着生于花冠裂片弯缺微下处，花丝短，花药露于花冠裂片之外；雌蕊2枚，心皮合生，子房近球形，2室，花柱2枚，柱头头状。蒴果近球形，稍扁，直径约3毫米，几乎被宿存的花冠所包围，成熟时整齐地周裂。种子2～4枚，黄或黄褐色卵形，表面粗糙。花期7～9月；果期8～10月。

【生境分布】生长于田边、荒地及灌木丛中，常寄生于豆科等植物上。分布于东北辽阳、盖平，河南、山东、山西等地。

【采收加工】秋季果实成熟时采收植株，晒干，打下种子，除去杂质。

【性味归经】辛、甘、平。归肝、肾、脾经。

【功能主治】补益肝肾，固精缩尿，安胎，明目，止泻；外用消风祛斑。主治肝肾不足，腰膝酸软，阳痿遗精，遗尿尿频，肾虚胎漏，胎动不安，目昏耳鸣，脾肾虚泻；外治白癜风。

【用量用法】6～12克，煎服；外用适量。

【使用注意】阴虚火旺、大便燥结、小便短赤者不宜服用。

单方验方

①肾虚阳痿、遗精及小便频数：菟丝子、枸杞子、覆盆子、五味子、车前子各9克，水煎服。
②乳汁不通：菟丝子15克，水煎服。③脾虚泄泻：菟丝子15克，生白术10克，水煎服。④腰膝酸软、遗精早泄、小便频数、带下过多：菟丝子适量，黑豆60粒，红枣5枚，水煎服。

麦冬

别名 寸冬、麦门冬、韭叶麦冬。

来源 本品为百合科植物麦冬 *Ophiopogon japonicus* (Thunb.) Ker Gawl. 的干燥块根。

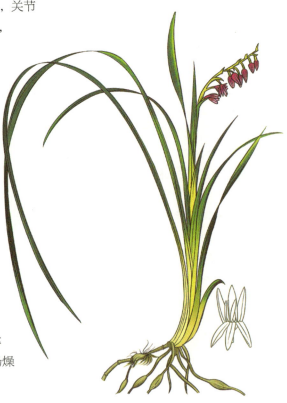

【形态特征】多年生草本植物，地上匍匐茎细长。叶丛生，狭线形，革质，深绿色，平行脉明显，基部绿白色并稍扩大。花葶常比叶短，总状花序轴长2～5厘米，花1～2朵，生长于苞片腋内，花梗长2～4毫米，关节位于近中部或中部以上，花微下垂，花被片6片，披针形，白色或淡紫色。浆果球形，成熟时深绿色或蓝黑色。花期7月；果期11月。

【生境分布】生长于土质疏松、肥沃、排水良好的壤土和沙质土壤中。主产于浙江、江苏、四川等地。

【采收加工】夏季采挖，洗净，反复曝晒、堆置，至七八成干，除去须根，干燥。

【性味归经】甘、微苦，微寒。归心、肺、胃经。

【功能主治】养阴生津，润肺清心。主治肺燥干咳、虚劳咳嗽、津伤口渴、心烦失眠、内热消渴、肠燥便秘、咽白喉。

【用量用法】6～12克，煎服。

【使用注意】脾胃虚寒、大便溏薄及感冒风寒或痰饮湿浊咳嗽者忌服。

单方验方

①**急性咽炎（喉痹）**：麦冬6～9克，灯心草3克，每日1剂，水煎，分2次服。②**慢性咽炎（咽中有异物感）**：麦冬9克，桔梗、射干各6克，每日1剂，水煎，分3次服。③**冠心病（气阴两虚型）**：麦冬15克，五味子12克，制附片6克，人参5克，每日1剂，水煎2次，早、晚分服。④**精神分裂症**：麦冬、牡蛎、枸杞子各20克，莲子心2克，每日1剂，水煎2次，早、晚分服。

百合

补阴药

别名 山丹、卷丹、中庭、白百合、夜合花、蒜脑薯、白花百合。

来源 本品为百合科植物百合 *Lilium brownii* F. E. Brown var. *viridulum* Baker 等的干燥肉质鳞叶。

【形态特征】多年生草本，高60～100厘米。鳞茎球状，白色，肉质，先端常开放如荷花状，长3.5～5厘米，直径3～4厘米，下面着生多数须根。茎直立，圆柱形，常有褐紫色斑点。叶4～5列互生；无柄；叶片线状披针形至长椭圆状披针形，长4.5～10厘米，宽8～20毫米，先端渐尖，基部渐狭，全缘或微波状，叶脉5条，平行。花大，单生于茎顶，少有1朵以上者；花梗长达3～10厘米；花被6，乳白色或带淡棕色，倒卵形；雄蕊6枚，花药线形，丁字着生；雌蕊1枚，子房圆柱形，3室，每室有多数胚珠，柱头膨大，盾状。蒴果长卵圆形，室间开裂，绿色；种子多数。花期6～8月；果期9月。

【生境分布】生长于山野林内及草丛中。主产于湖南、浙江、江苏、陕西、四川、安徽、河南等地。

【采收加工】秋季采挖，洗净，剥取鳞叶，置沸水中略烫，干燥。

【性味归经】甘，寒。归心、肺经。

【功能主治】养阴润肺，清心安神。主治阴虚久咳、痰中带血、虚烦惊悸、失眠多梦、精神恍惚。

【用量用法】6～12克，煎服；亦可蒸食，煮粥；外用鲜品适量，捣敷。

【使用注意】甘寒滑利之品，风寒咳嗽、中寒便溏者忌服。

单方验方

①**阴虚胃痛：**百合30克，南沙参15克，白芍、甘草各10克，白蜜适量，水煎服。②**胃脘痛：**百合20克，丹参12克。每日1剂，水煎，分2～3次空腹服。③**热证腹痛：**百合20克，乌药3克，每日1剂，水煎，分1～2次服。④**失眠：**生百合30克，玄参10克，每日1剂，水煎，分2次服，临睡前空腹服下效果更好。⑤**更年期综合征：**百合7枚，知母6克，每日1剂，水煎，分2～3次服。⑥**粉刺：**百合、绿豆各30克，每日1剂，共煮熟服食。⑦**耳聋：**干百合适量，研为细末，每次5～6克，每日2次，用温开水送服。⑧**衄血：**百合、白薇各30克，研为细面，每服9克，每日1次。

玉竹

别名 地节、委萎、萎蕤、女萎、玉竹参、竹根七。

来源 本品为百合科植物玉竹 *Polygonatum odoratum* (Mill.) Druce 的干燥根茎。

补阴药

【形态特征】多年生草本，高40～65厘米。地下根茎横走，黄白色，密生多数细小的须根。茎单一，具棱。叶互生于茎的中部以上，无柄；叶片略带革质，椭圆形或狭椭圆形，罕为长圆形，长6～12厘米，宽3～6厘米，先端钝尖或急尖，基部楔形，全缘，上面绿色，下面淡粉白色，叶脉隆起。花腋生，花梗长1～1.4厘米，着生花1～2朵；花被筒状，长1.4～1.8厘米，白色，先端6裂，裂片卵圆形或广卵形，带淡绿色；雄蕊6枚，着生于花被筒的中央，花丝扁平，花药狭长圆形，黄色；子房上位，具细长花柱，柱头头状。浆果球形，成熟后紫黑色。花期4～5月；果期8～9月。

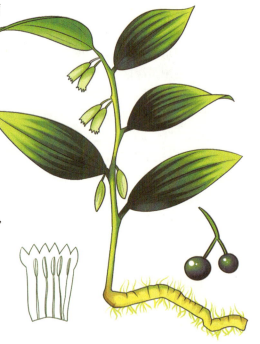

【生境分布】生长于山野林下或石隙间，喜阴湿处。主产于湖南、河南、江苏、浙江等地。

【采收加工】秋季采挖，除去须根，洗净，晒至柔软后，反复揉搓、晾晒至无硬心，晒干；或蒸透后揉至半透明，晒干。

【性味归经】甘，微寒。归肺、胃经。

【功能主治】养阴润燥，生津止渴。主治肺胃阴伤、燥热咳嗽、咽干口渴、内热消渴。

【用量用法】6～12克，煎服。

【使用注意】脾虚及痰湿内盛者不宜使用。

单方验方

①**慢性支气管炎**：玉竹、南沙参各30克，鸭子1只，将鸭子洗净，去毛、内脏，与前2味药同入锅内，加清水适量用文火煎煮1或2小时，至鸭煮熟烂即可；饮汤食肉。②**心悸阴虚证**：玉竹15克，浓煎，分2次服，每日1剂。③**风心病**：玉竹、秦艽、当归各9克，甘草3克，水煎服。④**寒冬老年性瘙痒症**：玉竹30克，熟地黄15克，防风、荆芥、大枣各10克，每日1剂，煎2次合为400毫升，再分2次服，3剂为1疗程。⑤**神经衰弱**：玉竹适量，洗净蒸熟，每次3～5克，每日1次，嚼碎服下。

石斛

别名 林兰、杜兰、石兰、吊兰花、千年竹、金钗石斛。

来源 本品为兰科植物金钗石斛 *Dendrobium nobile* Lindl. 等的新鲜或干燥茎。

补阴药

【形态特征】多年生附生草本，高30～50厘米。茎丛生，直立。叶无柄，近革质，常3～5片生长于茎的上端；叶片长圆形或长圆状披针形，长6～12厘米，宽1.5～2.5厘米，先端钝，有偏斜状凹缺。总状花序自茎节生出，通常具花2～3花；苞片膜质，小；花甚大，下垂，直径6～8厘米；花萼及花瓣白色，末端呈淡红色；花瓣卵状长圆形或椭圆形，与萼片几等长；雄蕊呈圆锥状，花药2室，长约3毫米，花粉块4块，蜡质。蒴果。花期5～6月。

【生境分布】生长于海拔100～3000米的高度，常附生于树上或岩石上。主产于四川、贵州、云南等地。

【采收加工】全年均可采收，鲜用者除去根及泥沙；干用者采收后，除去杂质，用开水略烫或烘软，再边搓边烘晒，干燥。

【性味归经】甘，微寒。归胃、肾经。

【功能主治】益胃生津，滋阴清热。主治阴伤津亏、口干烦渴、食少干呕、病后虚热、目暗不明。

【用量用法】6～12克，鲜品15～30克。入复方宜先煎，单用可久煎。

【使用注意】本品有敛邪之弊，故温热病初期患者不宜用，又味甘助湿，湿温未化燥者忌用。

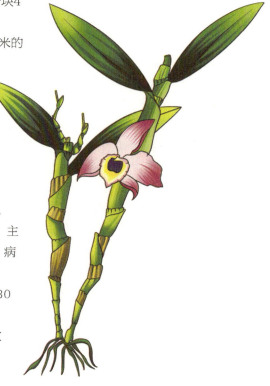

单方验方

①**白内障**：石斛30～50克，黄芩20～30克，研为细末，每次2～3克，每日服2次。②**胃热痛**：石斛9克，玉竹6克，每日1剂，水煎，分2次服，连服3～5日。③**胃脘痛（胃阴不足型）**：石斛、北沙参各30克，川楝子6克，延胡索9克，水煎服，每日1剂，每日服2次。④**肌肉萎缩（双手鱼际）**：石斛、玉竹、石决明各30克，白芍、生地黄、麦冬各12克，黑芝麻、钩藤、何首乌各10克，甘草6克，水煎服，每日1剂，每日服2或3次。

枸杞子

补阴药

别名 西枸杞、枸杞豆、枸杞果、山枸杞、枸杞红实。

来源 本品为茄科植物宁夏枸杞 *Lycium barbarum* L. 的干燥成熟果实。

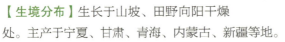

【形态特征】灌木或经栽培后而成小乔木状，高可达2～3米。主枝数条，粗壮；外皮淡灰黄色。叶互生，或数片丛生于短枝上；叶柄短；叶片狭倒披针形、卵状披针形或卵状长圆形，长2～8厘米，宽0.5～3厘米。花腋生，通常1～2朵簇生，或2～5朵簇生于短枝上；花萼钟状，长4～5毫米，先端2～3深裂；花冠漏斗状，管部长约8毫米；雄蕊5枚；雌蕊1枚，子房长圆形，2室，花柱线形，柱头头状。浆果卵圆形、椭圆形或阔卵形，长8～20毫米，直径5～10毫米，红色或橘红色。种子多数，近圆肾形而扁平。花期5～10月；果期6～10月。

【生境分布】生长于山坡、田野向阳干燥处。主产于宁夏、甘肃、青海、内蒙古、新疆等地。

【采收加工】夏、秋两季果实呈红色时采收，热风烘干，除去果梗；或晾至皮皱后，晒干，除去果梗。

【性味归经】甘，平。归肝、肾经。

【功能主治】滋补肝肾，益精明目。主治虚劳精亏、腰膝酸痛、眩晕耳鸣、内热消渴、血虚萎黄、目昏不明。

【用量用法】6～12克，大剂量可用至30克，煎服；或入丸、散、酒剂。

【使用注意】外有表邪、内有实热，脾胃湿盛肠滑者忌用。

单方验方

①**肝肾不足、头晕盗汗、迎风流泪**：枸杞子、熟地黄、菊花、怀山药各20克，牡丹皮、山茱萸肉、泽泻各15克，水煎服。②**肾虚腰痛**：枸杞子、金毛狗脊各20克，水煎服。③**血脂异常症**：枸杞子、女贞子、红糖适量，制成冲剂，每日2次，每次6克，4～6周为1个疗程。④**萎缩性胃炎**：枸杞子适量，晒干，每日20克，分2次空腹时嚼服，2个月为1个疗程。⑤**神经衰弱**：枸杞子、梨树枝各30克，每日1剂，水煎，分3次服。⑥**减肥健体**：枸杞子叶15克，加水略煎或滚水冲泡饮。

女贞子

别名 女贞实、冬青子、鼠梓子、白蜡树子。

来源 本品为木樨科植物女贞 *Ligustrum lucidum* Ait. 的干燥成熟果实。

补阴药

【形态特征】常绿乔木，树皮光滑不裂。叶对生，叶片卵圆形或长卵状披针形，全缘，无毛，革质，背面密被细小的透明腺点。圆锥花序顶生，花白色，花萼钟状，花冠裂片长方形。浆果状核果，成熟时蓝黑色，内有种子1～2枚。花期6～7月；果期8～12月。

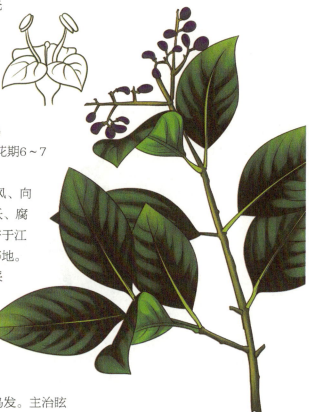

【生境分布】生长于湿润、背风、向阳的地方，尤适合在深厚、肥沃、腐殖质含量高的土壤中生长。主产于江苏、浙江、湖南、福建、广西等地。

【采收加工】冬季果实成熟时采收，除去枝叶，稍蒸或置沸水中略烫后，干燥；或直接干燥。

【性味归经】甘、苦，凉。归肝、肾经。

【功能主治】滋补肝肾，明目乌发。主治眩晕耳鸣、腰膝酸软、须发早白、目暗不明、内热消渴、骨蒸潮热。

【用量用法】6～12克，煎服；或入丸、散。

【使用注意】脾胃虚寒泄泻及阳虚者忌服。

单方验方

①**身体虚弱、腰膝酸软**：女贞子15克，旱莲草、桑椹、枸杞子各20克，水煎服。②**慢性苯中毒**：女贞子、旱莲草、桃金娘根各等量，共研为细末，炼蜜为丸，每丸10～15克，每服1～2丸，每日3次，10日为1个疗程。③**慢性气管炎**：女贞树皮100克，或枝叶150克（鲜品加倍），水煎，加糖适量，分3次服，10日为1疗程，连服2个疗程。④**先兆流产**：女贞子、川续断、桑寄生各20克，水煎服。

牛膝

别名 牛茎、百倍、土牛膝、怀牛膝、淮牛膝、红牛膝。
来源 本品为苋科植物牛膝 *Achyranthes bidentata* Bl. 的根。

补阴药

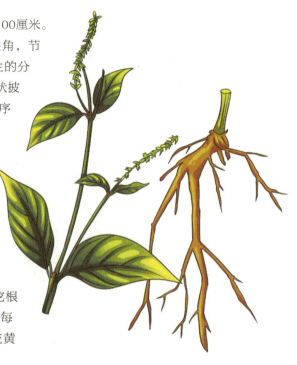

【形态特征】一年生草本，高40～100厘米。根细长，淡黄白色。茎方形，有棱角，节处稍膨大如牛的膝盖，节上有对生的分枝。叶为对生，叶片椭圆形或椭圆状披针形，两面有柔毛，全缘。穗状花序腋生兼顶生，花小，绿色，花下折，贴近花梗。果实长圆形，内有种子1枚，黄褐色。花期8～9月；果期10月。

【生境分布】生长于海拔200～1750米的地区，常生长于山坡林下。分布于除东北外的全国各地。

【采收加工】冬季茎叶枯萎后采挖根部。除去细根及泥土，理直根条，每十根扎成一把，晒至干皱后，用硫黄熏1～2次，削芦去尖，晒干。

【性味归经】苦、甘、酸，平。归肝、肾经。

【功能主治】逐瘀通经，补肝肾，强筋骨，利尿通淋，引血下行。主治经闭、痛经、产后腹痛、胞衣不下、腰膝酸痛、筋骨无力、下肢痿软以及淋证、水肿、头痛、眩晕、牙痛、口疮、吐血、衄血、跌打损伤。

【用量用法】5～12克，煎服；或浸酒；或入丸、散；外用适量，捣敷；捣汁滴鼻；或研末撒入牙缝。

【使用注意】孕妇慎用。月经过多者忌服。

单方验方

①**胎位不正**：牛膝、川芎、附子各10克，党参25克，当归15克，升麻3克，水煎服。②**牙龈肿痛**：牛膝30克，水煎，冲适量蜂蜜搅匀，分2次服。③**急性扁桃体炎（风热乳蛾或喉蛾）**：鲜土牛膝30克，洗净，捣烂绞汁服。④**泌尿系感染、小便灼热涩痛**：牛膝30克，乳香3克，每日1剂，水煎，分2次服，连服用5～7日。⑤**白发**：牛膝12～15克，每日1剂，水煎分2次服，连服1～2个月。

桑椹

别名 桑葚、桑椹子、黑桑椹。
来源 本品为桑科植物桑 *Morus alba* L. 的干燥果穗。

补阴药

【形态特征】落叶灌木或小乔木，高3～15米。单叶互生，叶柄长1～2.5厘米；叶片卵形或宽卵形，长5～20厘米，宽4～10厘米，先端锐尖或渐尖，基部圆形或近心形，边缘有粗锯齿或圆齿，有时有不规则的分裂，上面无毛，有光泽，下面脉上有短毛，腋间有毛；托叶披针形，早落。花单性，雌雄异株；雌、雄花序均排列成穗状荑花序，腋生；雌花序长1～2厘米，被毛，总花梗长5～10毫米；雄花序长1～2.5厘米，下垂，略被细毛；雄花具花被片4片，雄蕊4枚，中央有不育的雌蕊；雌花具花被片4片，基部合生，柱头2裂。瘦果，多数密集成一卵圆形或长圆形的聚合果，初时绿色，成熟后肉质变成黑紫色或红色。种子小。花期4～5月；果期5～6月。

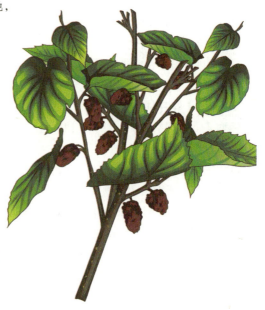

【生境分布】生长于丘陵、山坡、村旁、田野等处，各地均有栽培。以南部各省育蚕区产量较大。

【采收加工】4～6月果实变红时采收，晒干或略蒸后晒干。

【性味归经】甘、酸，寒。归心、肝、肾经。

【功能主治】滋阴补血，生津，润肠通便。主治肝肾阴虚、眩晕耳鸣、心悸失眠、须发早白、津伤口渴、内热消渴、肠燥便秘。

【用量用法】10～15克，煎服。

【使用注意】阴虚便溏者忌用。

单方验方

①**身体虚弱、失眠、健忘**：桑椹50克，枸杞子15克，何首乌20克，酸枣仁、黄精各25克，水煎服或单用本品熬成膏剂，每次1匙，每日3次。②**虚性便秘**：桑椹、干地黄各15克，每日1剂，水煎服。③**气血虚眩晕**：桑椹30克，枸杞子15克，每日1剂，水煎，分2次服。④**白发**：桑椹酒适量，每次1小盅（10～15毫升），每日1～2次，连用1～2个月。⑤**遗尿症**：桑椹、刺猬皮各30克，炒杜仲15克，上药共焙焦研成细末，备用；每次服5克，每日服2次，用温开水送服。

墨旱莲

补阴药

别名 旱莲草、黑墨草、野葵花、烂脚草、白花蟛蜞菊。
来源 本品为菊科植物鳢肠 *Eclipta prostrata* L. 的干燥地上部分。

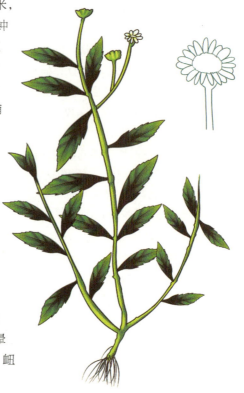

【形态特征】一年生草本，高10～60厘米，全株被白色粗毛，折断后流出的汁液数分钟后即呈蓝黑色。茎直立或倾状，绿色或红褐色。叶互生，椭圆状披针形或线状披针形，全缘或有细齿，基部渐狭，无柄或有短柄。头状花序腋生或顶生，绿色，长椭圆形。舌状花的瘦果扁四棱形，管状花的瘦果三棱形，均为黑褐色，有瘤状凸起。花期7～9月；果期9～10月。

【生境分布】生长于路边草丛、沟边、湿地或田间。全国大部分地区均有分布。

【采收加工】花开时采割，晒干。

【性味归经】甘、酸，寒。归肝、肾经。

【功能主治】滋补肝肾，凉血止血。主治肝肾阴虚，牙齿松动，须发早白，眩晕耳鸣，腰膝酸软，阴虚血热所致的吐血、衄血、尿血，血痢，崩漏下血，外伤出血。

【用量用法】6～12克，煎服。

【使用注意】脾胃虚寒、大便泄泻者不宜服；肾气虚寒者也不宜服。

草方验方

①**斑秃**：鲜墨旱莲适量，捣汁，外涂患处，每日3～5次。②**贫血**：墨旱莲30～40克，水煎服，每日1剂；或煎汤代茶饮。③**脱发**：墨旱莲18克，白菊花、生地黄各30克，加水煎汤，去渣取汁，代茶饮，每日2次。④**肺结核咯血**：鲜墨旱莲20克，侧柏叶25克，鲜仙鹤草50克，水煎服。⑤**黄褐斑**：墨旱莲15～30克，豨莶草、谷精草各10～15克，夏枯草6～15克，益母草10～30克，紫草6～12克，随症加减，每日1剂。⑥**头屑**：墨旱莲、蔓荆子、侧柏叶、川芎、桑白皮、细辛各50克，菊花100克，水煎，去渣后洗发。⑦**阴虚之经期延长**：墨旱莲、茜草各30克，大枣10枚，水煎取药汁，代茶饮。⑧**尿血（非器质性疾病引起的）**：墨旱莲、白茅根各30克，炒蒲黄15克，水煎服。

龟甲

别名 龟板、下甲、血板、烫板、乌龟壳、乌龟板、拖泥板。

来源 本品为龟科动物乌龟 *Chinemys reevesii* (Gray) 的背甲及腹甲。

补阴药

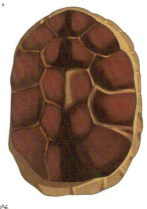
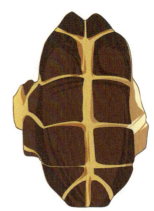

【形态特征】乌龟体呈扁圆形，腹背均有坚硬的甲，甲长约12厘米，宽约8.5厘米，高约5.5厘米。头形略方，头部光滑，后端具小鳞，鼓膜明显。吻端尖圆，颌无齿而形成角质喙；颈能伸缩。甲由真皮形成的骨板组成，骨板外被鳞甲，也称角板；背面鳞甲棕褐色，顶鳞甲后端宽于前端；中央为5枚脊鳞甲，两侧各有4枚肋鳞甲，缘鳞甲每侧11，肛鳞甲2枚。腹面鳞甲12枚，淡黄色。背腹鳞甲在体侧相连。尾短而尖细。四肢较扁平，指趾间具蹼，后肢第5趾无爪，余皆有爪。多群居，常栖息在川泽湖池中，肉食性，常以蠕虫及小鱼等为食。生活力很强，数月断食，可以不死。

【生境分布】生长于江河、水库、池塘、湖泊及其他水域。分布于河北、河南、江苏、山东、安徽、广东、广西、湖北、四川、陕西、云南等地。

【采收加工】全年均可捕捉，以秋、冬两季为多，捕捉后杀死，或用沸水烫死，剥取背甲及腹甲，除去残肉，晒干。

【性味归经】咸、甘、微寒。归肝、肾、心经。

【功能主治】滋阴潜阳，益肾强骨，养血补心，固经止崩。主治阴虚潮热，骨蒸盗汗，头晕目眩，虚风内动，筋骨痿软，心虚健忘，崩漏经多。

【用量用法】9～24克，煎服。

【使用注意】脾胃虚寒者及孕妇不宜用。

单方验方

①**五痔结硬、焮痛不止**：龟甲（涂醋炙令黄）60克，蛇蜕皮（烧灰）、猪后悬蹄甲（炙令微黄）各30克，露蜂房（微炒）15克，麝香（研入）0.3克，以上为细散，每服3克，食前以温粥饮调下。②**健忘**：龟甲（炙）、木通（锉）、远志（去心）、菖蒲各15克，上4味，捣罗为细散，空腹时用酒调服1.5克，渐加至3克。③**崩中漏下、赤白不止、气虚竭**：龟甲、牡蛎各90克，上药治下筛，每服方寸匕，以酒送下，每日3次。

五味子

敛肺涩肠药

别名 玄及、会及、山花椒、乌梅子、软枣子。

来源 本品为木兰科植物南五味子 *Schisandra chinensis* (Turcz) Baill. 等的干燥成熟果实。

【形态特征】落叶木质藤本，长达8米。茎皮灰褐色，皮孔明显，小枝褐色，稍具棱角。叶互生，柄细长；叶片薄而带膜质，卵形、阔倒卵形至阔椭圆形，长5～11厘米，宽3～7厘米，先端尖，基部楔形、阔楔形至圆形，边缘有小齿牙，上面绿色，下面淡黄色，有芳香。花单性，雌雄异株；雄花具长梗，花被6～9片，椭圆形，雄蕊5枚，基部合生；雌花花被6～9片，雌蕊多数，螺旋状排列在花托上，子房倒梨形，无花柱，受粉后花托逐渐延长成穗状。浆果球形，直径5～7毫米，成熟时呈深红色，内含种子1～2枚。花期5～7月；果期8～9月。

【生境分布】生长于阴湿的山沟、灌木丛中。主产于辽宁、黑龙江、吉林等地。

【采收加工】秋季果实成熟时采摘，晒干或蒸后晒干，除去果梗及杂质。

【性味归经】酸、甘，温。归肺、心、肾经。

【功能主治】收敛固涩，益气生津，补肾宁心。主治久咳虚喘、梦遗滑精、遗尿尿频、心悸失眠、自汗盗汗。

【用量用法】2～6克，煎服；或研末服，每次1～3克。

【使用注意】本品酸涩收敛，凡新病、实邪者不宜用。

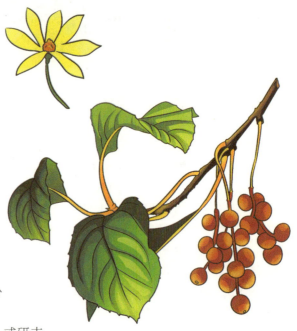

草方验方

①**神经衰弱**：五味子15～25克，水煎服；或五味子50克，300毫升白酒浸泡7日，每次饮酒1盅。②**声音嘶哑**：五味子、丝瓜花各3克，每日1剂，水煎，分2次服。③**虚喘**：五味子9～15克，每日1剂，水煎，分2次服。④**风湿性心脏病**：五味子、紫菜各15克，竹叶6克，每日1剂，水煎，分2～3次服。

乌梅

敛肺涩肠药

别名 梅实、酸梅、杏梅、熏梅、合汉梅、干枝梅。

来源 本品为蔷薇科植物梅 *Prunus mume* (Sieb.) Sieb. et Zucc. 的干燥近成熟果实。

【形态特征】落叶小乔木或灌木。叶互生，托叶1对，早落，叶片阔卵形或卵形，先端尾状渐尖。花单生或2朵簇生枝上，先叶开放，白色或红色，花梗极短；花萼5片；子房密被柔毛。核果球形，成熟时黄色。花期春季，果期5~6月。

【生境分布】以栽培为主。主产于四川、浙江、福建、广东、湖南、贵州等地。

【采收加工】夏季果实近成熟时采收，低温烘干后焖至色变黑。

【性味归经】酸、涩、平。归肝、脾、肺、大肠经。

【功能主治】敛肺涩肠，生津安蛔。主治肺虚久咳、久痢滑肠、虚热消渴、蛔厥呕吐腹痛、胆道蛔虫症。

【用量用法】6~12克，煎服，大剂量可用至30克；外用适量。

【使用注意】急性泻痢和感冒咳嗽者禁用。表邪、实热积滞者不宜用。

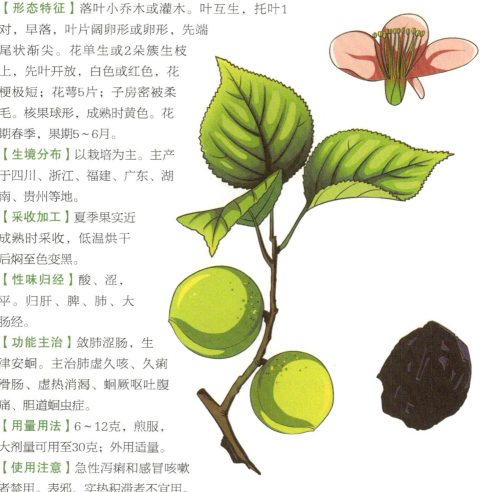

单方验方

①**久咳不已：**乌梅肉（微炒）、罂粟壳（去筋膜，蜜炒）各等份，为末，每服6克，睡时蜜汤调下。②**夏季身热倦怠：**乌梅、蚕茧、大枣各适量，水煎代茶饮。③**硫黄中毒：**乌梅肉20~30克焙干，砂糖10~15克，加水煎汤服。④**鸡眼：**乌梅适量。将乌梅放入盐水中浸泡24小时后去核，加醋适量，研磨成软膏，敷于患处，外用胶布固定，数日可愈。⑤**虚泻：**乌梅适量，干净纱布包，塞肛门。

五倍子

敛肺涩肠药

别名 文蛤、百仓虫、木附子、漆倍子、旱倍子。

来源 本品为漆树科植物盐肤木 *Rhus chinensis* Mill. 叶上的虫瘿，主要由五倍子蚜 *Melaphis chinensis* (Bell) Baker寄生而形成。

【形态特征】**角倍蚜**：成虫包括有翅型及无翅型两种。有翅成虫均为雌虫，全体灰黑色，长约2毫米，头部触角5节，第3节最长，感觉芽分界明显，缺缘毛。翅2对，透明，前翅长约3毫米，痣纹长镰状。足3对。腹部略呈圆锥形。无翅成虫雄者色绿，雌者色褐，口器退化。

倍蛋蚜：形态及生活史与上种相似，唯秋季迁移蚜的触角，第3节较第5节略短，感觉芽分界不明；虫瘿蛋形。寄主植物为青麸杨及红麸杨。

【生境分布】生长于向阳的山坡处。主产于四川、贵州、云南、陕西、湖北、福建等地。

【采收加工】秋季采摘，置沸水中略煮或蒸至表面呈灰色，杀死蚜虫，取出，干燥。

【性味归经】酸、涩，寒。归肺、大肠、肾经。

【功能主治】敛肺降火，涩肠止泻，敛汗，止血，收湿敛疮。主治肺虚久咳、肺热痰嗽、久泻久痢、盗汗、消渴、便血痔血、外伤出血、痈肿疮毒、皮肤湿烂。

【用量用法】3～6克，煎服；或入丸、散剂，每次1～1.5克。

【使用注意】湿热泻痢者忌用。

单方验方

①**白发**：五倍子100～150克，捣烂，加水调和，将毛巾或干净棉布放进药液里浸湿透，包于头上，每日1次，每次包30～60分钟。②**足癣（脚气、香港脚、老烂脚）**：五倍子、枯矾各9克，共研为细末，晚上睡前洗净脚，擦干，撒上药末穿好袜子，每日换药1次。③**鸡眼**：五倍子15克，炒黄，研为细末，用醋调匀涂患处，每日1次，连涂贴3～4次。④**外痔**：五倍子叶适量，加水煎汤，熏洗患处。⑤**脐疮**：五倍子适量，研为细末，撒敷于患处。⑤**牙龈肿痛**：五倍子9克。水煎，取汤漱口。

肉豆蔻

别名 肉叩、肉扣、肉蔻、肉果、玉果、迦拘勒。

来源 本品为肉豆蔻科植物肉豆蔻 *Myristica fragrans* Houtt. 的干燥种仁。

【形态特征】高大乔木，全株无毛。叶互生，革质，叶柄长4～10毫米，叶片椭圆状披针形或椭圆形，长5～15厘米，先端尾状，基部急尖，全缘，上面暗绿色，下面常粉绿色并有红棕色的叶脉。花单性，雌雄异株，总状花序腋生，具苞片。浆果肉质，梨形或近于圆球形，黄棕色，成熟时纵裂成2瓣，露出绯红色肉质的假种皮，内含种子1枚。种皮壳状，木质坚硬。

【生境分布】在热带地区广为栽培。分布于马来西亚、印度尼西亚；我国广东、广西、云南等省（区）也有栽培。

【采收加工】每年4～6月及11～12月各采1次。早晨摘取成熟果实，剖开果皮，剥去假种皮，再敲脱壳状的种皮，取出种仁用石灰乳浸1日后，小火焙干。

【性味归经】辛，温。归脾、胃、大肠经。

【功能主治】温中行气，涩肠止泻。主治脾胃虚寒、久泻不止、脘腹胀痛、食少呕吐。

【用量用法】3～10克，煎服；或入1.5～3克，散剂。

【使用注意】凡湿热泻痢者忌用。如服用过量，可产生昏迷现象。

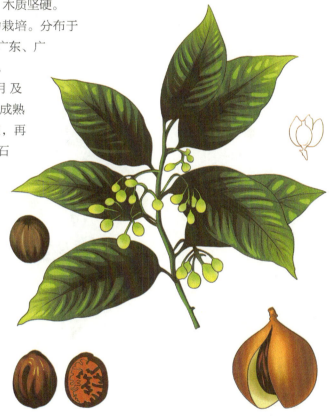

单方验方

①**噎嗝反胃：**肉豆蔻、石莲肉各少许，共研为细末，用米汤调服。②**寒泻：**肉豆蔻9克，升麻3克，共研为细末，每次2～3克，每日2次，开水送服。③**小儿腹泻脾虚证：**煨肉豆蔻、煨木香、焦白术、肉桂、焦楂炭各10克，川连（姜汁炒）5克，水煎服。

金樱子

别名 刺榆子、野石榴、山石榴、刺梨子。

来源 本品为蔷薇科植物金樱子 *Rosa laevigata* Michx. 的干燥成熟果实。

固精缩尿止带药

【形态特征】常绿攀缘状灌木。茎红褐色，有钩状皮刺。3出复叶互生，小叶椭圆状卵形至卵状披针形，先端尖，边缘有细锐锯齿，下面沿中脉有刺，托叶线状披针形。花单生于侧枝顶端；萼片卵状披针形，被腺毛，花瓣白色，倒广卵形。蔷薇果熟时红色，梨形，外有刚毛，内有多数瘦果。花期5月；果期9～10月。

【生境分布】生长于向阳多石山坡灌木丛中。主产于江苏、安徽、浙江、江西、福建、湖南、广东、广西等地。

【采收加工】10～11月果实成熟变红时采收，干燥，除去毛刺。

【性味归经】酸、甘、涩、平。归肾、膀胱、大肠经。

【功能主治】固精缩尿，涩肠止泻。主治遗精滑精，遗尿尿频，崩漏带下，久泻久痢。

【用量用法】6～12克，煎汤、熬膏或为丸服。

【使用注意】本品功专收敛，故有实邪者不宜用。

单方验方

①**失眠**：金樱子15克，芡实、小金梅草各25克，水煎服。②**五更泻（鸡鸣泻）**：金樱子30克，每日1剂，水煎，早、晚饭后各服1次，连服5～7日。③**尿血**：金樱子15克，豆豉30克，每日1剂，水煎，分2次服。④**脱肛**：金樱子根30～60克，菠葜9～12克，每日1剂，水煎，分3次服。⑤**带状疱疹（缠腰火丹）**：金樱子叶适量，盐少许，洗净，加盐捣烂绞汁，涂患处。⑥**崩漏**：金樱子根30～50克，炒至微黄，每日1剂，水煎，分2～3次服。

芡实

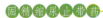

别名 肇实、鸡头米、鸡头苞、鸡头莲、刺莲藕。

来源 本品为睡莲科植物芡 *Euryale ferox* Salisb. 的干燥成熟种仁。

固精缩尿止带药

【形态特征】一年生水生草本，具白色须根及不明显的茎。初生叶沉水，箭形；后生叶浮于水面，叶柄长，圆柱形中空，表面生多数刺，叶片椭圆状肾形或圆状盾形，直径65～130厘米，表面深绿色，有蜡被，具多数隆起，叶脉分歧点有尖刺，背面深紫色，叶脉凸起，有茸毛。花单生；花梗粗长，多刺，伸出水面；萼片4片，直立，披针形，肉质，外面绿色，有刺，内面带紫色；花瓣多数，分3轮排列，带紫色；雄蕊多数；子房半下位，8室，无花柱，柱头红色。浆果球形，海绵质，污紫红色，外被皮刺，上有宿存萼片。种子球形，黑色，坚硬，具假种皮。花期6～9月；果期7～10月。

【生境分布】生长于池沼湖泊中。主产于湖南、江苏、安徽、山东等地。

【采收加工】秋末冬初采收成熟果实，除去果皮，取出种子，洗净，再除去硬壳（外种皮），晒干。

【性味归经】甘、涩，平。归脾、肾经。

【功能主治】益肾固精，补脾止泻，除湿止带。主治遗精滑精、遗尿尿频、脾虚久泻、白浊、带下。

【用量用法】9～15克，煎服。

【使用注意】芡实为滋补敛涩之品，故大小便不利者不宜用。

单方验方

①**脾虚腹泻**：芡实、莲子肉、白术各20克，党参25克，伏苓15克，共研为细末，每服5～10克，每日2～3次。②**肝硬化**：芡实20克，茵陈30克，地骨皮10克，每日1剂，水煎，分2次服。③**小儿肾虚遗尿**：芡实50克，金樱子20克，将金樱子加水200毫升，煎至10毫升，去渣取汁，加入芡实煮粥，粥成加入白糖适量，每日1剂，分2次温服。④**脾虚久泄**：芡实15克，莲子（去心）12克，大枣5枚，水煎服。

覆盆子

别名 翁扭、种田泡、小托盘、牛奶母。

来源 本品为蔷薇科植物华东覆盆子 *Rubus chingii* Hu 的干燥果实。

固精缩尿止带药

【**形态特征**】落叶灌木，高2～3米。新枝略带蔓性，紫褐色，幼枝绿色，被白粉，有少数倒刺。叶互生，近圆形，掌状5裂，偶有7裂，边缘具不整齐锯齿，两面脉上被白色短柔毛；叶柄散生细刺，托叶线形。花单生于枝端叶腋；萼片5片，卵形或长椭圆形，被灰白色柔毛；花瓣5片，近圆形，白色；雄蕊多数，生于凸起的花托上。聚合果球形，红色，下垂，小核果密被淡黄白色短柔毛。花期4～5月；果期6～7月。

【**生境分布**】生长于向阳山坡、路边、林边及灌木丛中。分布于浙江、湖北、四川、安徽等地。

【**采收加工**】夏初果实由绿变绿黄时采收，除去梗、叶，置沸水中略烫或略蒸，取出，干燥。

【**性味归经**】甘、酸，微温。归肝、肾、膀胱经。

【**功能主治**】益肾固精缩尿，养肝明目。主治遗精滑精，遗尿尿频，阳痿早泄，目暗昏花。

【**用量用法**】6～12克，煎服。

【**使用注意**】肾虚有火，小便短涩者不宜服用。

①**阳痿**：覆盆子适量，酒浸，焙研为末，每日早晨用酒送服15克。②**遗精**：覆盆子15克，绿茶适量，泡茶饮用。③**肺虚寒**：覆盆子适量，取汁作煎为丸，加少量蜜或熬为稀膏，温服。④**缺铁性贫血**：覆盆子15克，菠菜60克，红枣12克，每日1剂，水煎分2～3次服。⑤**前列腺肥大**：覆盆子15克，白茅根30克，蒲黄6克，每日1剂，水煎分2次服。⑥**尿频、遗尿**：覆盆子、沙苑子、补骨脂各10克，山药15克，水煎服。

山茱萸

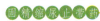

别名 药枣、茱萸肉、实枣儿。

来源 本品为山茱萸科植物山茱萸 *Cornus officinalis* Sieb. et Zucc. 的干燥成熟果肉。

【形态特征】落叶小乔木。单叶对生；叶片卵形至椭圆形，稀卵状披针形，先端窄，长锐尖形，全缘，脉腋间有黄褐色毛丛，侧脉5～8对，弧形，平行排列。伞形花序，具卵状苞片4对，花先叶开放，黄色。核果长椭圆形，熟时樱红色。花期5～6月；果期8～10月。

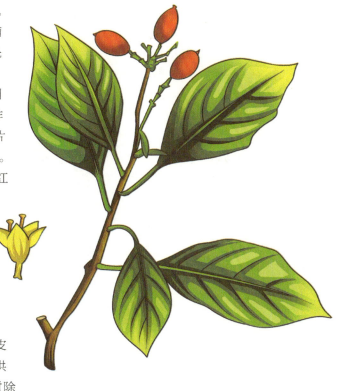

【生境分布】生长于山沟、溪旁或较湿润的山坡中。主产于浙江、河南、安徽、陕西、山东、四川、山西等地。

【采收加工】秋末冬初果皮变红时采收果实，用文火烘或置沸水中略烫后，及时除去果核，干燥。

【性味归经】酸、涩，微温。归肝、肾经。

【功能主治】补益肝肾，涩精固脱。主治眩晕耳鸣、腰膝酸痛、阳痿遗精、遗尿尿频、崩漏带下、大汗虚脱、内热消渴。

【用量用法】6～12克，煎服。

【使用注意】本品酸涩收敛，实邪、湿热证患者不宜用。

①**阳痿**：山茱萸、巴戟天各15克，菟丝子、熟地黄各30克，水煎取药汁，每日1剂，分次服用。②**自汗**：山茱萸、党参各25克，五味子15克，水煎服。③**骨鲠在喉**：山茱萸15～30克，加水煎汤，慢慢服下。④**盗汗**：山茱萸15克，浮小麦（捣碎）、山药各30克，牡丹皮6克，水煎服，每日1剂，每日服3次或代茶饮用。

皂角刺

别名 皂刺、天丁、皂针、皂荚刺、皂角针。

来源 本品为豆科植物皂荚 *Gleditsia sinensis* Lam. 的干燥棘刺。

【形态特征】乔木，高达15厘米。刺粗壮，通常分枝，长可达16厘米，圆柱形；小枝无毛。1回偶数羽状复叶，长12～18厘米；小叶6～14，长卵形、长椭圆形至卵状披针形，长3～8厘米，宽1.5～3.5厘米，先端钝或渐尖，基部斜圆形或斜楔形，边缘有细锯齿，无毛。花杂性，排成腋生的总状花序；花萼钟状，有4枚披针形裂片；花瓣4片，白色；雄蕊6～8枚；子房条形，沿缝线有毛。荚果条形，不扭转，长12～30厘米，宽2～4厘米，微厚，黑棕色，被白色粉霜。花期4～5月；果期9～10月。

【生境分布】生长于路边、沟旁、住宅附近、山地林中。分布于江苏、湖北、河北、山西、河南、山东；此外，广东、广西、四川、安徽、浙江、贵州、陕西、江西、甘肃等地亦产。

【采收加工】全年均可采收，干燥；或趁鲜切片，干燥。

【性味归经】辛，温。归肝、胃经。

【功能主治】消肿托毒，排脓杀虫。主治痈疽初起或脓成不溃；外治疥癣麻风。

【用量用法】3～10克，煎服；外用适量。

【使用注意】皂角刺有小毒，用时要注意。

草方验方

①**痈疽**：皂角刺、白芷、当归各6克，痈肿脓疮未破时，每日1剂，水煎，分2次服。②**牛皮癣**：皂角刺、米醋各适量，加米醋熬浓汁，涂患处。③**扁桃体周围脓肿（喉痈）**：皂角刺9克，每日1剂，水煎，分2次服；另加水复煎渣，令患者张口用热气熏患处。④**深部肌肉脓肿**：皂角刺、金银花、黄芪各30克，甘草10克，水煎服，每日1剂，每日服3次。⑤**盆腔炎**：皂角刺30克，大枣10枚，粳米30克，用皂角刺、大枣共煎半小时以上，弃渣取药汁300～400毫升，再加粳米煮成粥即可；每日分2次服用。

常山

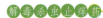

别名 恒山、黄常山、鸡骨风、翻胃木、鸡骨常山。

来源 本品为虎耳草科植物常山 *Dichroa febrifuga* Lour. 的干燥根。

解毒杀虫止痒药

【形态特征】灌木，高1～2米。小枝绿色，常带紫色，无毛，或稀被微柔毛。叶对生；叶柄长1.5～2厘米；叶形变化大，通常椭圆形、长圆形、倒卵状椭圆形，稀为披针形，长5～10厘米，宽3～6厘米，先端渐尖，基部楔形，边缘有密的锯齿或细锯齿；中脉上面凹陷，侧脉弯拱向上。伞房花序圆锥形；顶生，有梗；花蓝色或青紫色；花萼倒圆锥状，萼齿4～7裂；花瓣4～7片，近肉质，花时反卷；雄蕊10～20枚，半数与花瓣对生，花丝扁平；子房下位，花柱5（4～6）枚，初时基部合生。浆果蓝色，有多数种子。花期6～7月；果期8～10月。

【生境分布】生长于林荫湿润山地，或栽培于林下。主产于四川、贵州等地。

【采收加工】秋季采挖，除去须根，洗净，晒干。

【性味归经】苦、辛，寒；有毒。归肺、肝、心经。

【功能主治】截疟，涌吐痰涎。主治痰饮停聚，疟疾。

【用量用法】5～10克，煎服；入丸、散酌减。涌吐者生用，截疟者宜酒炒用。治疗疟疾宜在寒热发作前半日或2小时服用。

【使用注意】因能催吐，常山的用量不宜过大，体虚者及孕妇不宜用。故治疟时，均应酒制，用量不宜大。

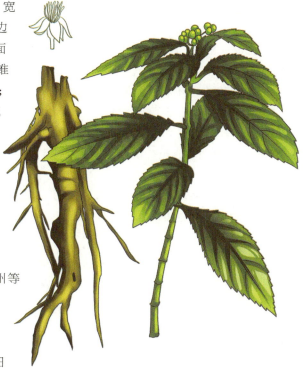

单方验方

疟疾：常山9克，青蒿6克。每日1剂，水煎，分2次服，连服3～5日（孕妇忌服）；或常山5～6克，甘草2～3克，于发作前2～3小时水煎服。

木鳖子

解毒杀虫止痒药

别名 木蟹、木鳖瓜、土木鳖、藤桐子、漏苓子、鸭屎瓜子。
来源 本品为葫芦科植物木鳖 *Momordica cochinchinensis* (Lour.) Spreng. 的干燥成熟种子。

【形态特征】多年生草质藤本。叶互生，圆形至阔卵形，长7～14厘米，通常3浅裂或深裂，裂片略呈卵形或长卵形，全缘或具微齿，基部近心形，先端急尖，上面光滑，下面密生小乳突，3出掌状网脉；叶柄长5～10厘米，具纵棱，在中部或近叶片处具2～5腺体。花单性，雌雄同株，单生叶腋，花梗细长，每花具1对大型苞片，黄绿色；雄花：萼片5片，革质，粗糙，卵状披针形，基部连合，花瓣5片，浅黄色，基部连合，雄蕊5枚，愈合成3体；雌花：萼片线状披针形，花冠与雄花相似，子房下位。瓠果椭圆形，成熟后红色，肉质，外被软质刺针。种子略呈扁圆形或近椭圆形，边缘四周具不规则的突起，呈龟板状，灰棕色。花期6～8月；果期9～11月。

【生境分布】生长于林缘、山坡、土层较深厚的地方，多为野生，也有栽培。主产于广西、四川等地。

【采收加工】冬季采收成熟果实，剖开，晒至半干，除去果肉，取出种子，干燥。

【性味归经】苦、微甘，凉；有毒。归肝、脾、胃经。

【功能主治】散结消肿，攻毒疗疮。主治疮疡肿毒、乳痈、瘰疬、痔瘘、干癣、秃疮。

【用量用法】0.9～1.2克，煎服；外用适量，研末，用油或醋调涂患处。

【使用注意】孕妇慎用。体虚者忌服。

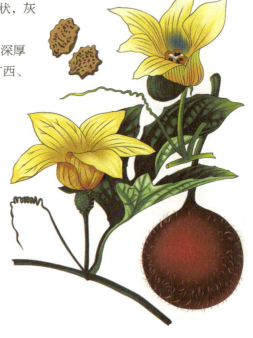

单方验方

①**疥疮**：炙木鳖子、大黄各30克，鲜鱼胆1个，后2味研末，用鱼胆调成糊状，外涂患处。
②**头癣、体癣、经久不愈的顽癣**：木鳖子、大风子各30克，五倍子15克，枯矾5克，上药置入香油或茶油内煎焦，去药渣，加入枯矾和匀备用；用时，令患者将头部毛发剃光，洗净涂患处，每日1～2次。③**骨关节结核**：木鳖子1个，红娘30克，全蝎、僵蚕、土元各15克，红娘去足翅；诸药共炒焦为细末，装入鸡蛋内，每个鸡蛋装药3克，外用白面包住，煨焦黄为度，带面食用，每日早、晚各吃1个；小儿酌减。

儿茶

拔毒化腐生肌药

别名 孩儿茶、黑儿茶、乌爹泥。

来源 本品为豆科植物儿茶 *Acacia catechu* (L. F.) Willd. 的去皮枝、干的干燥煎膏。

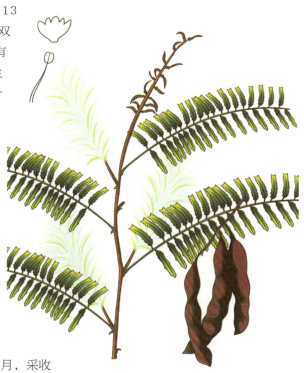

【**形态特征**】落叶乔木，高6~13米。小枝细，有棘刺。叶为2回双数羽状复叶，互生；叶轴基部有棘针双生，扁平状；叶轴上着生羽片10~20对；每羽片上具小叶30~50对，小叶条形，两面被疏毛。8~9月开花，总状花序腋生，花萼基部连合成筒状，上部分裂，有疏毛；花瓣5片，长披针形，黄色或白色；雄蕊多数，伸出花冠之外；雌蕊1，子房上位，长卵形。荚果扁而薄，连果梗长6~12厘米，宽1~2厘米，种子7~8枚。

【**生境分布**】生长于向阳坡地。产于云南西双版纳傣族区，广西等地也有栽培。

【**采收加工**】一般在12月至次年3月，采收儿茶的枝干，剥去外皮，砍成碎片，加水煎熬后，过滤，浓缩成糖浆状，冷却，倾于特制的模型中，干后即成。

【**性味归经**】苦、涩、微寒。归肺、心经。

【**功能主治**】活血止痛，止血生肌，收湿敛疮，清肺化痰。主治跌仆伤痛、外伤出血、疮疡不敛、吐血衄血、湿疹湿疮、肺热咳嗽。

【**用量用法**】1~3克，包煎，多入丸、散剂；外用适量，研末撒或调敷。

【**使用注意**】寒湿之证患者忌用。

单方验方

①**萎缩性鼻炎**：儿茶20克，研为细末，每取少许吹入鼻内。②**乳头破裂**：儿茶、白芷各等量，共研成细末，用凡士林调匀，涂搽破裂处。③**迎风流泪**：孩儿茶9克，青鱼胆1个，共炖熟，待冷用汁点眼，每日2~3次。④**耳疮**：儿茶、铜绿各4~5克，枯矾3克，冰片2~3克，共研为细末，搽于患处，每日1~2次。

蜂房

别名 蜂巢、露蜂房、马蜂窝、野蜂窝、黄蜂窝、百穿之巢。
来源 本品为胡蜂科昆虫果马蜂 *Polistes olivaceous* (DeGeer) 或同属近缘昆虫的巢。

拔毒化腐生肌药

【形态特征】雌蜂体长约17毫米，体较光滑。额黄色，前单眼周围黑色，后单眼处有一弧形黑斑，颅顶及颊部黄色。触角支角突、柄节、鞭节棕色。唇基黄色，端部中央有角状突起。上颚黄色，3齿黑色。前胸背板前缘突起，黄色，两侧各有一棕色带。中胸背板中间纵线黑色，两侧各有2条黄纵带。小盾片、后小盾片、中胸侧板、后胸侧板均为黄色，各骨片相接处黑色。并胸腹节黄色，中央沟处黑色，两侧各有一棕色带。足黄色，爪光滑无齿。腹部各节背、腹板均暗黄色，近中部处各有一凹形棕色横纹，但第一节腹板和第六节背腹板无棕色纹。雄蜂腹部七节。

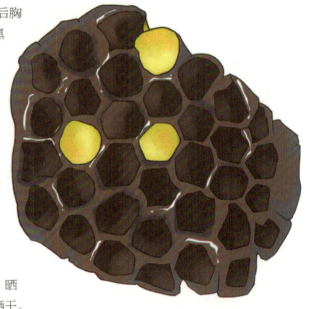

【生境分布】群栖性，营巢于树木上或屋檐下。我国各地均有分布，南方地区尤多。

【采收加工】秋、冬两季采收，晒干，或略蒸，除去死蜂死蛹，晒干。

【性味归经】甘，平。归胃经。

【功能主治】攻毒杀虫，祛风止痛。主治疮疡肿毒、乳痈、瘰疬、皮肤顽癣、鹅掌风、牙痛、风湿痹痛。

【用量用法】3~5克，煎服；外用适量，研末，油调敷患处，或煎水漱口，或洗患处。

【使用注意】气血虚弱者不宜服。

单方验方

①赤白痢、少腹痛不可忍、里急后重：蜂房、阿胶各9克，同溶化，入黄连末15克，搅匀，分3次热服。②呃逆不止：蜂房适量，烧烟熏二三次。③头癣：蜂房1个，蜈蚣2条，明矾适量，将明矾研末，入蜂房孔中，连同蜈蚣置瓦片上小火烤焦，共研为细末，麻油调涂外搽。④蜂蜇人：蜂房适量，研末，猪油和敷。